全国医药高职高专规划教材

（供护理及相关医学专业用）

社区护理学

主编　彭月娥

U0343198

中国医药科技出版社

内 容 提 要

本书是全国医药高职高专规划教材之一，依照教育部教育发展规划纲要等相关文件要求，结合卫生部相关执业考试特点，根据《社区护理学》教学大纲的基本要求和课程特点编写而成。

全书共分为十一章，分别介绍了社区护理学概论、我国的医疗保健制度、社区环境与健康、护理程序在社区护理中的应用、社区健康教育、儿童健康、妇女健康、老年人的健康、社区康复护理、慢性病患者的居家护理、家庭健康护理等内容。

本书本着"理论适度够用，技术应用能力突显"的原则，注重培养医药卫生类高职学生的综合职业能力，适合医药卫生高职教育及专科、函授及自学高考等相同层次不同办学形式教学使用，也可作为医药行业培训和自学用书。

图书在版编目（CIP）数据

社区护理学/彭月娥主编．—北京：中国医药科技出版社，2012.9
全国医药高职高专规划教材．供护理及相关医学专业用
ISBN 978 - 7 - 5067 - 5544 - 3

Ⅰ. ①社…　Ⅱ. ①彭…　Ⅲ. ①社区 - 护理学 - 高等职业教育 - 教材　Ⅳ. ①R473.2

中国版本图书馆 CIP 数据核字（2012）第 175495 号

美术编辑　陈君杞
版式设计　郭小平

出版　中国医药科技出版社
地址　北京市海淀区文慧园北路甲 22 号
邮编　100082
电话　发行：010 - 62227427　邮购：010 - 62236938
网址　www. cmstp. com
规格　$787 \times 1092\text{mm}^1/_{16}$
印张　$13^1/_2$
字数　258 千字
版次　2012 年 9 月第 1 版
印次　2012 年 9 月第 1 版第 1 次印刷
印刷　北京市密东印刷有限公司
经销　全国各地新华书店
书号　ISBN 978 - 7 - 5067 - 5544 - 3
定价　**28. 00 元**

全国医药高职高专规划教材建设委员会

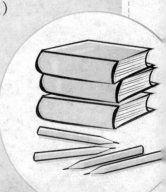

委　　员　(以姓氏笔画为序)
　　　　　　王所荣（曲靖医学高等专科学校）
　　　　　　邓翠珍（邵阳医学高等专科学校）
　　　　　　文宇祥（重庆市医科学校）
　　　　　　许建新（曲靖医学高等专科学校）
　　　　　　邬贤斌（怀化医学高等专科学校）
　　　　　　朱荣林（江西中医药高等专科学校）
　　　　　　李久霞（白城医学高等专科学校）
　　　　　　陈月琴（漯河医学高等专科学校）
　　　　　　陈　军（海南省卫生学校）
　　　　　　姜新峰（安徽省皖北卫生职业学院）
　　　　　　胡小和（长沙卫生职业学院）
　　　　　　胡玉萍（保山中医药高等专科学校）
　　　　　　昝雪峰（楚雄医药高等专科学校）
　　　　　　赵修斌（湘潭职业技术学院）
　　　　　　黄学英（山东中医药高等专科学校）
　　　　　　蒋小剑（永州职业技术学院）
　　　　　　谢玉琳（永州职业技术学院）
办 公 室　高鹏来（中国医药科技出版社）
顾　　问　马祥志（湖南师范大学医学院）

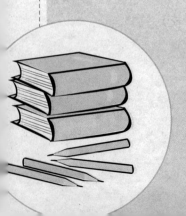

本书编委会

主　编　彭月娥
副主编　周乐山　孙水英
编　委　(按姓氏笔画排序)
　　　　阳晓丽 (海南医学院)
　　　　孙水英 (山东中医药高等专科学校)
　　　　陈　烨 (益阳医学高等专科学校)
　　　　陈井芳 (宁波职业技术学院)
　　　　周乐山 (中南大学护理学院)
　　　　高　婧 (广州中医药大学)
　　　　彭月娥 (长沙卫生职业学院)
　　　　熊　琼 (长沙卫生职业学院)

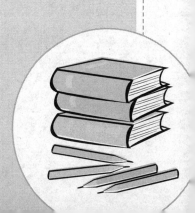

前 言

护理由疾病护理到整体护理、从医院护理到社区护理，护理的理念发生了变化，社区护理学是适应大众保健需求，与医学、护理、社会、康复、预防医学、人文等学科密切相关、并在实践中逐步形成发展的一门护理应用学科，是我国实现初级卫生保健的重要组成部分。在社会对社区保健服务质量要求越来越高的新形势下，社区护理学已经成为高职高专护理专业的一门主干专业课程，它从人体健康的概念出发，研究人体健康、疾病与环境、生活方式等因素的关系，对个体和群体采取预防与保健相结合的综合护理措施，控制影响健康的因素，遏制疾病的传播与流行，提高社区的环境质量和生活质量。掌握社区护理服务的基本理论和方法，对推动我国社区护理教育和实践的进步和发展具有积极作用。

本教材按照卫生部教材办公室教材编写的基本要求，从介绍社区护理的基本知识和技能着手，力求将理论与社区护理实践紧密结合，重在对社区护理实践的指导作用。本书在吸收国内外关于社区护理的理论与实践方法的基础上，结合我国社区护理现状及发展趋势进行了内容组织和编排，主要内容包括社区护理学概论、我国的医疗保健制度、社区环境与健康、护理程序在社区护理中的应用、社区健康教育、儿童健康、妇女健康、老年人的健康、社区康复护理、慢性病人的居家护理、家庭健康护理等内容。本课程的主要目的是要求学生掌握课程基础知识和技能，树立社区大卫生观念，以现代护理观为指导，在基层医疗机构和社区开展各项卫生保健工作以及家庭与社区护理工作。

本书的编写参考和吸取了国内外有关文献中的观点和方法，在此谨向有关作者表示敬意和感谢。由于编者水平有限，疏漏和错误在所难免，恳请读者赐教指正，以便不断地更新和完善。

编者

2012 年 7 月 16 日

目 录

CONTENTS

第一章 | 社区护理概论

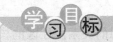

1. 掌握社区护理的概念、社区护士的基本素质要求。
2. 熟悉社区护理的特点、社区护士的任务、社区护士的角色。
3. 了解社区护理发展趋势。

随着医学模式的转变，社会经济的不断发展，人们对健康需求的不断提高，社区护理综合护理学、医学、社会学、公共卫生、预防医学、康复医学等相关学科理论，为适应公众的健康需求，在护理实践过程中逐步形成了一门护理学分支学科。社区护理不仅重视个人的健康，更重视整个社区的健康，是 21 世纪护理发展的方向。

第一节 概 述

一、社区的定义

"社区"（community）一词源于拉丁语（Communitas），意思是共同的东西和亲密的伙伴关系，最早将社区一词作为一个专有名词提出的是德国社会学家腾尼斯。从社会学角度来看，社区是以一定地理区域为基础的社会群体，即社区兼有人群与地域两大要素。社区构成了一个小社会，是由一群生活在同一地域的人组成的社会单元，他们具有共同的文化特征、共同的信念及价值体系、共同的资源结构、共同的行为及道德规范、共同的问题、共同的需要、共同的利益及社会意识等。

世界卫生组织认为：社区是由共同地域、价值或利益体系所决定的社会群体。其成员之间相互认识、相互沟通及影响，在一定的社会结构及范围内产生并表现其社会规范、社会利益、价值观念和社会体系，并完成其功能。

二、社区的构成要素

（一）人口要素

社区的存在必须以人群为基础，人口是构成社区的第一要素。社区人口往往涉及三个要素：人口的数量、人口构成和分布。数量指社区内人口的多少；构成指不同类型人口的特点；分布指社区人口及他们的活动在社区范围内的空间分布，同时还包括人口密度等问题。社区人口是社区的核心。

（二）地域要素

社区是地域性的社会，就是说，社区具有一定的边界。从广义的角度看，这种区域性并不完全局限于地理空间，同时也包含一种人文空间，即社会空间与地理空间的有机组合。在同一地理空间中可以同时存在许多社区，如一个城市中可能同时并存着工业区、文化区等，是人们从事社会活动的区域，是构成社区的重要条件。

（三）结构要素

社区的结构要素是指社区内各种社会群体和组织相互之间的关系。社区的核心内容是社区居民的各种社会活动及其互动关系，社区居民在政治、文化、精神及日常生活中相互联系、相互影响，形成了各种关系，并由此而聚居在一起，形成了不同形态的社区。

（四）社会心理要素

社区的性质和规模对社区的结构有非常大的影响，而社区的结构又会对社区成员的心理和行为产生不同的影响。另一方面，由于长期的生活相处，社区成员对所在的社区也会产生归属感。

（五）约束要素

每个社区都有要求本社区群体、组织和成员共同遵守的规范和准则。

（六）物质要素

一个社区必须要有一定的办公场所、服务设施、办公设备、经费来源等物质条件。

三、社区的功能

社区内的居民共同努力，以解决其共同的问题，满足其共同的需求，并行使其功能。社区的功能主要包括以下五个方面：

（一）社会化功能

社区的居民在其共同生活的过程中，根据自己所生活的地域及文化背景，形成了社区所特有的民俗习惯、文化特征、价值观念及意识形态等社会特征。而这些特征又会影响每个社区居民，成为他们成长发展过程中社会化的一个重要组成部分。

（二）生产、分配及消费功能

有些社区可能从事一定的生产，生产的物资供居民消费。同时社区也需对某些物资及资源进行调配，以满足其居民的需要。

（三）社会参与及归属功能

社区设立一定的公共场所，如老人活动站、青年活动中心、读书站等，社区居民参与这些活动，既增加了社区居民的凝聚力，又使他们产生了相应的归属感。

（四）社会控制功能

为保证社区居民的利益，完成社区的各种功能，社区会制定一系列的社会条例、规范及制度，以保证社区居民遵守社区的道德规范，控制及制止不道德的、违法的行为，保证社区居民的利益。

（五）相互支持及福利功能

社区可根据其具体情况及社区居民的要求设立一定的福利机构，如养老院、福利院、活动中心等，以满足居民医疗、娱乐及相互支持与照顾的需要。

四、社区卫生的概念

社区卫生是以确定和满足社区居民的健康照顾需要为主要目的的人群卫生保健活动。其措施包括采用流行病学及卫生统计学等方法实施社区调查，通过社区分析和诊断，确定社区居民的群体健康问题及卫生保健的需求，拟定社区的保健计划，调配社区内的资源，通过社区卫生保健工作预防疾病，促进社区居民的健康。社区卫生保健的特点是将个体的健康与卫生需求归入社会群体，与家庭、社区及整个社会联系起来进行认真的分析及处理。

五、社区护理的概念

社区护理来源于公共卫生护理，有其特定的理论、概念、工作范围及工作方法，是社区卫生的一个重要组成部分。美国公共卫生护理组织对社区护理的定义是"社区护理是护理工作的一部分，它是护士应用护理及相关的知识和技巧，解决社区、家庭及个人的健康问题或满足他们的健康需要"。

加拿大公共卫生学会认为"社区卫生护理是专业性的护理工作，经由有组织的社会力量间的合作来开展工作，社区护理工作的重点是家庭、学校或生活环境中的人群。社区护士除照顾病人及残疾人之外，应致力于预防疾病或延缓疾病的发生以减少疾病对人群的影响。同时对居家病人及有健康问题的病人提供熟练的护理，帮助那些面临危急情况者，使他们获得健康。为个人、家庭、社会团体及整个社区提供知识，并鼓励他们建立有利于健康的生活习惯"。

社区护理的基本概念包含三个方面的内容，即促进健康、保护健康、预防疾病及残障。促进健康即最大限度保证促进健康的活动，包括辅导社区的居民养成良好的生活习惯，注意营养、饮食、锻炼等；保护健康即保护社区居民免受有害物质及有害因素的侵袭，如注意饮食、饮水卫生，防止社区环境中的有害因素如空气污染、噪音污染、居家装修的污染，并禁止在公共场合吸烟等；预防疾病及残障主要是指通过各项护理干预措施，如对传染病的管制，对社区糖尿病人的知识教育，对人们进行交通等方面的安全性教育，对各种多发病、地方病的普查等，防止疾病或伤害的发生，减少并发症。

简言之，社区护理是借助有组织的社会力量，将公共卫生学及护理学的知识与技能相结合，以社区人群为服务对象，对个人、家庭及社区提供促进健康、预防疾病、早期治疗、限制残障及促进康复等服务，提高社区人群的健康水平。社区护理实践属于全科性质，不局限于某一个年龄组或某一种疾病，而是针对整个社区人群实施连续的、动态的健康服务。

社区护理的主要目标包括启发及培养公众的保健意识；协助公众对疾病的早期发

现及早期治疗；辅导及督促公众形成健康的生活方式，以促进全民健康水平，达到世界卫生组织"2000 年人人享有卫生保健"的目标。

六、社区护理的特点

（一）预防保健为主

社区护理的服务宗旨是提高社区人群的健康水平，以预防疾病、促进健康为主要工作目标。通过一级预防途径，如卫生防疫、传染病管制、意外事故防范、健康教育等，达到促进健康、维持健康的目的。相对医院护理工作而言，社区护理服务更侧重于积极主动的预防，通过运用公共卫生及护理的专业理论、技术和方法，促进社区健康。

（二）强调群体健康

社区护理以社区整体人群为服务对象，以家庭和社区为基本的服务单位。社区护理的工作就是收集和分析社区人群的健康状况，运用护理程序的工作方法，解决社区存在的健康问题，而不是单纯只照顾一个人或一个家庭。社区人群包括健康与疾病人群、残障或临终个体、家庭、团体、各年龄段和社会阶层的人群。

（三）社区护理工作范围的分散性

社区护理的服务对象居住相对比较分散，使得社区护士的工作范围更广，对交通的便利性提出了一定要求。

（四）社区护理服务的特性

1. 综合性服务　由于影响人群健康的因素是多方面的，要求社区护士的服务除了预防疾病、促进健康、维持健康等基本内容外，还要从整体全面的观点出发，从卫生管理、社会支持、家庭和个人保护、提供咨询等方面对社区人群、家庭、个人进行综合服务。

2. 可及性护理服务　社区护理属于初级卫生保健范畴，其基本要求是：所提供的服务应是所有社区人群在需要时能得到的相应的服务。这就要求护理服务具有就近性、方便性、主动性，以满足社区人群的健康需求。

3. 较高的自主性与独立性　社区护士的工作范围广，而且要运用流行病学的方法来预测和发现人群中容易出现健康问题的高危人群。在许多情况下，社区护士需要单独解决面临的健康问题。因此，社区护士较医院护士有较高的独立性，并且需要具有一定的认识问题、分析问题和解决问题的能力。

4. 服务的长久性　社区中的慢性病人、残疾人、老年人等特定服务对象需要长期的、持续的护理服务。

（五）多学科协作性

社区护理是团队工作。为了实现社区健康的目标，社区护士除了需与医疗保健人员密切配合外，还要与社区的行政、福利、教育、厂矿、机关等各种机构的人员合作，才能完成工作。也需要利用社区的各种组织力量，如家政学习班、社区事业促进委员会、准父母学习班等，加上公众的参与来开展工作。

第二节　社区护理发展简史

一、国外社区护理发展史

(一) 早期发展阶段 (公元后~1859)

社区护理的发展可以追溯到早期的公共卫生及公共卫生护理的发展，其早期的发展与宗教及慈善事业有着密切的关系。399 年，基督教会的斐次奥拉 (Faciola) 修女，曾建造了第一个慈善医院收容病人，并劝请贵族妇女访问病人。1669 年，圣文森保罗 (St. Vincent De Paul) 在巴黎创立了 "慈善姊妹社"，为病人及贫困人员提供帮助，使其能达到自强自立。这是历史上社区访视护士的开始。1859 年，英国利物浦市的威廉·勒思朋 (William Rathbone)，因其妻子患病而获得良好的家庭护理，故而提倡家庭护理运动，在当地开创 "地段护理服务" 制度，并到南丁格尔护士学校请求合格护士的协助，后来，又与利物浦皇家医院合办护士训练学校，毕业后称为 "保健护士"。

(二) 地段访视护理阶段 (1860~1900)

1885 年在美国纽约成立地段访视社，后统一命名为 "访视护士协会" (Visiting Nurses Association)。

(三) 公共卫生护理阶段 (1900~1970)

1893 年，李丽安·伍德女士 (Lillian Wald) 在纽约的亨利街成立服务中心，提供当地所需的各项护理服务。她是第一个使用公共卫生护理名称的人，她积极推进社区护理运动，提倡妇幼卫生及全民的卫生保健运动；她同时提出，护理人员如能独立开业，而不需依附在医生之下，则能更好的发挥护理功能，因此，她被称为现代公共卫生护理的开创人。1910 年，哥伦比亚大学首先开办公共卫生护理的全部课程，1912 年，美国公共卫生护理组织成立。

(四) 社区护理阶段 (1970 至今)

1970 年，美国的露丝·依思曼首次使用了社区护理一词。将公共卫生护士与社区护士进行了区别，她指出社区护理的重点是社区，认为社区护理是护理人员在各种不同形式的卫生机构中进行的各项卫生工作；社区护士应关心整个社区的居民健康，包括生病在家疗养的人及健康人；并要求从事社区护理的人员应该与各种卫生保健人员密切合作，以促进社区卫生事业的发展及居民的健康。

二、我国社区护理的发展概况

1835 年巴扼要克医生在广州创办了我国第一所基督教医院。1884 年美国护士兼传教士媚基妮 (Mckechnie) 来华，传播南丁格尔护理制度。1888 年，约翰逊女士在我国的福州开办了我国第一所护士学校。1908 年，基督教会派辛浦生女士 (Miss Cora. E. Simpson) 来华，在我国统一全国的护理教育标准，以提高护理质量及服务标准。1914 年，中国第一届全国护士大会在上海召开，会议决定将全国性的护士机构命名为中华护士会，以统一全国的护理教育标准，并每年举办护士会考。1925 年，北京协和医院教授格兰特先生（Mr. Grant）在北京创办"第一卫生事务所"。1932 年，政府设立中央卫生实验处训练公共卫生护士。1945 年前，北京的卫生事务所增至 4 个，全国从事公共卫生的护士数量也有一定的增加。

解放后，卫生事务所改为城区卫生局，局内设防疫站、妇幼保健所、结核病防治所等。一部分医院开始开设地段保健科或家庭病床，但护士学校的课程设置中没有公共卫生或社区护理课。虽然城市及农村都设有三级卫生保健网，但参加预防保健的护士寥寥无几。

1983 年起，我国开始恢复高等护理教育，此后高等护理教育迅速发展，在高等护理课程安排中增强了护士预防保健意识和技能的训练，但大多数学校没有建立社区护理专科。1994 年，由美国中华医学基金会资助，卫生部所属的 8 所高等医科大学与泰国的清迈大学联合开办护理硕士班，在硕士课程中设置了社区及家庭护理课。1997 年，首都医科大学设立了社区护理专科，并于同年开始招生。

1996 年 5 月，中华护理学会在北京举办了"全国首届社区护理学会会议"，会议倡导要发展及完善我国的社区护理，重点是社区中的老年护理、母婴护理、慢性病及家庭护理等。1997 年，上海成立了老人护理院，随后，深圳、天津等地先后成立了类似的社区护理服务机构，主要从事老年人的疾病及康复护理。但从目前的发展情况来看，我国的社区护理尚处于稚型阶段，人们的健康水平及积极主动寻求卫生服务的意识亟待提高。因此，高等护理教育中有必要设立社区护理课程，并在专业设置中增加社区护理专业，培养能为公众提供简单、快捷、方便、经济的社区保健服务的护理人员，以满足人群对社区护理的需求。

第三节　社区护士的任务

社区护理不仅仅是护士简单地在社区中工作，而有其特定的理论、概念、工作范围及工作方法。

一、社区护理方式

（一）综合性的社区护理方式

1. **方法**　由地段或社区护理人员负责该地段与健康有关的一切问题。包括应用护理程序对社区进行潜在或现存的健康问题的评估，并在此基础上实行护理诊断、计划、实施及评价。其服务对象包括各年龄阶段及各社会阶层的人群。

2. **优点**　护理人员容易与家庭建立专业性的人际关系，并取得各个家庭成员的信任；由于对该地段或社区有较深入的了解，也能较好的发现社区居民所存在的问题，提供能满足民众健康需求的服务；同时，社区的护理人员一般能以家庭或社区为中心来考虑健康问题，可减少护理人力资源的浪费。

3. **局限性**　护理人员不可能样样精通，因此，当遇到无法解决的问题时，必须寻求其他社会或专业资源的帮助，并进行有关的转介。

（二）专科社区护理方式

1. 方法　以护理工作的特性来分配工作，每个社区护理人员均担任相关科室的护理服务工作，如妇儿护理、计划生育工作或结核病防治等。

2. 优点　护理人员能在某一方面提供详细而周到的专业护理；同时护理人员容易因对所负责的业务精通而成为专家。

3. 局限性　难以提供完全综合的社区护理。

二、社区护理的工作内容

（一）传染病的防治

传染病指病原体从病人或其他传染源，经直接或间接的传播途径，或经媒介传染给宿主的过程。传染病的发生需要有病原体、传播途径及宿主的易感性三个条件。传染病传播速度很快，会播散及蔓延，从而导致许多人在相同的时间内患病或受到死亡的威胁，因此，传染病的危害程度很大。同时，由于在传染病的发病期间，公众无法从事正常的工作，需花费医疗费用进行治疗；有些病人可能会导致残疾而无法工作；或疫区所生产的农产品可能因传染病的发生而滞销等诸多原因，造成传染病对个人、家庭、社会带来了极大的经济损失或负担。因此，传染病所引起健康及社会经济危害及损失是相当严重的。

从另一方面来看，一般的传染病是可以预防的。预防所花费的人力、物力及财力比治疗所花费的都要少，且不会造成上述的损失，因此，传染病的预防具有重要的意义。在预防传染病的发生方面，社区护士必须熟知各种国际、本国及地方上常见的传染病类型、传染病的传播方式、国际及国内传染病的最新疫情、传染病的预防及管制方法、传染病的防治机构、可利用的资源等，以便在家庭访视、或者在工厂、社区、学校及其他场所进行健康教育时，能及时对社区居民进行有关的健康指导，如督促父母让儿童定期进行预防接种，以便及早防范，预防传染病的发生。对传染病应早发现、早隔离、早治疗。早期发现病例，并迅速将疫情呈报到相关的卫生部门；协助采集各种标本，并立即按照有关原则将病人进行隔离，以防疫情的扩大；同时对病人的早期治疗，也可防止并发症的产生。

在性传播疾病的预防和护理方面，社区护士应实施性传播性疾病的知识教育，特别是对青少年进行性心理教育、道德教育，给予正确引导，使人们认识性传播性疾病的传播途径及危害，以降低此类疾病的发生。性传播性疾病包括梅毒、淋病、软下疳、腹股沟肉芽肿、性病性肉芽肿、尖锐湿疣、艾滋病等。

（二）社区精神心理卫生保健

社区心理健康是指社区健康保健人员运用心理学的理论及原理，指导社区内不同人群，使他们通过自身的努力，实现自己的心理健康。社区护士在精神心理保健方面的主要工作包括对个人、家庭成员及特定人群的心理评估，确认心理健康问题，通过进行健康教育、心理咨询、精神鼓励和支持等手段，帮助社区居民掌握减轻压力的方法，增加社区适应能力，保持心理精神健康。此外，社区护士也应对社区中精神病患者及其家属提供健康指导、咨询等精神保健服务。

（三）社区环境卫生

环境卫生是指在人类身体活动的所有周围环境内，控制一切妨碍或影响健康的因素。环境卫生之范围非常复杂而广泛，社区环境卫生的主要内容包括：饮水卫生；污水处理；垃圾处理；食品卫生；家庭环境卫生；水污染、空气污染、放射性污染预防管理等。社区护士进行健康评估时应考虑上述因素，并致力于推动环境卫生工作，培养公众的环境保护意识，以达到人人爱护环境卫生，有效控制环境中的有害因素，保护社区人群健康的目的。

（四）慢性病的防治及护理管理

社区护士在慢性病的防治工作中扮演着非常重要的角色，需要进行预防和促进健康的社区护理服务，包括提供咨询和转介服务、康复服务、社会工作服务、居家护理及长期照护的服务等。

（五）社区特殊人群的健康服务

社区中的老人、儿童、妇女、残疾人属于社区特殊人群，他们由于年龄或生理功能的特点，容易出现一些健康问题，是社区卫生保健的重点服务对象。社区护士需在评估的基础上，通过一、二、三级预防，对社区特殊人群进行健康保护，达到预防疾病、维持和增进健康、促进康复的目的。关于特殊人群的社区护理本书的相关章节另作介绍。

（六）职业卫生与护理

职业卫生是认识、评估及控制与职业有关的危险或危害因素，以保证职业人员身心健康的科学。职业健康维护是社区护士的主要工作内容之一。美国职业卫生护理学会对职业卫生护理的定义为：应用护理学的知识及原理，维护各行各业劳动者的健康，包括预防、认识及治疗与职业有关的疾病和伤害，并需要有相应的知识及技能以进行健康教育、卫生指导、关注环境卫生、指导康复、关心职工人际关系方面的问题等。

职业卫生护士的主要任务是为伤病者提供紧急救护；提供治疗护理服务及病后的康复；预防疾病及保健工作；监护员工的健康状况，发现异常立即处理并报告有关卫生部门；与医生及其他卫生工作人员一起进行劳动者的检查及身心评估；帮助用人单位筛选心身状态合适的从业人员；为员工提供有关职业卫生及其他方面的咨询，如对有关职业或个人压力、恐惧与焦虑、人际关系的困扰等方面的问题提供咨询；策划及实施卫生教育、灾害预防、工作环境评估，策划实施各种能提高员工健康、安全及福利的活动，以促进员工的身心健康。

（七）学校卫生保健服务

学校卫生是以少年儿童为主要服务对象的一项团体卫生工作。其主要保健服务内容有：

1. 环境卫生 即尽量为学生创造一个安全、卫生的环境。

2. 公共卫生 学校卫生中除对少数有病的学生提供治疗及护理外，其工作的重点应该是预防疾病、促进健康，即对学生进行正确的健康知识教育，树立良好的健康态度，培养形成良好的健康习惯及健康行为。

3. 学生的心身照护 如对单亲家庭的孩子的照顾，性心理教育等。

4. 对学生的社会适应能力及人际关系能力的培养 将学校的卫生护理工作积极结合到学生的辅导工作之中，以帮助学生获得最佳的适应能力，达到最佳的健康状态。

（八）院前急救护理

入院前及现场的急救护理直接关系到病人的生命安危。因此，在社区中需要一大批懂得专业急救的护理人员，以提高社区现场的急救能力及救护质量，这些护理人员同时也需要开展社区保健教育，普及急救知识，提高社区居民的自救互救的能力和水平。

（九）临终关怀及护理

对失去治愈希望的晚期癌症病人等临终病人及其家属，社区护士有责任从生理、心理、精神、感情及社会方面尽量满足他们的需要，减少病人的痛苦，提高其临终阶段的生命质量，并做好病人家属的思想工作。

三、社区护士的角色

社区护士的角色多种多样，包括护理服务、咨询、教育、代言、组织、管理、写作、合作、观察、研究等。因在不同场合、不同情况、不同时间内需要扮演不同的角色，所以，社区护士需要灵活应用自己的知识及技能，完成各种角色所赋予的义务及责任。

1. 健康意识的唤醒者 社区护士有责任唤醒社区人群的健康意识，促使人们积极主动地寻求医疗保健，改变不良的生活及健康观念，注重生活质量。

2. 护理服务者 社区护士的基本角色是为那些需要护理服务而自己无法满足的人群提供服务，其服务对象不仅是个人，还包括家庭、团体及整个社区的人群。因此需要社区护士有更多的专业知识及技能，如基本的护理技能、观察能力、倾听能力、沟通能力、健康教育能力及咨询能力等，以便为不同的人群提供护理服务。同时，应将整体观念体现于护理服务的全过程，这不仅包括关心服务对象的生理、心理、社会文化、感情等多方面，还应包括对整个家庭或社区的生活环境及背景的了解。

3. 初级卫生保健者 社区护理的中心是健康而不是疾病。社区护理的首要任务是帮助人们避免有害因素，预防疾病，维持及提高人们的健康水平。社区护士工作在最基层的卫生保健单位，经常进行家庭访视，与社区居民的接触最多，是实施预防保健工作的最佳人选。

4. 社区卫生代言人 社区护士需了解国际及国内有关的卫生政策及法律，对威胁到社区居民健康的环境问题等，采取积极措施予以解决，或上报有关部门，以保护社区居民的健康。

5. 健康咨询者与教育者 健康教育者是社区护士的一个重要角色。社区护理服务对象一般不像医院等健康机构的服务对象那样病情较重，因此具有较好的接受健康教育的能力；与此同时，由于社区护士着力于提高人们的健康意识，人们对健康知识的需求随之不断增加，社区护士作为健康咨询与教育者角色日益重要。

6. 协调者与合作者　在社区中的病人往往从各种不同的社会及卫生机构中得到服务，但与社区人群接触最多，并能以整体观点看待病人的是社区护士。社区护士最了解社区居民的社会文化背景、身体及心理状态，因此，社区护士应在各种社区卫生保健工作中起协调作用。社区护士同时也需与医生、其他的卫生保健人员、行政管理部门、民警、居委会等合作，做好社区的卫生保健工作。

7. 组织者与管理者　社区卫生保健机构各不相同，有门诊、预防保健诊所等，不论是哪种机构，社区护士均应承担组织管理者的角色，对人员、物资及各种活动进行安排，有时还需对有关人员进行培训。

8. 观察者与研究者　社区护士需要具有敏锐的观察能力，以便发现疾病的早期症状、儿童的生长发育问题、病人对药物的反应、社区中的环境问题、威胁健康的因素等。同时社区护士还应参与或主持有关研究，以了解各种健康问题、健康行为及疾病的致病因素等，在科学研究的基础上进行护理干预。

总之，社区护士的角色具有多样化的特点，要求社区护士必须掌握基础及临床医学、护理学、流行病学等有关知识与方法，并善于观察、分析，具有良好人际交往及与人合作共事的能力和技巧，才能做好社区护理工作。

四、社区护士的基本素质要求

社区护士所从事的工作比一般医院内的护士所从事的工作范围更广，涉及的问题更多，因此，社区护士除应接受本科以上的专业护理教育、具有国家颁发的护士执业资格证书等条件外，还应该具有：

1. 社区护理相关学历　受过严格的社区或公共卫生护理教育，并具有国家承认的相应学历。

2. 丰富的护理知识、经验及能力　社区护理服务内容广泛，工作性质相对独立，因此，要求社区护士必须具有丰富的医学及护理知识，不仅要了解各种疾病的临床转归及预后，而且还必须对疾病流行等情况保持高度的敏感性，熟悉流行病学、统计学、身体评估及心理评估等知识，以便及时发现问题，及时采取措施，防止疾病的蔓延。

3. 敏锐的观察能力及护理评估能力　护理人员可通过身体评估，以视、触、叩、听及各种仪器诊断等方式来了解服务对象心身等方面的情况，正确判断其健康问题，确定是否需要医生的治疗或转诊服务。在提供各种护理服务的过程中，敏锐的观察能力及熟练的心身评估能力是非常重要的，它能使护士及时了解服务对象的心身状况，以提供所需的护理服务。

4. 良好的职业道德及服务态度　社区护士必须对工作热忱，有同情心、了解服务对象的需要，对任何人一视同仁，有爱心、耐心、责任心，并能以身作则，为公众树立良好的榜样。

5. 健康的心身　社区护士除担任社区诊所的医疗护理服务外，还需经常配合及参加各种医疗卫生服务，如参加学校运动会的救护、老人活动的医护工作、对各种传染病的筛查、预防接种、家庭访视及社区的各项卫生活动等。因此，没有健康的心身，很难应付如此繁忙的工作。

<h1 style="text-align:center">第四节 初级卫生保健</h1>

初级卫生保健是卫生人员为社区人群提供最基本、必需的卫生保健。初级卫生保健是以全社会广泛动员为基础，以社区人群积极参与为前提，通过健康教育等一系列措施，达到预防疾病、促进健康的目的。1978 年由世界卫生组织和联合国儿童基金会举行的国际初级卫生保健会议明确指出：初级卫生保健是实现"2000 年人人享有卫生保健"战略目标的根本途径，由此强调了初级卫生保健在维护人群健康中的重要作用。

一、初级卫生保健的历史背景

20 世纪 70 年代初期，世界卫生组织经过广泛深入的调查，认为许多国家的经济现状及卫生状况不令人满意。主要存在以下问题：社会经济状况落后，生存条件差，卫生资源分配不合理，各种疾病威胁人的健康。调查表明：世界上有 12 亿人口处于贫穷、营养不良、疾病及绝望的恶性循环中，其中大多数人口居住在发展中国家。卫生资源的利用极不平衡，近 2/3 的人口无法得到任何形式的长期医疗保健服务，其中有些国家医疗卫生费用不到其国民生产总值的 1 %，传染病、寄生虫病威胁着这些国家人民的生命安全。同时，各国的卫生保健主要集中在大城市，城乡卫生保健差别明显。而在发达国家，虽然医疗卫生的费用为国民生产总值的 5% ~ 6% 以上，但心、脑血管病、癌症及精神心理疾病等成为威胁人民健康的主要原因。此外，世界人口的发展呈逐年上升趋势，2011 年 10 月 31 日，世界人口已达到 70 亿，人口老化将成为日益严重的社会问题。

二、世界卫生组织的战略目标及初级卫生保健

针对当时世界各国卫生情况及发展趋势，1977 年 5 月在瑞士日内瓦召开的第 30 届世界卫生大会上提出了"2000 年人人享有卫生保健"的全球卫生战略目标。为充分贯彻执行这一战略目标，世界卫生组织及联合国儿童基金会于 1978 年在前苏联（现在的哈萨克斯坦）的阿拉木图召开了国际初级卫生保健会议，发表了著名的《阿拉木图宣言》。"宣言"中明确指出：推动初级卫生保健（primary health care，简称 PHC）是实现"2000 年人人享有卫生保健"的战略目标的关键和基本途径。作为 WHO 的发起国和主要成员国之一，我国政府于 1986 年明确表示了对 WHO 倡导的全球战略目标的承诺。1990 年，我国卫生部根据《阿拉木图宣言》所阐述的初级卫生保健的精神实质，对初级卫生保健的定义作了如下表述：初级卫生保健是指最基本的、人人都能得到的、体现社会平等权利的、人民群众和政府都能负担得起的卫生保健服务；实施初级卫生保健是全社会的事业，是体现为人民服务宗旨的重要方面。

具体来说，初级卫生保健至少包括下面四层含义：

1. 从居民的需要和利益来看

（1）居民最基本的、必不可少的。

（2）居民团体、家庭、个人均能获得的。

（3）费用低廉、群众乐于接受的卫生保健。

2. 从它在卫生工作中的地位和作用来看

（1）应用切实可行、学术上可靠的方法和技术。

（2）最基层的一线卫生保健工作。

（3）国家卫生体制的一个重要组成部分和基础。

（4）以大卫生观念为基础，工作领域更宽，内容更广。

3. 从人民政府职责和任务来看

（1）各级政府及有关部门的共同职责。

（2）各级人民政府全心全意为人民服务、关心群众疾苦的重要体现。

（3）各级政府组织有关部门和社会各界参与卫生保健活动的有效形式。

4. 从社会和经济发展来看

（1）社会经济总体布局的组成部分，必须与社会经济同步发展。

（2）社会主义精神文明建设的重要标志和具体体现。

（3）农村社会保障体系的重要组成部分。

三、初级卫生保健的基本政策和目标

（一）基本政策

初级卫生保健的基本政策包括：确认健康是一项基本人权，人人有权享有最高且能获得的健康；政府应对人民的健康负责；人民有权，同时也有义务参加卫生保健计划的制定与实施；各种卫生事业的发展，主要依靠自力更生，但同时也需要国际间的支持与合作；确认卫生工作是社会发展的组成部分，如果不能满足起码的卫生条件，就不可能有经济的发展和人类的进步。因此，实现这一目标，不能只靠卫生部门，而需要社会各个经济部门的合作；必须充分利用世界资源来推动卫生工作及其发展，为此，需进行促进卫生保健方面的国际合作，实现资源共享，保证人口健康。

（二）具体目标

初级卫生保健的具体目标是：每个国家的全体居民都能获得基本卫生保健及第一级转诊服务；所有的人在其可能的范围内，应开展自我保健及家庭保健，并积极参与社会的卫生活动；所有的居民团体都能同政府共同承担对其成员的卫生保健责任；所有政府对人们的健康应负担全部责任；人们都应获得安全的饮水及环境卫生设施；人们都应得到足够的营养；所有儿童都应得到主要传染病的免疫接种；尽可能地使用护理方法，如通过影响生活方式和控制自然、社会、心理环境等来预防和控制非传染性疾病和促进精神心理卫生；人人可以得到最基本的药物。

四、初级卫生保健的基本原则

（一）初级卫生保健的特点

初级卫生保健具有社会性、群众性及长期性的特点。社会性指卫生保健必须广泛动员全社会参与，由各部门及组织间的通力合作才能实施。群众性指初级卫生保健的对象是社会的人群，他们既享有卫生保健的权利，同时又有参与及实施卫生保健计划活动的义务。长期性指国家或当地卫生制度的改革及基本的健康教育，改变人的不良卫生及生活习惯，提高人群的自我保健能力是一个长期的过程，初级卫生保健的基本任务是促进健康、预防保健、合理治疗及社区康复。

（二）基本原则

1. 预防为主　其重点是预防疾病、促进健康和社区康复，而不是治疗疾病。

2. 面向基层，社区参与　初级卫生保健是在人们能负担的基础上提供最基本的卫生保健服务，并主要动员及依靠社区居民参与他们的保健活动，提高自我保健能力。

3. 综合措施　除提供相应的卫生保健服务外，还要注意环境、营养、饮水、垃圾处理、住房等方面对健康有影响的问题。因此，需要卫生、行政等各部门的共同努力。

4. 资源的合理分配及有效利用　将有限的资源应用到预防保健工作中，使每个公民都能得到最基本的卫生保健服务。

5. 适当的技术　初级卫生保健是最基本的卫生保健，因此在具体的操作要求上要具有一定的科学性及普及性，以便能及时推广，使公众接受。

6. 建立健全的转诊体制　安全的转诊体制能够确保每一位社区居民都能得到及时安全的卫生保健服务。

第五节　社区护理发展趋势

一、世界范围内的健康问题

世界卫生组织在1995年列举了50项世界卫生现状的事实，其中对我国社区护理有一定影响的有以下几个方面：世界最落后的发展中国家的人口平均寿命为43岁，而发达国家的人口寿命为78岁；30年内，发展中国家65岁以上的人口大约会增加2~4倍；50岁以上的妇女，每5个人中便有1人患骨质疏松症，是引起妇女骨折的重要原因；如果能推广母乳喂养，全世界每年可避免一百万儿童的死亡，世界上有二百万以上的儿童处于营养不良的状态，是世界儿童总数的1/3；青少年未婚先孕的死亡率及并发症的发生率都很高，有些国家15~19岁的未婚母亲的死亡是正常生育的5倍；新感染的艾滋病病例中，2/3发生在15~24岁的年龄层；全球夺走人的生命最多的是传染病及寄生虫病，平均每天有7000人死于结核病，每小时有1000名新病例发生，全球大约有90%的工作人员无法获得职业卫生服务，每天大约有33000人因工作环境不安全而受伤，600人因此而死亡；全球约有8%~18%的成人患有高血压引起的心脏病、中风及肾脏病；全球约一亿人患有糖尿病，而其中90%的糖尿病是由不良生活习惯，如营养不当、缺乏运动及锻炼所致，世界上约有5亿人患神经官能症、躯体性疾病及与压力有关的疾病，有2亿人患慢性抑郁性精神及情感障碍。

二、社区护理发展趋势

(一) 社区护理管理的标准化、科学化、网络化

目前，一些发达国家及地区已经形成了完善的社区护理组织及管理体系。社区护理已成为整个国家或地区卫生保健的重要组成部分，社区护理服务基本覆盖所有社会人群，并制定了相应的护理法规、质量控制标准及管理要求，对社区护理的服务费用制定了统一的收费标准及保险费用报销标准。这种完善的组织管理标准无疑对社区护理组织、管理及协调起了非常重要的作用，同时对控制及提高社区护理人员的质量具有非常积极的作用。使社区护理人员在有效的管理及组织下，能够团结一致，密切协作，互相交流以不断推广及完善社区护理工作。

(二) 完善的社区护理人员培养及教育体系

为了保证社区护理质量，对社区护理人员的教育具有一定的要求。一般各大学护理系或护理学院都设有社区护理专业，社区护理人员的培养形成了本科、硕士及博士教育等完善的教育体系。从事社区护理的人员须具有社区护理专业学历或其他护理专业毕业后再经过社区护理的培训，并经过相关的考试才能从事社区护理工作。

(三) 社区护理人员的专业化及角色分工越来越细

随着人们生活水平的不断提高，对健康的要求越来越高。因此，社区护士不仅需要在各种社区保健服务机构中从事护理服务，而且需要对社区居民进行各种类型的护理保健服务。社区护士的角色功能范围不断扩大，专业化分工越来越细。现在国外不仅有普通的社区护士，还有单独开业的社区临床护理专家，家庭开业护士、社区开业护士、社区保健护士、高级妇幼保健护士、社区治疗护士等。这些高级社区护士主要从事社区护理管理、社区护理实践、社区护理咨询、社区健康教育及护理研究等工作。

三、我国的社区护理现状及发展趋势

(一) 我国社区护理现状

1. 缺乏社区护理的宏观调控及有效的管理机制　目前我国社区护理的组织及管理工作基本上是由各个医院或当地地段的卫生所承担，各服务机构之间的联系与协调欠缺，所服务的人群主要是社区老年人及慢性病患者，受益的人群非常有限。

2. 缺乏社区护理的专业人才　目前的社区护理人员大多数没有受过专门的教育及培养，他们虽然有良好的工作热情，但缺乏社区护理的知识、技能，对社区护理的特点及工作方法掌握不足。

3. 缺乏相应的护理法规及质量控制标准　由于我国的社区护理尚处于起步阶段，各地的发展也极不平衡，社区护理的服务标准及质量控制尚不完善，也没有正规的法律条文来保障社区服务对象及护士双方的利益。

4. 缺乏政府的有效政策、财政及其他方面的支持 建国 60 年来，我国在各省市已经形成了三级卫生保健网，但医疗卫生的整体资源分配仍然偏重于大城市，重点是对疾病的治疗。特别是目前在向市场经济的转化中，人们将更多的精力投入到了医疗卫生方面，而削弱了对基层医疗卫生保健方面的人力及物力投入。政府对社区护理的宣传、提倡及有关政策及财力方面的支持力度不够。社区护理中所需要的交通、通讯、护理仪器及设备欠缺，对我国开展正规、有效、大规模的社区护理产生了一定的影响。

（二）我国社区护理发展趋势

1. 社区护理的不断推广、完善及发展 1998 年国际护士会提出的主题为"携手共促社区保健"，此主题也同样适应我国。加强初级卫生保健及社区卫生保健将成为我国未来卫生保健工作的重要内容之一。随着我国医疗保健事业的不断发展及人们生活水平的不断提高，人们不再满足于患病治病，而要求高质量的卫生保健护理。因此，快捷、有效、方便、经济的社区卫生保健必然会受到社区居民的欢迎，而社区护理则成为社区卫生的一个重要组成部分。社区护理强调促进健康、预防疾病、自我保健及全社会的共同参与，并在此发展过程中得到不断完善。

2. 政府的宏观调控及组织管理 社区卫生将会纳入整个社会统筹计划中，政府将对社区卫生进行统一的规划、组织及管理，制定相应的政策、法规及制度，并给予一定的政策及财政支持。

3. 完善的社区护理教育体制 社区护理人员的培训及教育采取多渠道、多形式、多层次的方式。一方面将对目前的社区护理人员进行相应的系统培训，以适应目前社区护理发展的需要；另一方面各护理院校在专业设置中将增加社区护理专业以系统地培养社区护理人员，专业设置中将注意硕士、本科及专科社区护理人员比例问题，以培养社区所需要的不同层次的护理人员。全国从事社区护理的人员将进行统一的认证资格考试。

4. 社区护理管理的科学化、规范化、标准化及计算机网络化 社区护理的管理将逐步走上正轨，相应的政策、法规及管理标准将逐步形成及完善。社区护理质量监督及控制将会采取统一的标准。社区护理管理的资料将通过计算机联网，以便为社区服务提供及时、准确、完整的信息，并有利于社区健康资料的及时传递、交流、分析及评价，以合理应用资源，并减少资源的浪费。

5. 家庭及老年人的护理不断发展、完善及提高 随着医疗保障制度改革的不断深化及完善，卫生资源的重新调配，许多慢性病人、经医院紧急救治后需要康复护理的病人将回到家中进行休息及康复，同时许多老年人的家庭护理也成为护理的重点，使家庭护理得到不断的发展及完善。

6. 多层次社区卫生保健体制的建立 社区保健服务中心将由护理、医疗、心理、营养、理疗等多方面的专家、社区的社会工作者、地方性的社团及组织以及社区居民的参与共同完成建设，并会根据社区居民的年龄及保健需要，建立促进健康、预防疾病、治疗及促进康复等不同层次的卫生保健服务。

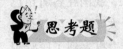 思考题

1. 社区的构成要素有哪些?
2. 何谓社区护理?
3. 简述社区护理的特点。
4. 简述社区护理的工作内容。
5. 社区护士的角色包括哪些?
6. 从事社区护士工作需具有哪些基本素质?

(彭月娥　周乐山)

第二章 | 我国的医疗保健制度

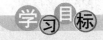

1. 掌握我国现行的医疗保健制度类型。
2. 熟悉我国目前城镇和农村社区医疗保健制度。
3. 了解我国卫生工作和医疗保健概况。

第一节 概 述

一、我国卫生工作和医疗保健概况

(一) 我国卫生工作现状

我国的基本医疗卫生制度主要由覆盖城乡居民的公共卫生服务体系、医疗服务体系、医疗保障体系和药品供应保障体系共同构成，四大体系四位一体，相辅相成，配套建设，协调发展。同时国家建立和完善医药卫生的管理、运行、投入、价格、监管、科技与人才、信息、法制等八项体制机制及条件，八个方面的体制机制和条件保障四大体系有效规范运转，共同实现提供安全、有效、方便、价廉的医疗卫生服务的目标。

1. **新一轮医药卫生体制改革现状** 自2009年4月深化医药卫生体制改革启动实施以来，国家完善政策、健全制度、加大投入，统筹推进五项重点改革（即加快推进基本医疗保障制度建设，初步建立国家基本药物制度，健全基层医疗卫生服务体系，促进基本公共卫生服务逐步均等化，推进公立医院改革试点），取得了明显进展和初步成效。初步形成了覆盖城乡全体居民的基本医疗保障制度框架，职工基本医疗保险、城镇居民基本医疗保险和新型农村合作医疗参保人数达到13亿人，筹资和保障水平明显提高，保障范围从大病延伸到门诊小病，城乡医疗救助力度不断加大。国家基本药物制度也初步建立，政府办基层医疗卫生机构全部实施基本药物零差率销售，药品安全保障得到明显加强；以破除"以药补医"机制为核心的基层医疗卫生机构综合改革同步推进，开始形成维护公益性、调动积极性、保障可持续性的新机制。公立医院改革试点积极推进，围绕政事分开、管办分开、医药分开、营利性和非营利性分开进行体制机制创新，便民惠民措施全面推开，多元办医稳步推进。

医药卫生体制改革在基层取得明显成效，人民群众看病就医的公平性、可及性、便利性得到改善，看病难、看病贵问题有所缓解，医药卫生体制改革促进经济社会发展的作用越来越重要。但当前医药卫生体制改革中还存在一些较为突出的矛盾和问题，特别是随着改革向纵深推进，利益格局深刻调整，体制性、结构性等深层次矛盾集中暴露，改革的难度明显加大。医疗保障制度建设有待进一步加强，基本药物制度还需巩固完善，公立医院改革需要深化拓展，推进社会力量办医仍需加大力度，人才队伍总量和结构性矛盾依然突出，政府职能转变亟待加快步伐，制度法规建设的任务更加紧迫。同时，随着经济社会进入新的发展阶段，工业化、城镇化、农业现代化、经济全球化以及人口老龄化进程加快，城乡居民健康需求不断提升并呈现多层次、多元化特点，进一步加剧了卫生资源供给约束与卫生需求日益增长之间的矛盾；疾病谱变化、医药技术创新、重大传染病防控和卫生费用快速增长等，对优化资源配置、扩大服务供给、转变服务模式、合理控制费用和提升管理能力等都提出了更高要求。

2. 公共卫生服务体系发展现状　基本公共卫生服务项目是指国家根据居民的主要健康问题及其危险因素，按照干预措施的投入产出比、经济社会发展状况和国家财力等来筛选确定的、主要通过城乡基层医疗卫生机构向全体居民提供的公共卫生服务项目。现阶段的国家基本公共卫生服务，包括疾病控制、预防接种、疫病监测与报告、妇女及生殖保健、儿童保健、老年保健、健康教育、健康信息的收集报告、健康危险因素的检测干预等内容。新医改以来基本公共卫生服务均等化水平不断提高，10 类国家基本公共卫生服务面向城乡居民免费提供，国家重大公共卫生服务项目全面实施。2010 年的监测数据显示，城镇、农村居民健康档案累计建档率分别为 48.7% 和 38.1%。65 岁以上老年人健康检查人数 5714.2 万人，3553.8 万高血压病人、918.9 万糖尿病人和 170.6 万重型精神病患者已经纳入慢性病规范管理。全国人均基本公共卫生服务经费补助标准达到 17.4 元。全国完成贫困白内障复明手术 35.1 万例；免费为 15 岁以下儿童接种乙肝疫苗 2962.9 万人；884.7 万农村孕产妇享受住院分娩补助，农村住院分娩率为 95.7%；为农村生育妇女补服叶酸 830.7 万人，农村妇女乳腺癌检查 47.3 万例，宫颈癌检查 489.2 万例。各地普遍开展了艾滋病阻断等新的公共卫生专项。

3. 医疗服务体系发展现状　我国城乡医疗服务网络目前已基本形成，在城市初步形成社区卫生服务机构与城市医院（包括省、市级综合医院和专科医院等）相衔接的医疗服务体系，在农村形成了县、乡、村三级医疗预防保健网。其中，公立医院是我国医疗卫生服务体系的骨干力量，在我国城乡医疗服务体系中具有重要的基础性地位。同时，民营医疗机构也已成为我国医疗服务体系中的组成部分，发挥着积极作用。中外合资、合作医疗机构也得到一定发展。改革开放 30 年来，我国医疗卫生发展较快，根据卫生部的统计数据，到 2009 年底，我国医疗卫生机构总数为 916571 所，其中医院 20291 家，乡镇卫生院 38475 所，社区卫生服务中心（站）27308 个；我国卫生人员总数为 7781448 人；床位总数为 441.66 万张。此外，有村卫生室 632770 个，乡村医生 1050991 人。新医改以来覆盖城乡的基层医疗卫生服务体系基本建成，2200 多所县级医院和 3.3 万多个城乡基层医疗卫生机构得到改造完善，中医药服务能力逐步增强，全科医生制度建设开始启动。

4. 目前我国医疗服务体系存在的问题　目前存在 6 个不协调：一是卫生事业发展与经济发展不协调，卫生事业长期滞后于经济和其他社会事业发展。二是医疗服务与医疗保障不协调，医疗保障发展滞后，城乡居民医药费用负担较重。三是城乡、区域医疗卫生发展不协调，农村与城市、中西部地区与东部地区以及不同人群之间的医疗服务质量、水平和可及性差距加大。四是医院管理体制、运行机制与医疗服务需求不协调，绩效考核制度有待完善。五是中西医发展不协调，中医药发展滞后，服务领域逐渐萎缩，特色、优势逐步淡化。六是公平与效率不协调，注重了调动医务人员积极性，忽视了维护公共医疗卫生的公益性；注重了提高服务效率，忽视了维护医疗卫生公平。

（二）我国医疗保健概况

医疗保障体系是指为了达到预定的健康目标，筹集、分配和使用卫生保健基金，为个人和集体提供防病治病等卫生服务的一种综合性措施和制度，包括四个部分：社区健康保障、商业保险、社会保险、特殊社会救助和基本社会福利。我国医疗保健制度是指劳动者患病后，由政府给予假期和收入补偿，提供医疗服务的制度。目前我国的医疗保障制度已经基本上实现了体制转轨和机制转换。1949～1970年，在我国城市实施的是公费医疗和劳保医疗相结合的福利型，在农村实施农村合作医疗。自20世纪80年代和90年代以来，劳保医疗逐渐瓦解，开始向城镇职工基本医疗保险转型，原有的农村合作医疗面临瓦解，国务院于1998年颁布了《关于建立城镇职工基本医疗保险制度的决定》，20世纪90年代末以来，公费医疗逐渐并入城镇职工基本医疗保险。在农村，政府对原有农村合作医疗制度进行改革，2003年起开始试点新型农村合作医疗制度，以期在广大农村推广，使所有农民都受益。目前我国的医疗保障制度在制度层面上已经初步形成了以基本医疗保险为主体，以各种形式的补充医疗保险（公务员补充医疗保险、大额医疗互助、商业医疗保险和职工互助保险）为补充，以社会医疗救助为底线的多层次医疗保障体系的基本框架。新医疗卫生体制改革也取得了一定的进展，对基本医疗保险制度的发展起到了促进作用。

二、我国医疗保健制度的类型

（一）公费医疗保健制度

公费医疗制度开始于20世纪50年代早期，属于全民所有制的医疗保障制度。国家机关、事业单位工作人员、伤残军人和在校大学生等享受公费医疗，患病时到指定医院就医免费，包括门诊和住院费用，也不需支付转院治疗或疗养的费用。但对于不同人员国家实行分工分级医疗，退休后待遇不变。目前，全国的离休干部、六级以上的伤残军人仍然享受公费医疗保健制度。

（二）医疗保险制度

医疗保险制度是指当参加保险的人们患病或受到伤害后，由一定组织，包括经济组织、国家或社区，给予的一种物质帮助，即提供医疗服务或经济补偿的一种保障制度。根据投保组织的不同，分为社会医疗保险制度和商业医疗保险制度。

1. 社会医疗保险制度　由国家或社会提供的医疗服务或经济补偿称为社会医疗保险。社会医疗保险制度是通过国家立法，强制性地由国家、单位和个人缴纳医疗保险费，建立医疗保险基金，当个人因疾病需要获得必需的医疗服务时，由社会医疗保险机构按规定提供医疗费用补偿的一种社会保障制度。社会医疗保险制度包括社会基本医疗保险、社会补充医疗保险和社会医疗救助三种类型。我国基本社会医疗保险由城镇职工基本医疗保险、城镇居民基本医疗保险和新型农村合作医疗构成，分别从制度上覆盖城镇就业人口、城镇非就业人口和农村人口。在综合考虑各方面承受能力的前提下，通过国家、雇主、集体、家庭和个人责任明确、合理分担的多渠道筹资，实现社会互助共济和费用分担，满足城乡居民的基本医疗保障需求。城乡医疗救助是我国多层次医疗保障体系的网底，主要由政府财政提供资金为无力进入基本医疗保险体系以及进入后个人无力承担共付费用的城乡贫困人口提供帮助，使他们能够与其他社会成员一样享有基本医疗保障。国家会通过提供社会福利和发展慈善事业，建立健全医疗卫生服务设施，扩大医疗保障资金来源，更好地满足群众医疗保障需求。

2. 商业医疗保险制度　由社会经济组织即保险公司提供的医疗服务或经济补偿称为商业医疗保险。这种医疗保险是由个人或家庭自愿向保险公司投保，并按保险合同规定定期或一次性向保险公司缴纳一定的保险金，在保险合同有效期内，被保险人因患病需要支付费用时，由保险公司按合同规定赔付医疗保险金。商业医疗保险是一种契约行为，投保人自愿选择，保险关系以合同为基础，合同规定的权利和义务由保险公司事先约定，出现健康问题时保险公司依据合同约定履行承诺。由于商业医疗保险是投保人根据自己经济状况自由选择的，其保障范围和水平由个人经济水平决定。目前的商业医疗保险类型主要有：意外伤害医疗保险、住院医疗保险、重大疾病保险、母婴安康保险、学生医疗保险等。

3. 补充医疗保险制度　基本医疗保险只保障城镇职工基本医疗需求，补充医疗保险是在基本医疗保险保障职工基本医疗需求之外，用人单位或个人根据自身特点和财力，适当增加的医疗支付项目。包括商业健康保险和其他形式的补充医疗保险。主要是满足基本医疗保障之外较高层次的医疗需求。国家鼓励企业和个人通过参加商业保险及多种形式的补充保险解决基本医疗保障之外的需求。补充医疗保险可分为商业性的医疗保险和社会性的补充医疗保险。社会补充医疗保险由社会保险经办机构或用人单位制定相关保险细则，其保险水平可高可低，保险项目可多可少，保险形式灵活多样，纳入保险的诊治技术可更加先进。

第二节　社区医疗保健制度

根据世界卫生组织 1974 年的权威定义，社区是指一固定的地理区域范围内的社会团体，其成员有着共同的兴趣，彼此认识且互相来往，行使社会功能，创造社会规范，形成特有的价值体系和社会福利事业。社区卫生服务是社区建设的重要组成部分，是政府领导、社区参与、上级卫生机构指导下，以基层卫生机构为主体，全科医师为骨干，合理使用社区资源和适宜技术，以健康为中心、家庭为单位、社区为范围、需求为导向，以社区特殊人群为重点，以解决社区主要卫生问题、满足基本卫生服务需求为主的，融预防、医疗、保健、康复、健康教育和计划生育技术服务为一体的，有效、经济、方便、综合、连续的基层卫生服务。社区医疗卫生保健服务是一项复杂的健康保障工程，必须有足够的资金投入和医疗保障制度做支持保障，必须加快保障制度的改革步伐，而城镇和农村由于其地域和居民结构的不同，其所实施的医疗保健制度也并不相同。

一、我国城镇社区医疗保健制度

我国城镇社区主要实施城镇职工基本医疗保险和城镇居民基本医疗保险制度。城镇职工基本医疗保险实行社会统筹和个人账户相结合的模式，属于现收现付制。城镇居民基本医疗保险制度是通过家庭缴费和政府补助，建立基本医疗保险基金，帮助城镇非从业人员解决大病医疗费用问题。

（一）城镇职工基本医疗保险制度

1. 保险覆盖面广　国家要求城镇所有用人单位，包括企业（国有企业、集体企业、外商投资企业、私营企业等）、机关、事业单位、社会团体、民办非企业单位及其职工，都要参加基本医疗保险。2009 年启动的新一轮医药卫生体制改革中要求，到 2011 年基本医疗保障制度全面覆盖城乡居民。

2. 实行属地管理　以地市级以上的行政区为统筹单位，或以县为统筹单位来筹集和管理保险基金。所有用人单位或企业，包括中央、省属机关、企业和事业单位及其职工都在统筹地区参加基本医疗保险，执行统一的政策，基本医疗保险基金实行统一筹集、使用和管理。

3. 建立合理负担的共同缴费机制　基本医疗保险费由用人单位和个人共同缴纳，体现国家社会保险的强制特征和权利与义务的统一。医疗保险费由单位和个人共同缴纳，不仅可以扩大医疗保险资金的来源，更重要的是明确了单位和职工的责任，增强个人自我保障意识。国家规定了用人单位缴费率和个人缴费率的控制标准：用人单位缴费率控制在职工工资总额的 6% 左右，职工缴费率一般为本人工资收入的 2%。随着经济发展，用人单位和职工缴费率可作相应调整。

4. 建立统筹基金和个人帐户相结合制度　基本医疗保险基金由社会统筹使用的统筹基金和个人专项使用的个人帐户基金组成。个人缴费全部划入个人帐户，单位缴费按 30% 左右划入个人帐户，70% 划入统筹基金。各统筹单位划入个人账户的比例可根据个人帐户的支付范围和职工年龄等因素调整。个人账户可以结转使用和继承，本金和利息归个人所有。

5. 建立统帐分开、范围明确的支付机制　统筹基金和个人帐户确定各自的支付范围，分别核算，不得互相挤占。统筹基金主要支付参保人员的住院（大额）医疗费用、门诊特殊疾病的医疗费用和计划生育费用，个人帐户主要支付门诊（小额）医疗费用。统筹基金有明确的起付标准、支付项目和最高支付限额，住院费用的起付标准原则上控制在当地职工年平均工资的 10% 左右，最高支付限额原则上控制在当地职工年平均工资的 4 倍左右。起付标准以下的医疗费用，从个人帐户中支付或由个人自付。起付标准以上、最高支付限额以下的医疗费用，主要从统筹基金中支付，个人也要负担一定比例。超过最高支付限额的医疗费用，可以通过商业医疗保险等途径解决。

6. 建立有效制约的医疗服务管理机制　基本医疗保险支付范围仅限于规定的基本医疗保险药品目录、诊疗项目和医疗服务设施标准内的医疗费用；对提供基本医疗保险服务的医疗机构和药店实行定点管理；社会保险经办机构与基本医疗保险服务机构（定点医疗机构和定点药店）要按协议规定的结算办法进行费用结算。

7. 建立统一的社会化管理服务体制　基本医疗保险实行一定统筹层次的社会经办，原则上以地级市为统筹层次，由统筹地区的社会保险经办机构负责基金的统一征缴、使用和管理，保证基金的足额征缴、合理使用和及时支付。

8. 建立完善有效的监管机制　基本医疗保险基金实行财政专户管理；社会保险经办机构要建立健全规章制度；统筹地区要设立基本医疗保险社会监督组织，加强社会监督。

（二）城镇居民基本医疗保险制度

国家 1998 年起在全国建立城镇职工基本医疗保险制度，但将没有在正规部门就业的人口和没有能力缴费的单位的职工排除在现行制度之外，其中有相当部分的人属于低收入或没有收入的弱势群体。2003 年开始新型农村合作医疗制度试点和逐步建立城乡医疗救助制度覆盖了我国大多数居民，对解决群众看病难、看病贵的问题起到积极作用，但包括中小学生在内的城镇非从业居民却尚未被纳入社会医疗保险范围。为实现基本建立覆盖城乡全体居民的医疗保障体系的目标，2007 年在《国务院关于开展城镇居民基本医疗保险试点的指导意见》中提出实施城镇居民基本医疗保险制度是完善我国医疗保障体系的又一重大举措。城镇居民基本医疗保险制度是由政府组织、引导和支持，家庭（个人）、集体和政府多方筹资，以大病统筹为主的城镇居民基本医疗保险制度，可以保证城镇非从业居民"小病及时治疗，慢病及时防治，大病及时救助"。

1. 参保范围　不属于城镇职工基本医疗保险制度覆盖范围的中小学阶段的学生（包括职业高中、中专、技校学生）、少年儿童和其他非从业城镇居民都可自愿参加城镇居民基本医疗保险。2009 年将在校大学生全部纳入城镇居民医保范围。

2. 缴费和补助　城镇居民基本医疗保险以家庭缴费为主，政府给予适当补助。对试点城市的参保居民，政府每年按不低于人均 40 元给予补助。在此基础上，对属于低保对象的或重度残疾的学生和儿童参保所需的家庭缴费部分，政府原则上每年再按不低于人均 10 元给予补助；对其他低保对象、丧失劳动能力的重度残疾人、低收入家庭 60 周岁以上的老年人等困难居民参保所需家庭缴费部分，政府每年再按不低于人均 60 元给予补助。中央、地方财政对城镇居民参保给予适当补助，体现了公共财政的职能，有利于保证医疗制度改革的公平性，也有利于增加制度吸引力。

3. 费用支付　城镇居民基本医疗保险基金重点用于参保居民的住院和门诊大病医疗支出，有条件的地区已经逐步试行门诊医疗费用统筹。城镇居民基本医疗保险基金的使用原则为以收定支、收支平衡、略有结余。其重点在于合理制定基金起付标准、支付比例和最高支付限额，完善支付办法，合理控制医疗费用；探索适合困难城镇非从业居民经济承受能力的医疗服务和费用支付办法,减轻其医疗费用负担,提高资金使用效率,保证基金的收支平衡和制度的平稳运行。这项基金全部纳入社会保障基金财政专户统一管理,单独核算,确保基金安全。城镇居民基本医疗保险基金用于支付规定范围内的医疗费用,其他费用可以通过补充医疗保险、商业健康保险、医疗救助和社会慈善捐助等方式解决。

二、我国农村社区医疗保健制度

农村卫生工作是我国卫生工作的重点。我国的农村医疗卫生服务体系,以县级医院为龙头、乡镇卫生院和村卫生室为基础构成。新型农村合作医疗制度是党中央、国务院为解决农村居民看病就医问题而建立的一项基本医疗保障制度,简称"新农合",是指由政府组织、引导、支持,农民自愿参加,个人、集体和政府多方筹资,以大病统筹为主的农民医疗互助共济制度。通过中央财政补助、地方财政补助、集体扶持和农民个人缴费等渠道筹集资金,主要对农民住院及大病医疗费用给予补偿。2002年10月,《中共中央、国务院关于进一步加强农村卫生工作的决定》明确指出:要"逐步建立以大病统筹为主的新型农村合作医疗制度","到2010年,新型农村合作医疗制度要基本覆盖农村居民","农民为参加合作医疗、抵御疾病风险而履行缴费义务不能视为增加农民负担"。为贯彻《中共中央国务院关于深化医药卫生体制改革的意见》精神,落实《国务院关于医药卫生体制改革近期重点实施方案(2009~2011年)》,2009年7月卫生部、民政部、财政部、农业部、国家中医药管理局五部门下发《关于巩固和发展新型农村合作医疗制度的意见》,逐步提高筹资标准和待遇水平,进一步调整和完善统筹补偿方案,强化基金监督管理,让参合农民得到更多实惠,增强新农合的吸引力,继续保持高水平的参合率。

(一)新型农村合作医疗制度的特点和要求

1. 农民自愿,政府推动 新型农村合作医疗制度由政府组织、引导、支持,提高农民的统筹意识,农民以家庭为单位自愿参加,并遵守相关规则,履行缴费义务,享受统筹待遇。

2. 因地制宜,逐步推广 各地根据本地经济、社会发展水平及农民的经济承受能力,先试点,在取得一定经验后再逐步推广。全国的试点工作从2003年开始,截至2010年底,全国开展新农合县(市、区)数2678个,参加新农合的人口达到8.36亿,参合率已达96%。目前新农合建设稳步推进,总体运行良好,卫生部进一步加强了新农合基金监管,规范了基金使用管理,加强了新农合管理经办能力建设,积极推进新农合信息化建设和新农合支付方式改革,积极开展提高农村儿童重大疾病保障水平试点,积极开展商业保险公司经办新农合业务。

3. 以收定支,保障适度 新型农村合作医疗制度坚持以收定支、收支平衡的原则,既保证这项制度持续有效运行,又使农民能够享有最基本的医疗服务。

4. 多方筹资,科学管理 实行农民个人缴费、集体扶持和政府资助相结合的筹资机制。以县(市)、区为单位统一筹资、统一管理,允许实行县、镇(乡、街道)两级管理。管理做到公开、公平、公正，专款专用，专户储存，不得挤占挪用。

（二）新型农村合作医疗制度的筹资标准

根据个人缴费、集体扶持和政府资助的原则筹集资金。农民个人每年的缴费标准不低于 10 元，经济条件好的地区可相应提高缴费标准。乡村集体经济组织应扶持新型农村合作医疗，出资标准根据乡村集体经济组织类型和经济实力由县级人民政府确定。地方财政每年对参加新型农村合作医疗的农民的资助不低于人均 10 元。从 2003 年起，中央财政每年通过专项转移支付中西部地区，除市区之外的参加新型农村合作医疗的农民，按人均 10 元安排补助资金。2005 年 8 月国务院常务会议要求中央财政对参加合作医疗的农民的补助标准，在原有每人每年 10 元的基础上再增加 10 元，同时将中西部地区农业人口占多数的市辖区和东部地区部分参加试点的困难县（市），纳入中央财政的补助范围。截止 2010 年底，新农合筹资标准稳步提高，各级政府对新农合补助标准提高到每人每年 120 元，开展新农合门诊统筹的地区不断扩大，政策范围内住院费用报销比例达 60%，补偿封顶线（最高支付限额）提高到当地农民人均纯收入的 6 倍以上。

（三）新型农村合作医疗基金的使用

农村合作医疗基金主要补助参加新型农村合作医疗的农民大额医疗费用或住院医疗费用。有条件的地方实行大额医疗费用补助与小额医疗费用补助相结合的办法，既提高抗风险能力又兼顾农民受益。对参加新型农村合作医疗的农民，当年内没有动用农村合作医疗基金的，应安排进行一次常规性体检。各县（市）一般根据筹资总额，结合当地实际，科学合理地确定农村合作医疗基金的支付范围、支付标准和额度，确定常规性体检的具体检查项目和访视，防止农村合作医疗基金超支或过多结余。此外，对农村贫困家庭还实行医疗救助，救助资金通过政府投入和社会各界自愿捐助等多种渠道筹集，救助方式和额度由当地政府部门制定。

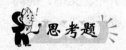 **思考题**

1 我国现行的医疗保健制度可分为哪几类？分别针对什么样的人群？

2 什么是新型农村合作医疗制度？有哪些特点？

（高　婧）

第三章 | 社区环境与健康

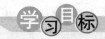

1. 掌握常见职业病及防治措施。
2. 熟悉空气卫生、饮用水卫生、食品卫生、土壤卫生的监测与防护。
3. 了解社会环境与健康的关系。

　　环境与人类的健康息息相关，为人类提供生命所需的物质基础，如空气、食物、水等，也提供人类在社会、心理、道德和精神等方面获得发展的基础和机会。环境质量的优越直接或间接的影响着人类的健康水平及其生存与繁衍。一般把影响社区人群健康的环境因素归纳为生活环境因素、生产环境因素和社会环境因素等。在社区护理工作中，社区护士要认识、了解这些因素对社区人群健康的影响特点、作用方式及其相应的预防措施，从而增强社区护理工作的成效，进一步维护和促进社区人群的健康，提高社区护理工作的质量。

第一节　生活环境与健康

一、空气卫生与健康

　　空气是一切生命存在的必要条件。一般情况下，正常成人一次吸入空气量为500ml左右，每天吸入空气量为12m³。因此空气卫生对人体健康的影响有着重要意义。

　　（一）空气的理化性状与健康

　　1. 空气的化学组成　空气中各种组成成分在一般情况下几乎是恒定的。其中98%以上为氮气（78.09%）和氧气（20.95%），其他成分极少。另外空气中还存在一定量的水蒸气，正常含量在4%以下。

　　2. 空气物理因素　空气物理因素包括气象因素、空气离子化及太阳辐射等方面。

　　气象因素指气温、气湿、气流和气压等因素，对机体的冷热感觉、体温调节、心血管功能、免疫功能、新陈代谢等生理功能起着综合调节作用。合适的气象条件可使机体处于良好的、舒适的状态。

　　空气离子化指空气中的中性气体分子，在强烈理化因子作用下，发生电离而形成阴离子和阳离子的过程。空气中含有大量阴离子能起到镇静、催眠、镇咳、镇痛、止痒、止汗、利尿、增进食欲、降低血压、集中注意力、提高工作效率等良好的作用。而阳离子则相反。每个阳离子或阴离子均能将周围 $10 \sim 15$ 个中性分子吸附在一起，形成轻阳离子（n^+）或轻阴离子（n^-）。这类轻离子再与空气中的悬浮颗粒物、水滴等相结合，即形成直径更大的重阳离子（N^+）或重阴离子（N^-）。空气中重、轻离子数的比值（$N^{\pm}/n^{\pm}$）在很大程度上可以反映空气污染的综合状况。新鲜空气中，重轻离子比值（$N^{\pm}/n^{\pm}$）应小于50，比值越大，说明空气越污浊。海滨、树林、瀑布附近、喷泉附近、风景区以及夏季雷雨过后，大气中阴离子含量较多，有利于机体健康。

（二）室外大气卫生

1. 污染来源 大气污染包括天然污染和人为污染两大类。天然污染主要由于自然灾害形成，例如火山爆发、森林火灾等。人为污染是由于人们的生产和生活活动造成的，可来自固定污染源（如烟囱、工业排气管等）和流动污染源（汽车、火车等各种机动交通工具）。两者相比，人为污染的来源更多，范围更广。

2. 室外大气污染对人体健康的危害

（1）急性损害：当大气污染物浓度急剧增多时，人群短期内大量吸入所致的损害。如著名的伦敦烟雾事件、比利时马斯河谷烟雾事件、美国洛杉矶光化学事件、印度博帕尔毒气泄漏等急性中毒事件等。

（2）慢性损害：长期低浓度的空气污染可造成呼吸系统疾病、心血管疾病、变态反应性疾病及癌症发病率升高。如日本的四日市由于石油化工厂多，空气污染严重，居民的哮喘病发病增多，形成所谓的"四日市哮喘"。铝厂、磷肥厂、冶炼厂周围氟污染往往严重，居民出现慢性氟中毒等。

（3）致癌作用：有资料显示大气污染是肺癌发生的最重要原因之一。

（4）变态反应：大气中某些污染物如石油制品的分解产物、某些洗涤剂等有致敏作用，使机体发生变态反应。

（5）非特异性损害：如机体免疫力、抵抗力降低，人群常见病、多发病增多等。

3. 室外大气质量评价 主要评价指标包括二氧化硫、氮氧化物、可吸入性颗粒等，可参照国家环保总局1996年颁布的《环境空气质量标准》中的"居住区大气中有害物质的最高容许浓度"进行评价。

4. 大气污染对健康影响的调查和检测 大气污染对健康影响的调查及检测包括：查明大气污染来源、污染状况和对居民健康造成的各种危害。

（1）污染源调查：调查的重点是找出工厂排放大气污染物的原因。主要内容有：①地理位置及其与周围居住区及公共建筑物的距离。②生产性质、生产规模、投产年份、排放有害物质的车间和工序、生产工艺过程、操作制度和生产设备等。③废气中污染物的种类、排放量、排放方式、排放规律、排放高度与浓度。④废气净化处理设备及其效果，废气的回收利用情况。⑤锅炉型号，燃料品种、场地和用量，燃烧方式，烟囱高度和净化设备等。⑥车间内外无组织排放的情况。

（2）环境污染状况调查和监测：①选择采样点：以污染源为中心，在其周围不同方位和不同距离的地点设采样点。②确定采样时间：即时采样（或污染最严重时采样）。③选取采样指标：氯。采样时应做好记录，包括采样地点、采样时间、采样量、周围环境，以及天气状况和气象条件（包括采样时的气压和采样点的气温）。

（3）人群健康调查：①选择当地长住居民为调查对象，应避免职业暴露、吸烟、室内空气污染等混杂因子的干扰，并设对照人群。②收集与大气污染有关的疾病资料。例如，支气管炎患病率等。③进行临床体检（咽炎、扁桃体炎、喉炎、结膜炎、肺部疾患等）和询问自觉症状。④开展环境流行病学调查。例如可用"关于呼吸道症状的调查问卷"，也可以自行设计调查表进行调查。⑤资料统计：根据卫生统计学和流行病学的方法进行统计分析。比较分析污染区与对照区之间有无显著性差异；初步估计该次事故是否有危害健康的可能性；为深入探索和提出防治措施打下基础。

（三）室内空气卫生

"室内"主要是指住宅居室的内部环境，包括室内办公场所和各种室内公共场所。

1. 污染来源　一是室内各种燃料燃烧及烹调时产生的油烟、有害气体、香烟烟雾和呼吸排出的有害物质；二是建筑装饰材料及室内家具释放的放射性核素、氡及其子体，石棉及其纤维，油漆涂料的有机溶剂，塑料黏面及其绝缘保暖材料等；三是室外各大气污染物，通过空气流动，从窗户进入室内。

2. 室内空气污染物对人体健康的危害　室内空气污染可对人体造成危害。如二氧化碳浓度升高时，可使人感到不舒服，严重者可引起呼吸困难、神智丧失，甚至死亡。长期低浓度一氧化碳污染可致动脉粥样硬化、心肌梗死、心绞痛等。流行病学调查提示室内油烟污染是肺鳞癌和肺腺癌的危险因素。室内建筑材料中甲醛污染可引起眼红、流泪、咽喉干燥发痒、咳嗽、气喘、皮肤干燥发痒、胸闷等症状或过敏性哮喘、神经衰竭、中毒性肝炎等疾病。人造板、新式家具、化纤地毯、塑料地砖、油漆涂料等常有甲醛释放出来。苯作为溶剂及稀释剂亦用于住宅装潢、工艺品等制作方面，苯不仅损害神经系统，而且是致癌物，可引起白血病等。氡对人体健康的危害主要是引起肺癌，潜伏期约为 $15 \sim 40$ 年，常见于矿渣砖、石材、混凝土预制构件等。

3. 室内空气质量评价　主要有二氧化碳、细菌总数、灰尘粒子等。二氧化碳（CO_2）浓度达到 0.07% 时，空气的其他性状也出现变化，敏感的人会感到不良气味并产生不适的感觉。当 CO_2 浓度达到 0.1% 时，空气的其他性状开始恶化，出现显著的不良气味，人们普遍地感觉不舒适。因此，室内 CO_2 的浓度可以反映出室内有害气体的综合水平，也可以反映出室内通风、换气的实际效果，在一定程度上可作为居室内空气污染的一个指标。我国《室内空气质量标准》（GB/T18883－2002）规定要求，室内 CO_2 浓度应≤0.1%（日平均值）。可测定室内细菌总数、链球菌总数和灰尘颗粒，来作为室内空气质量评价的间接指标（表 3－1）。

表 3 – 1　室内空气细菌和灰尘卫生评价标准（个/m^3）

卫生状况	细菌总数		链球菌总数		灰尘颗粒
	夏季	冬季	夏季	冬季	
清洁	<1500	<4500	<16	<36	<100
污染	>2500	>7000	>36	>124	>500

4. 室内空气污染的治理　室内空气污染的治理，除了社会各界共同努力防治室内外各种空气污染外，还要考虑住宅卫生要求，包括八个主要方面：①住宅应选择条件最良好的地段。②选择环保建筑材料和装饰材料。③合理的住宅平面配置。④合理的住宅卫生规模。⑤采用改善空气质量的措施。⑥改进个人卫生习惯。⑦合理使用和保养各种设施。⑧加强卫生宣传教育和健全卫生法制等。

二、饮水卫生与健康

水在地球上分布很广，约占地球表面积的 70%，大部分是海水，可供人类利用的淡水只占 0.2%。我国是世界上 13 个贫水国家之一，人均淡水资源仅为世界人均量的 1/4，有许多城市面临着不同程度的缺水。随着人口的增长和工农业生产的发展，对水的需求量在增加，同时水体和生活饮用水的污染日趋严重，加重了我国水资源危机。

（一）生活用水的基本卫生要求和卫生标准

1. 基本卫生要求

（1）流行病学安全　不得含有病原微生物。

（2）感官形状良好　干净透明、无臭、无异味。

（3）化学组成无害　所含化学物质对人体无毒无害。

（4）水量充足、取用方便。

2. 水质标准　我国 2007 年 7 月 1 日开始实施新的《生活饮用水卫生标准》（表 3 – 2），评价指标分为四大类，即感官性状和一般化学指标、毒理学指标、细菌学指标和放射性指标，规定的具体指标有 104 项。

表 3 – 2　生活饮用水标准

项目	限值
感官性状和一般化学指标：	
1　色	色度不超过 15，并不得呈现其他异色
2　浑浊度	不超过 3 度，特殊情况下不超过 5 度
3　臭和味	不得有异臭、异味
4　肉眼可见物	不得含有
5　pH	6.5 – 8.5
6　总硬度（以碳酸钙计）	450mg/L
7　铝	0.2mg/L
8　铁	0.3mg/L

续表

项目	限值
9　锰	0.1mg/L
10　铜	1.0mg/L
11　锌	1.0 mg/L
12　挥发酚类	0.002 mg/L
13　阴离子合成洗涤剂	0.3 mg/L
14　硫酸盐	250 mg/L
15　氯化物	250 mg/L
16　溶解性总固体	1000 mg/L
毒理性指标：	
17　氟化物	1.0 mg/L
18　氰化物	0.05 mg/L
19　砷	0.05 mg/L
20　硒	0.01 mg/L
21　汞	0.001 mg/L
22　镉	0.01 mg/L
23　铬（六价）	0.05 mg/L
24　铅	0.05 mg/L
25　银	0.05 mg/L
26　硝酸盐（以氮计）	20 mg/L
27　氯仿	60 μg/L
28　四氯化碳	3 μg/L
29　苯并（a）芘	0.01 μg/L
30　DDT	1 μg/L
31　六六六	5 μg/L
细菌学指标：	
32　细菌总数	100CFU/L
33　总大肠菌数	0 个/100ml
34　粪大肠菌数	0 个/100ml
35　游离氯	在与水接触30分钟后应不低于0.3mg/L；集中式给水管网末梢水不低于0.05 mg/L
放射性指标：	
36　总a放射性	0.1Bq/L
37　总 放射性	1 Bq/L

（二）水源种类及卫生特点

1. 降水　指雨水、雪水。溶解度高，硬度低，但在降落过程中容易吸收空气污染物，水量没保证。

2. 地面水　包括江河水、湖泊水、池塘水、水库水等。地面水主要来源于降水，并与地下水相互补充。地面水溶解氧含量较高，对水中有机物自净能力强。含矿物质较少，硬度较低，但易受污染，浑浊度较高，病原微生含量较高，并可能含有有毒化学物质，易引起介水传染病和急、慢性中毒。

3. 地下水　包括浅层地下水、深层地下水和泉水。地下水经过地表的渗滤作用，物理性状较好，水质清洁，不易受污染，便于防护；但含矿物质较多，硬度较高，溶解氧含量较少，自净能力差，一旦受污染不易自净。

（三）水源选择及饮用水处理

1. 水源选择原则

（1）水量充足：不但要考虑到当前的居民用水和生产用水量，还要考虑到将来的总用水量，而且要保证在枯水季节的需水量。

（2）水质良好：①经过氯化消毒即供生活饮用的水源水，总大肠菌群应 <1000 个/L。②感官性状指标、化学指标经净化处理后应符合"生活饮用水卫生标准"。③毒理学和放射性指标应直接符合"生活饮用水卫生标准"

（3）便于防护。

（4）技术和经济上合理。

水源选择顺序一般是地下水、地面水、降水。对于城市居民用水，主要选择地面水。农村居民往往选用地下水做水源，主要是浅层地下水；深层地下水则常被用作城镇或企业的集中式供水水源。沿海一些岛屿及华北、西北等干旱地区的居民则常收集降水供生活饮用。

2. 饮用水处理　各种天然水的水质一般不能满足生活用水水质标准要求，需要经过净化和消毒后才能饮用。

（1）净化：水源水往往不能达到饮用水的水质标准，因此需要进行净化和消毒处理。饮用水的净化包括混凝沉淀和过滤。一般可用明矾、硫酸铝、三氯化铁、硫酸亚铁或聚合氧化铝等化学混凝剂，经过化学混凝去除水中悬浮物质和胶体颗粒；浑水再通过石英砂等过滤材料的作用，除去余下的悬浮杂质和微生物。

（2）消毒：经过净化处理后，不能保证完全去除病原微生物。为使水质符合各项细菌学指标，防止介水传染病的发生和传播，必须进行水的消毒。

消毒方法可分物理消毒法如煮沸、紫外线、超声波等和化学消毒法如氯、二氧化氯、臭氧等。目前应用最广的是氯化消毒，常用的氯化消毒剂包括氯气、漂白粉和漂白精等。自来水厂一般通过特殊设备向净化后的水中通入适量的氯气进行消毒，作用一定时间（一般为 30 分钟），使水中游离性余氯 >0.3mg/L 即可出厂。家庭分散式用水则多采用漂白粉或漂白精进行消毒，但漂白粉或漂白精中的有效氯含量不能低于15%，否则达不到消毒效果。

（四）饮用水卫生防护

1. 选择合格水源　作好水源的水卫生防护，以地面水作水源时，要求在取水点周围 100 米半径水域内设置卫生防护带，不得从事任何可能污染水源的活动，取水点上游 1000 米至下游 100 米水域内不得排入工业废水和生活污水。地下水作水源时，要求井址应选在地势较高处，周围 30 米范围内不得有任何污染源，井的结构应合理、井壁严密不漏水，周围设卫生防护带。建议推广密封水井，用压水机抽水。

2. 加强饮水处理及贮存阶段的防护　对于集中式给水主要是做好水厂在水处理过程中的卫生防护。包括制定严格的工作规章制度，生产区与办公区分开，生产区内不得堆放垃圾，生产设备应定期检修，水厂工人定期体检。对分散式用水，主要是做好贮水用的水塔、水箱、水池及水缸的定期检修、清洗及消毒工作，防止污染物的进入。

3. 输水管网的卫生防护　对输水管网应定期检修、清洗和消毒，以防止管道生锈、磨损、渗漏造成饮水污染；应维持一定水压，防止因停水造成负压而把外界污染物吸入管网。

三、社区食品卫生

食品中可能存在的有害因素主要来自四个方面：①食品被污染。例如，农药、真菌毒素等。②食品腐败、变质产生的有害物质。例如，胺类、醛、酮等。③少数食品本身含有毒物质。例如，生物碱、苷类等。④食品添加剂使用不当。人们如果食用了这些"有毒"食物，不仅可能造成急、慢性中毒，还可能对人体有致癌、致畸、致突变作用，导致危害人体健康的后果。

（一）食品污染及其对健康的影响

食品在生产、加工、运输、贮存、销售、烹调等各个环节，混入、残留或产生各种不利于人体健康、影响其食用价值与商品价值的因素，均可称为食品污染。

1. 食品污染的主要种类和来源　食品污染根据污染物的性质可分为生物性污染、化学性污染和放射性污染三大类。

（1）生物性污染：主要有细菌和细菌毒素、霉菌和霉菌毒素、肠道病毒以及寄生虫卵等。可通过病人、病畜、不洁器具、人手、人畜粪便等直接和间接污染食品，也可在食物储存中因霉变变质而产生污染。

（2）化学性污染：主要是来自生产和生活环境中的各种化学物质，如残留食物中的各种农药、各种饲料添加剂成分；食品加工过程中不合理使用的各种食物添加剂；食品包装材料溶入食品中的原料、辅料；随同工业废水、废弃物和废气的污染，如金属、N-亚硝基化合物、多环烃类化合物等等。

2. 食品污染的主要危害　食品污染对人体健康的影响可表现为下述几个方面。

（1）食源性疾病：即以食物作为来源或媒介传播的疾病，包括食物中毒、肠道传染病以及肠道寄生虫病等，其中以食物中毒最为多见。

（2）慢性中毒：是指由于长期摄入含较小量污染物的食品而引起的中毒。例如，长期摄入微量黄曲霉毒素污染的粮食能引起肝脏病变。慢性中毒不易发现，原因较难追查，且其后果较为严重，因此更应引起重视。

（3）致畸、致突变和致癌作用：某些食品污染物在引起慢性中毒的过程中，还可出现致畸、致突变和致癌作用。例如，孕妇吃了被甲基汞污染的鱼以后，可导致婴儿患先天畸形；亚硝胺可诱发实验动物发生肿瘤。

3. 食品污染的预防

（1）合理储藏食品：合理储藏是防止食品变质腐败的重要措施，常用的方法有：

①低温储藏法：即通过冷冻或冷藏抑制细菌和微生物的生长繁殖。冷冻适合保存肉类、水产品等食品。

②高温消毒法：可用100～120℃高温灭菌，多用于罐头食品。也可用巴氏消毒法，将食品在60～65℃情况下加热30分钟，或80～90℃加热30秒，多用于牛奶、果汁、啤酒、酱油等食品。

③脱水保存法：即将食品中的水分降至一定限度，使微生物不能繁殖，常用晒干、烘烤等方法来达到脱水目的。

④高渗保存法：主要有盐渍法或糖渍法，但要注意糖的浓度必须达到60%～65%，盐浓度必须达到10%以上才能防止微生物的生长繁殖。

⑤化学保存法：即在食品中加入少量对人体无害的化学防腐剂杀灭细菌，但必须严格控制使用剂量和范围。

（2）预防农药污染：通过严格执行国家的《农药安全使用标准》实行农药管理，加强食品中农药残留量的监测，大力研制和推广使用高效低毒低残留农药，努力扩大绿色无公害食物的生产和种植等方法，避免农药对食品的污染。

（3）预防食品包装、包装材料和用具对食品的污染：主要有使用无毒、安全塑料制品包装食品，随时清洗和消毒餐具、茶具等容器。

（4）预防食品添加剂的污染：食品添加剂是指在食品的生产、加工、保藏等过程中，为了达到某种目的而有意识地加进食品中的少量化学合成剂或天然物质。我国在《中华人民共和国食品卫生法》中对食品添加剂的使用做了严格的规定，社区护士应当了解使用食品添加剂的主要原则，以利于对社区人群的食品卫生质量做出评估。

食品添加剂的使用原则主要包括：

①所使用的食品添加剂必须是国家指定生产厂家生产的，各项标记清晰完整，并经过了食品安全性的毒理学鉴定程序的检验。

②不得超范围、超剂量使用食品添加剂。

③不得使用食品添加剂掩盖食品的缺陷，或作为食品掺杂使假的手段。

④婴幼儿食品不得使用糖精、香料、色素等食品添加剂，儿童、孕妇、老人、病人等需特殊保护人群的食品应基本不用食品添加剂。

（5）预防N-硝基化合物、苯并芘对食品的污染：流行病学调查和实验研究发现，N-硝基化合物、苯并芘都具有较强的致癌性，可以引起消化系统的肿瘤，如肝癌、胃癌、食管癌、肠癌等。它们多在食品的腌制、熏制、烘烤等加工方法使用不当时大量产生，或因环境污染导致N-硝基化合物和苯并芘在食品中含量增高。预防时应针对上述原因采取相应措施，例如尽量少食腌制、酸渍和熏腊烧烤食物；改变传统的熏腊烧烤方法，避免食品直接接触炭火；提高维生素C、维生素E及胡萝卜素的摄入量，以阻断体内亚硝基化合物的形成，禁止在沥青路面上晾晒粮食和食品等。

（二）食物中毒防治

食物中毒是指健康人经口摄入正常数量、可食状态的"有毒食物"后引起的一类急性疾病的总称。它不包括因摄入食物而感染的传染病、寄生虫病等食源性疾病，也不包括摄入非可食状态（如未成熟水果等）食物和因暴饮暴食所引起的急性胃肠炎等。

1. 食物中毒的特点

（1）潜伏期短：往往在食用食物后突然发病，在短时间内出现大批病人。

（2）临床症状相似：患者都有相似的临床表现，且多以急性胃肠炎为主。

（3）有共同的食物进餐史：发病范围与致病食物呈一致性，病者都有进食，不食者不病，停止食用后不再出现新发病人。

（4）人与人之间不直接传染：因而病例的出现比较集中，发病曲线呈骤升骤降的趋势，不出现肠道传染病流行曲线的余波。

（5）有明显的季节性：细菌性、有毒动植物食物中毒多见于夏秋季节，肉毒中毒多见于冬春季节。

2. 食物中毒的分类 食物中毒按中毒病因可分为细菌性食物中毒和非细菌性食物中毒两大类。目前，我国常发生的食物中毒主要是细菌性食物中毒，非细菌性食物中毒较少。因此，食物中毒的预防以细菌性食物中毒的预防为主。

（1）细菌性食物中毒：包括：①感染型食物中毒：如沙门菌属、副溶血性弧菌、致病性大肠埃希菌等引起的食物中毒。②毒素型食物中毒：如葡萄球菌肠毒素、肉毒毒素等引起的食物中毒。

（2）非细菌性食物中毒：包括：①有毒动植物中毒：如海豚、有毒贝类、发芽的马铃薯等引起的食物中毒。②化学性食物中毒：如农药、亚硝酸盐、某些金属、类金属及其化合物等有害化学物质引起的食物中毒；真菌毒素食物中毒：因食入含有被大量真菌毒素污染的食物引起的食物中毒，如赤霉病麦和霉变甘蔗中毒等。

3. 细菌性食物中毒 细菌性食物中毒是指通过饮食过程中将致病菌或毒素引入人体而出现的急性疾病，主要表现为急性胃肠炎的症状。我国食品卫生监督部门的统计资料的结果显示，细菌性食物中毒占各类食物中毒之首，发生起数占总食物中毒起数的50%左右，中毒人数在总中毒人数的60%左右。致病菌以沙门菌属、副溶血性弧菌和葡萄球菌肠毒素引起的细菌性食物中毒最为常见。

4. 细菌性食物中毒的防治措施

（1）防止食品的细菌污染：加强对食物原料、加工、保存、人员、食具和设备等监测管理。

（2）控制细菌繁殖和细菌毒素的产生：食品应低温保存或冷藏，也可以采用盐腌等保存。

（3）杀灭病原体及破坏毒素：即食前充分加热。

5. 食物中毒的调查和处理 当接到食物中毒报告后，医护人员应立即赶赴现场，在迅速抢救病人的同时，应及时进行认真调查，对可疑食物暂时封存，禁止继续食用或销售。协助发生食物中毒的单位保护好中毒现场，收集可疑食物、病人排泄物和洗胃液等样品并立即送检,以明确诊断。初步确定为食物中毒后,应及时向卫生主管部门和食品卫生监督机构报告。

(1)食物中毒的调查:在我国的现行的卫生管理体制下,对食物中毒的调查应当由食品卫生监督机构来执行,但在该机构尚未到达现场的情况下,所有医护人员有责任对食物中毒这件事情进行必要的调查,以便能及时的查明中毒原因和性质,制止食物中毒的继续发生,有效的抢救病人,提出切实可行的预防措施。

(2)食物中毒的调查目的:①明确诊断,以利于抢救病人。②确定中毒原因以防止中毒事件的扩大,并有助于做好现场处理和提出改进措施。③对肇事单位或个人提出诉讼和行政处罚。④全面总结经验教训和写出调查报告。

(3)食物中毒的调查步骤和方法:首先了解中毒发生的时间及经过、中毒人数、分布情况、临床特征和严重程度,认真听取群众对中毒原因的初步反映和意见。为初步确定引起食物中毒的可疑食物,应详细询问病人发病前48h各餐所吃的食物种类,并应查清在同一地点进餐而未发病者所吃食物种类,找出中毒餐次和可疑食物并做好记录,对可疑食物立即封存。须注意边调查、边处理、边采样。采样时应遵循无菌操作的原则,采样的数量应能满足各项检验及重复试验的需求,一般固体不得少于200g,液体不得少于100ml,血液5~10ml,粪便5~10g。所采样品应密封,最好冷藏运送,并做好记录,注明采样地点、时间、名称、数量、送检日期、采样者、送检项目等,并尽快送检。

(4)食物中毒的处理:①迅速、及时、有效地治疗病人。常规的原则是:及时催吐、洗胃、导泻,采用支持疗法、对症处理和迅速使用特效解毒药等。轻症病人可在现场治疗和观察,重症病人在及时处理的同时应尽快送医院抢救。②有毒食物应在消毒后进行销毁,被污染的容器和各种物品可用高温蒸煮或消毒剂消毒,受到污染的地面、墙壁、桌椅家具以及患者的吐泻物等均应消毒剂彻底全面消毒。③针对污染源和有毒食物的流动途径采取预防性处理。④根据食品卫生法对肇事单位和个人进行处理。⑤进行资料整理,及时填写食物中毒调查表,上报当地疾病控制中心或卫生防疫部门。

四、地理环境与土壤卫生

(一)地理环境与健康

1. 地球化学性地方病 也称化学元素性地方病,是由于一些地区地质环境中化学元素分布不均,超出机体适应范围所致的疾病。我国常见的地球化学性地方病有碘缺乏病和地方性氟中毒,部分地区有地方性砷中毒。大骨节病、克山病等疾病虽然病因尚未完全肯定,但都有明显的地方性,也列入地方病的范围。

(1)碘缺乏病:是由于碘摄入量不足而引起。其主要症状是地方性甲状腺肿和克汀病。在胚胎期至出生后两岁之间为中枢神经系统发育逐渐成熟时期,在此期间缺碘,可导致克汀病,还可引起早产、死产、先天畸形、亚克汀以及新生儿甲状腺功能低下等。克汀病典型临床特点为呆、小、聋、哑、瘫。此后缺碘主要导致地方性甲状腺肿,病区流行病学特点是山区高于平原,内陆高于沿海,农村高于城市,女性高于男性。

防治措施主要是通过食用碘盐、肌注或口服碘油、口服碘化钾及甲状腺制剂等各种途径补充碘。

（2）地方性氟中毒：是由于一定地区的外环境中氟元素过多，导致生活在该环境中居民长期摄入过量氟所引起的以氟骨症和氟斑牙为临床特征的一种慢性全身性疾病。根据体内氟来源的不同，可分为饮水型、燃煤污染型及食物型氟中毒。饮水型氟中毒分布最广泛，是最常见的类型。对饮水型氟中毒，可改用低氟水，或用铝化合物饮水除氟。对煤烟型氟中毒可改良炉灶或更换燃料，以减少对室内空气和食物的污染。

其他地方病，如地方性砷中毒主要由饮用高砷水而引起砷在体内蓄积所致；克山病及大骨节病病因尚不完全明了，目前多认为与硒缺少有关。

2. 生物源性地方病　由于某些地区存在特异的中间宿主或传播媒介而引起的生物性的特异疾病称为生物源性地方病。其中有些是国家法定的传染病，基于这些疾病同样具有严格的地方性和区域特点而划分为地方病。如鼠疫、血吸虫病、恙虫病、流行性出血热等。

（二）土壤卫生与健康

土壤是人类生活环境的基本因素之一，人类的衣、食、住、行都直接或间接地与土壤密切相关。土壤中的元素，可通过水、食物和空气进入人体，影响正常生理功能。

1. 土壤污染与自净　土壤污染是指土壤中收容的废弃物过多，超过了其自净能力，引起土壤的组成、结构和功能发生变化，使微生物活动受到抑制，有害物质或其分解产物在土壤中逐渐积累，达到危害人体健康的程度，从而危害人群健康的现象。土壤是类环境的主要因素之一，也是生态系统物质交换和物质循环的中心环节，各种废弃物的天然收容和净化处理场所。人类活动对土壤系统的影响日趋严重，土壤中的有害物质通过"土壤—植物—人体"，或"土壤—水—人体"间接被人体吸收，从而危害人体健康。且不同的污染来源，污染物的种类、性质及数量不同，对人群健康的影响也不同。土壤污染的来源主要来自工农业生产及生活活动所产生的污染物。土壤污染物按其性质分为生物性污染物如来自于垃圾、粪便和污水的各种病原微生物；化学性污染物如一些重金属和农药等有毒有害物质；放射性污染如来自核试验、核电站和科研机构排出的废水、废气及固体废弃物。这些污染物通过多种途径进入土壤，包括用工业废水和生活污水灌田造成的水型污染；工业废渣不安全堆放及处理，生活垃圾、粪便未进行无害化处理即施用等造成的固体废弃物污染；大气中污染物自然沉降或随降水进入土壤而造成的气型污染。

通常情况下，土壤有一定的自净能力。土壤中的有机物质在微生物作用下可分解为无机物如氨、硝酸、二氧化碳、水、甲烷、氢等。某些有机物质还可能合成不会腐败分解的高分子有机物质——腐殖质，变成农业肥料，但是这种自净能力有一定限度，如性质稳定的高分子有机化合物、难降解残留期长的农药及一些重金属等，一旦污染环境则很难分解。

2. 土壤污染对健康的影响

（1）生物性污染的危害：人体排出的含有病原微生物或寄生虫卵的粪便污染了土

壤，通过直接接触或污染食物、饮水经口进入可引起肠道传染病和寄生虫病的发作。许多肠道致病菌在土壤中能存活相当长的时间，如霍乱弧菌可存活 8 ~ 16 天，沙门菌可存活 35 ~ 70 天，痢疾杆菌能存活 2 ~ 4 个月。钩虫、蛔虫等蠕虫卵在土壤中存活时间更长，而且一定要在土壤中发育才具有感染性。钩端螺旋体病和炭疽病等动物疾病也可以由土壤传染给人。天然土壤中存在的破伤风杆菌和肉毒梭菌，也可因机会性接触感染发病。

（2）化学性污染的危害：重金属污染的危害如镉污染引起的痛痛病；铅污染引起慢性铅中毒；农药污染如含氟、汞农药引起相应的氟、汞中毒性疾病；有机氯农药经食物链生物富集后对人体内的酶、内分泌系统及免疫功能产生影响。

3. 土壤卫生防护

（1）化学污染的卫生防护　土壤一旦受化学污染，治理困难。因此，应重视对工业"三废"的治理，避免污染土壤；农田灌溉用水要符合要求《农田灌溉用水水质标准》的要求；并合理施用农药和化肥。

（2）生物污染的卫生防护：主要是加强对生活垃圾、医院废水和粪便的无害化处理。

第二节　劳动生产环境与健康

人类在从事一定的职业，进行一定的生产劳动时，其生产过程、劳动过程和生产环境是生产劳动的三大条件。良好的劳动条件对健康有利，不良的劳动条件则可损害健康，甚至可导致职业病。

（一）职业性损害

1. 职业性有害因素的来源和分类　在生产工艺过程、劳动过程和生产环境中存在和产生的可能危害人体健康和劳动能力的因素称为职业性有害因素。按其来源可分为三类。

（1）生产过程中产生的有害因素：

1）化学因素

①有毒物质：金属性毒物如铅、汞、镉及其化合物；类金属毒物如砷、磷及其化合物；有机溶剂如苯、甲苯、汽油等；刺激性气体如氨、酸类、氯气；窒息气体如一氧化碳、氰化氢、硫化氢等；高分子化合物生产过程中产生的毒物等。

②生产性粉尘：如沙尘、石棉尘、水泥尘、煤尘、各种有机尘等。

2）物理因素

①异常的气象条件：如高温、高湿、低温。

②异常的气压：如高气压、低气压。

③噪声、震动。

④非电离辐射：如紫外线、红外线、射频、微波、激光等。

⑤电离辐射：如 X 射线、γ 射线等。

3）生物因素

①细菌：如附着于病畜皮、毛上的炭疽杆菌等。

②霉菌：如蔗渣上的霉菌等。

③病毒：如森林脑炎病毒等。

（2）劳动组织中的有害因素：

①劳动组织、劳动制度不合理：如劳动时间过长，长时间超负荷加班，劳动分工与协作不恰当，劳动强度过大等。

②作业方式不合理：如长时间从事单一的操作，劳动节奏过快，导致个别器官或系统过度紧张和精神紧张，长时间处于某种不良的强迫体位或使用不合理的工具等。

（3）生产环境中的有害因素：

①自然环境因素：如炎热季节的太阳辐射。

②厂房建筑或布置不合理：如有毒工段与无毒工段安排在同一车间，或厂房狭小低矮、阴暗、潮湿，操作场所过于拥挤，通风照明不良等。

③由不合理生产过程所致环境污染：如有毒厂房产生的毒物影响到无毒厂房等。

在实际生产场所，上述职业性有害因素对劳动者健康的影响往往是同时并存。此外，人机因素对劳动者健康的影响越来越受到人们的关注。人机因素是指劳动者、机器设备和工作环境三者之间彼此协调配合的关系，如机器设备操作繁简程度，工作环境的污染程度，气象条件舒适与否，是否尽量减免和减少静力作业，设备的设计与布局是否符合功效的原则，工作场所的采光和照明是否符合卫生学的要求等。

（二）职业病

生产性有害因素在一定条件下可对劳动者的健康、劳动能力等产生不同程度的损害，统称为职业性损害。一般可归纳为职业病、工作有关疾病和职业性外伤三大类。此处仅讨论职业病。

1. 职业病及种类　当职业性有害因素作用于人体的强度和时间超过一定限度时，人体不能代偿其所造成的功能性或器质性病理改变，出现相应的临床现象，影响劳动能力，这类疾病统称为职业病。广义的职业病是泛指职业性有害因素所引起的特定疾病；而立法意义上的职业病具有一定范围，是指政府规定的职业病。目前我国执行的法定职业病共分10类115种，其中以职业中毒和尘肺为主。10类职业病是：尘肺、职业性放射性疾病、职业中毒、物理因素所致职业病、生物因素所致职业病、职业性皮肤病、职业性眼病、职业性耳鼻喉口腔疾病、职业性肿瘤、其他职业病。

2. 职业病的特点

（1）病因明确：病因即相应的职业性有害因素，在控制病因后，可以消除或减少发病。

（2）存在剂量－反应关系：劳动者接触生产性有害因素，经过一定的接触时间，达到一定剂量就可能发生职业病，即存在接触剂量—反应关系。如短时间接触高浓度的有害物质，可发生急性中毒；而长期接触低浓度的有害物质，积累到一定水平时就可发生慢性中毒。

（3）群发性：在接触同样的职业性有害因素的人群中，常有一定的发病率，很少出现个别病人。

（4）疗效不满意：如能早期发现并及时处理，预后较好，也易恢复，多数职业病至今尚无特殊的治疗方法和特效的治疗药物。

（5）发病可以预防：由于职业病的病因明确，因此只要有效的控制消除病因，就可以预防职业病的发生。

3. 职业病的诊断和处理　职业病诊断是一项政策性和科学性很强的工作，需要有职业病诊断权利的机构诊断。诊断必须明确、及时；必须实行以当地为主和以职业病防治机构或职业病诊断组的集体诊断为准的原则，同时综合职业史、病史、现场劳动卫生学调查、临床表现、实验室检查等资料作为诊断依据。

职业病确诊后，要出具诊断说明书，并认真贯彻执行1989年卫生部、劳动人事部、财政部及中华工会颁发的《职业病报告法》，做好逐级上报工作。职业病的处理有两个方面的工作：一是对职业病患者的积极治疗；二是要按照我国有关职业病法规的规定，落实职业病患者应享有的各种待遇。

4. 职业病的防治　职业病的防治应坚持预防为主的方针，遵循三级预防的原则（以第一级预防最为重要），发挥三级保健网的作用，采取综合性的组织措施、技术措施和卫生保健措施，达到保护和促进劳动者健康的目的。

（1）一级预防：亦称病因预防，即从根本上杜绝危害因素对人的作用，即改进生产工艺和生产设备，合理应用防护设施及个人防护用品，以减少工人接触的机会和程度。加强对生产环境有害物质浓度的定期检测。凡有该职业禁忌证的新职工，不得参加该工作。

①技术措施：改进工艺，以无毒、低毒物质代替剧毒、有害物质，禁止使用已被证实有致癌作用的物质；改进生产过程，使用远离操作或自动化操作，最大限度的减少工人的直接接触机会，加强对设备的检修，防止有毒有害物质的跑、冒、滴、漏；科学地设计厂房建筑，凡新建、改建、扩建、续建的工业企业，必须把各种有害物质的治理措施与主体工程同时设计、同时施工、同时投产；加强通风、除尘、排毒，做好工业"三废"的综合处理，努力改善劳动条件。

②组织措施：合理安排和组织劳动过程，建立、健全劳动制度，贯彻执行国家规定的卫生法规，如《中华人民共和国劳动法》、《工业企业设计卫生标准》、《中华人民共和国尘肺防治条例》等。

③卫生保健措施：做好就业体检、体格检查，发现易感者和就业禁忌证；进行职业卫生宣传教育，增强职工的自我保健意识，自觉建立科学、文明、健康的生活行为方式，使机体处于良好的生物、生理、社会环境中；注意平衡膳食和保健食品的供给，加强身体锻炼，提高机体的抵抗力。

（2）二级预防：二级预防又称临床前期的预防。通过发现、早期诊断、早期治疗的防治措施，争取好的治疗效果，防止病损的发展。

①就业前健康检查：就业前应做全面体格检查，掌握其就业前健康状况和发现职

业禁忌证，同时还可为建立健康档案和动态观察提供基础资料。例如，从事铅、苯作业的应做神经系统和血象检查，粉尘作业人员的胸部 X 线检查等，以确定该人员的健康状况能否从事该种作业，健康资料还可作为今后定期健康检查的对照。

②定期健康检查：是指按一定时间间隔对已从事某种作业人员的健康状况进行检查，早期发现职业性有害因素对职业者的影响和损害，以便及时采取措施。定期检查的时间间隔可根据有害因素的性质和危害程度、工人的接触水平以及生产环境是否存在其他有害因素而定。一般认为，高浓度、大剂量频繁接触者，每半年或一年检查一次；低水平接触或对健康影响不甚严重者，每 2~4 年检查一次等；生产场所同时存在几种以上有害因素，则应缩短间隔期。

（3）三级预防：其目的是使患者在明确诊断后，能得到及时、合理的处理，防止恶化及复发，防止劳动能力的丧失，对慢性职业病患者，可通过医学监护，预防并发症和伤残，减少疾病的危害。对已经丧失劳动能力或伤残者，通过康复治疗，提高社区卫生服务及家庭护理。

（三）常见职业病及防治措施

1. 职业中毒　在生产与劳动过程中，劳动者接触毒物而引起的中毒，称为职业中毒。常见的职业中毒有以下几种：

（1）铅中毒：铅是一种柔软略带灰白色的重金属，比重 11.3，熔点 327℃，当加热到 400~500℃时即有大量的铅蒸气逸出，在空气中迅速氧化，冷凝为铅烟、铅尘，污染生产环境。接触铅的作业主要有铅的开采与冶炼；炼铅作业、蓄电池及含铅涂料工业；含铅油漆的生产与使用；含铅金属的焊接与熔割；电力与电子作业等。铅及其化合物主要以铅烟、粉尘的形式存在，主要经呼吸道进入人体，其次是消化道。进入体内的铅随血液分布到肝、肾等软组织，并于数周后，以稳定不溶性磷酸铅的形式沉积到骨骼。在机体感染、饥饿、酗酒、服用酸性药物等时可出现铅中毒。

1）临床表现　①急性中毒很少见，多为非职业性因素，由消化道摄入，病人表现为面色苍白、口内有金属味、恶心、呕吐，腹胀、腹绞痛和中毒性肝病，严重者可出现中毒性脑病。②慢性中毒多见，病人表现为神经衰弱综合征，常见于中毒早期，表现为头晕、头痛、乏力，肌肉酸痛、失眠、健忘等；中毒性多发神经炎；感觉型出现四肢末梢呈手套、袜套样感觉减退，运动型为握力减退，伸肌无力，严重者出现腕下垂。病人还表现为消化系统与造血系统症状，如口中有金属味、纳差、腹胀、腹部隐痛、恶心、便秘或腹泻；持续性腹绞痛，体位蜷曲，面色苍白，检查腹部平软喜按，无固定压痛点；齿龈边缘有蓝黑色铅线。

2）预防措施　预防铅中毒，关键在于消除和控制铅源，用无毒或低毒的物质代替铅；生产过程自动化、密闭化、湿式作业，加强通风排毒；注意个人防护与个人卫生；定期对作业者进行健康检查，早期发现中毒者。我国规定，患有神经系统器质性疾患、贫血、肾脏疾患、心血管器质性疾患者，不宜从事铅中毒作业。

（2）苯中毒：苯属芳香烃类化合物，常温下呈油状液体，极易挥发。主要作业有苯的生产；以苯为化工原料的有机合成、农药、香料；苯做溶剂和稀释剂的涂料、橡胶、制药、印刷；日常装修等。苯以蒸气的形式存在于生产环境中，主要经呼吸道进入人体，其次为皮肤。机体内的苯主要分布在骨髓、脑及神经系统等富有类脂质的组织，尤其骨髓中含量最高，可引起急性中毒与慢性中毒。

1）临床表现　①急性中毒。系短时间内吸入大量苯蒸汽所致，主要表现为中枢神经系统麻醉作用。轻者可有黏膜刺激症状，皮肤潮红、酒醉步态、眩晕、恶心、呕吐。重者昏迷、谵妄、血压下降，甚至呼吸中枢麻痹而死亡。②慢性中毒。早期常有神经衰弱；以造血系统损害为主要特征，初期为白细胞总数降低及中性粒细胞的减少，碱性磷酸酶活性升高，随后出现血小板数减少，皮肤黏膜出血及紫癜。严重者出现再生障碍性贫血或白血病，苯已确认为人类致癌物。接触苯作业的人还可造皮肤损害，表现为皮肤干燥、发红、皮炎、湿疹皲裂等。

2）预防　喷漆作业改为无苯稀料，制药以乙醇代苯做萃取剂，印刷以汽油做溶剂；改革生产工艺，实现自动化、密闭化作业；加强通风排毒；做好个人防护及健康指导；就业前体检，发现禁忌证；定期对作业者进行健康检查，早期发现中毒者。

（3）汞中毒：汞为银白色液态金属，常温下即可蒸发。接触汞的作业有：汞矿开采与冶炼；汞仪表与电器的制造与维修，如水银温度计、气压计、汞整流器、荧光灯、X线球管等；冶金工业用汞齐法提炼金、银等；口腔医学用银汞合金填充龋齿；汞化合物应用，如雷汞用于雷管，军火，升汞用于消毒，含汞防火、防腐材料等。汞主要以蒸汽和粉尘的形式存在于生产环境，经呼吸道进入人体，主要分布于肾脏，其次为肝脏、脑。生产过程中慢性中毒多见，急性中毒较少见。

1）临床表现　①急性中毒：多见于意外事故，短期内吸入高浓度蒸汽所致。患者表现为呼吸道刺激、口腔炎、消化道症状、皮炎等，严重者发生化学性间质性肺炎。②慢性中毒：早期表现为神经衰弱综合征，进一步发展出现易兴奋、震颤和口腔炎三大典型症状。易出现兴奋症状，表现为易激动、不安、失眠、易怒、爱哭，或出现抑郁状态，表现为胆小害羞、感情脆弱、忧郁沉默；震颤主要为神经性肌肉震颤，最初可全身无力，眼睑、舌、手指震颤，进一步发展到腕、上肢、下肢。严重者出现动作迟缓、全身性震颤、步态不稳、书写性震颤；口腔炎表现为流涎、口腔黏膜溃烂、舌肿胀及溃疡、牙龈酸痛、红肿、压痛、溢脓、易出血、牙齿松动，有时可见暗蓝色汞线。

2）预防　用无毒或低毒的物质代替汞，如电子仪表、气动仪表代替汞仪表，用热电阻温度计代替汞温度计；接触汞的生产过程要密闭、通风；防止汞对环境的污染，一旦污染用碘（$1g/m^3$）加乙醇点燃熏蒸；做好就业前体检和每年定期体检，肝、肾、精神疾患、慢性胃肠疾患、严重口腔炎均为汞作业禁忌证；定期测定生产场所的汞浓度，严格执行车间卫生标准。

（4）有机磷农药中毒：有机磷农药是我国目前用量最大的杀虫剂，常用的有对硫磷、内吸磷、马拉硫磷、乐果、敌百虫及敌敌畏等。有机磷农药为油状液体，具有大蒜臭味。一般不溶于水，对光、热、氧均较稳定，遇碱易分解破坏。敌百虫则例外，能溶于水，遇碱可转变为毒性更强的敌敌畏。有机磷农药可经消化道、呼吸道及完整的皮肤和黏膜进入人体。职业性农药中毒主要见于喷洒农药时，经皮肤吸收引起。

1）临床表现

①急性中毒：表现为毒蕈碱样、烟碱样和中枢神经三类症状。

a. 毒蕈碱样症状 早期即可出现，主要表现食欲减退、恶心、呕吐、腹痛、腹泻、流涎、多汗、视力模糊、瞳孔缩小、呼吸道分泌物增多，严重时出现肺水肿。

b. 烟碱样症状 病情加重时出现全身紧束感，言语不清，胸部、上肢、面颈部以至全身肌束震颤，胸部压迫感，心率增快，血压升高，严重时呼吸麻痹。

c. 中枢神经症状 头昏、头痛、乏力、烦躁不安，共济失调，重症病例出现昏迷、抽搐，往往因呼吸中枢或呼吸肌麻痹而危及生命。

②慢性中毒：可见于农药厂工人，突出的表现为神经衰弱综合征与胆碱酯酶活性降低。有的可引起支气管哮喘和接触性皮炎。

2）预防控制 首先必须严格按照国家有关农药安全管理的法律与法规，管理和监督农药的生产、运输、销售和使用；遵守农药安全操作规程，如加强农药安全培训，普及安全使用农药知识，提高接触者自我保护意识，加强个人防护，防止污染环境等；加强接触农药人群的健康监护和健康教育工作，做好上岗前和定期健康检查，及时发现禁忌证，早期发现和治疗中毒者。

2. 生产性粉尘和尘肺

（1）生产性粉尘：是指在工农业生产中形成的，并能长时间浮游在空气中的固体微粒，长期吸入主要引起肺部病变。

1）生产性粉尘的来源 生产性粉尘的来源非常广泛：①矿山开采、凿岩、爆破、开凿隧道、筑路等。②金属冶炼的原料准备，如矿石粉碎、筛分、运输等。③机械铸造业的配砂、清砂。④耐火材料、玻璃、水泥、陶瓷业的原料加工。⑤纺织业、皮毛业的原料处理。⑥化学工业中的固体原料加工、成品包装。⑦其他各类固体粉碎、切割、研磨和粉状物搬运等，如防尘措施不健全，均可有大量粉尘逸散。

2）生产性粉尘对健康的影响 生产性粉尘的理化性质、进入人体的剂量及作用的部分不同，对机体引起的损害不同。其损害主要有：①局部刺激作用：对呼吸道的刺激作用，可引起尘源性鼻炎、咽炎、气管炎和支气管炎。②全身毒性作用：如吸入铅、锰、砷等有毒粉尘可引起急、慢性职业中毒。③变态反应：棉麻、谷物等有机粉尘可引起支气管哮喘、湿疹等。④肿瘤：一些矿物性粉尘、铬、砷等粉尘可引起肺癌或皮肤癌。⑤尘肺，又称肺尘埃沉着病。

（2）尘肺：尘肺是由于长期吸入生产性粉尘而引起的以肺组织纤维化改变为主的全身性疾病。它是职业性疾病中影响面最广、危害最严重的一类疾病。不同种类的粉尘可引起不同肺部损伤。按病因通常可分为6类：

①矽肺，游离二氧化硅引起。矽肺是尘肺中最常见、进展最快、危害最大的一种。

②硅酸盐肺，结合型的二氧化硅粉尘引起，如石棉肺、滑石尘肺等。

③碳尘肺，煤炭、炭黑及石墨粉尘引起煤肺、炭黑尘肺等。

④混合性尘肺，有含游离二氧化硅和其他物质的混合性粉尘引起，如煤矽肺、铁

矽肺等。

⑤有机尘肺，吸入有机性粉尘引起，如棉尘病等。

⑥金属尘肺，吸入某些金属及其氧化物粉尘引起，如铝尘肺等。

（3）尘肺的预防：尘肺是完全可以预防的，关键在于防尘。防尘的主要措施为八字综合防尘措施。革：改革工艺、革新技术与设备，以无尘操作代替有尘操作，不产生或少产生粉尘等。水：湿式作业；密：密闭尘源；风：通风换气；护：做好个人防护，如佩戴防尘护具，强化膳食营养；管：完善各项制度，加强组织管理；教：做好职业卫生健康教育；查：做好就业前检查、定期健康检查、生产环境粉尘浓度的定期测定、定期检查卫生防护措施的落实情况。

3. 高温与中暑　高温环境下工作一定时间后，机体可产生热适应，使热负荷与散热保持相对平衡，体温恒定，增加机体对热的耐受性，防止中暑的发生。但当热负荷超出机体适应的限度时，散热不足出现热蓄积，造成生理功能紊乱甚至中暑。

（1）中暑的临床分型：

1）根据发病机制临床可分为3种类型：

①热射病：多发生于湿热型高温作业。人体在湿热环境下，散热途径受阻，体温调节机制失调，引起机体蓄热，体温上升。临床特点是高热和中枢神经系统症状，起病急骤，体温床在41℃以上，开始时大量出汗，以后出现"无汗"，并有皮肤干热、头痛、头晕、心跳加快，严重时可引起意识障碍、嗜睡、昏迷等中枢神经系统症状，死亡率高，多死于循环、呼吸衰竭。

②热痉挛：发生于干热性高温作业，由于大量出汗，体内钠、钾过量丢失所致。主要表现为明显的肌肉痉挛，并伴有收缩痛。痉挛以四肢肌肉及腹肌等肌肉多见，尤其以腓肠肌最明显，多为对称性、阵发强直性痉挛。病人体温正常、意识清醒、发病前大量出汗、口渴、尿少、尿中氯化钠含量降低，可出现蛋白尿。

③热衰竭：多发生于高气温、强热辐射的气象条件。外周血管扩张、皮肤血流增加但不伴有内脏血管收缩，加之大量出汗，循环血量减少，导致脑部暂时供血减少而晕厥。一般起病急，先有头昏、头痛、心悸、出汗、口渴、恶心、呕吐、皮肤湿冷、面色苍白、血压短暂下降，继而晕厥，体温不高或稍高。一般无循环衰竭。

2）按病情临床上将中暑分为3种：中暑先兆、轻症中暑和重症中暑。

①中暑先兆：在高温作业中出现头昏、耳鸣、头痛、恶心、乏力、心悸、口渴、多汗、注意力不集中、动作不协调等症状，体温正常或稍高。

②轻度中暑：有下列临床表现之一：体温38℃以上，面色潮红，皮肤灼热；有循环、呼吸衰竭早期症状，如大量出汗面色苍白、皮肤湿冷、血压下降、脉搏细快；肛温38℃以上

③重度中暑：出现热射病、热痉挛、热衰竭之一者。

（2）中暑急救与治疗：先兆中暑和轻度中暑应迅速脱离高温现场，于通风阴凉处休息，给含钠的清凉饮料，并对症处理；重度中暑应迅速采取紧急抢救措施。治疗原

则为降低体温，纠正水、电解质紊乱，维持良好的呼吸循环功能，防休克等。

（3）防暑降温：改革生产工艺与设备，合理布置热源，降低工作操作地点的温度；隔绝热源，通风降温；保健措施，如对高温作业人员合理供应饮料与营养，就业前检查发现高温作业禁忌证，加强防暑降温健康宣传教育，提高防暑自我保护意识，以加强个人防护；加强组织管理，严格执行有关防暑降温法规和卫生标准，制定合理劳动作息制度。

第三节　社会环境与健康

人类健康与疾病不仅受物质影响，与社会环境也密切相关。社会环境是指人类在其生活、生产和社会交往活动中所形成的各种关系与条件，包括社会经济、政治、文化教育水平、科学技术、社会保障、人口、就业、家庭、行为生活方式、风俗习惯、卫生服务和心理状态等社会因素。社会因素存在于人们生活、生产的各个环节，对人们健康的影响广泛而复杂，在疾病的发生发展、转归和治疗过程中常起着极其重要的作用。研究社会因素与健康和疾病之间的关系是社区护士的责任和义务。

一、社会心理因素与健康

随着社会政治、经济、文化及科学技术的发展，社会心理因素对人类健康的影响越来越显著。良好的社会心理因素对于疾病的预防、治疗和康复有重要的积极作用。研究社会心理因素与健康的关系，主要是分析人格、心理活动过程对健康的作用。

（一）人格心理特征与健康

人格心理特征主要包括能力、气质和性格三个方面。有研究表明，具有健康人格的人能力强、智力高，能正确认识、处理各种事物，情绪稳定且乐观，意志坚强，能搞好各种人际关系，适应不同的社会环境，所以有利于健康。临床发现人格不健全的人，都患有不同程度的各种心理疾病或心身疾病，如强迫性人格是强迫性精神病症的人格基础。

气质是个人情绪发生的速度、强度、持久性、灵活性等心理特征的总和。通常人的气质分为胆汁质、多血质、黏液质、抑郁质四种类型。胆汁质型的气质特征是智慧敏捷，缺乏准确性，热情但急躁易冲动，刚强但易粗暴。多血质型的气质特征是灵活，有朝气，善于适应变化的生活环境，情绪体验不深。黏液质性的气质特征是稳重但不灵活，忍耐力强，沉着但缺乏生气。抑郁质的特征是易感但内向，稳重持久但懦弱，沉默而孤独。这四种气质类型属于极端形式，实际生活中人大多接近或类似某种气质。有研究表明，许多疾病的分布具有明显的气质分布，如我国有人曾对确诊为精神分裂症病人的前期心理进行调查，发现抑郁气质者占40%。

性格对健康的影响取决于性格特征，性格的态度特征决定了个人对社会、集体、学习、工作、劳动等的态度；性格的意识特征决定了个人对行为的自我调节、自我控制。性格与气质互相渗透，彼此制约，共同决定人的行为，影响人的健康。A型性格特征为时间紧迫感强；脾气暴躁，容易激动，缺乏耐心；争强好胜；对人有敌意。被认为是冠心病的主要危险因子。B型性格特征为心情平静，随遇而安、做事不慌不忙。C型性格特征为比较内向，惯于自我克制，倾向于心理防御性反应，易接受或容忍外界的权威，情绪比较压抑或内蕴，往往过度压抑消极情绪如愤怒、怨恨等，并体验着较多忧郁和绝望情绪，好生闷气。被认为是恶性肿瘤易患因素。

（二）情绪与健康

情绪是人对客观事物是否符合自己需要的态度体验，是基本的心理过程之一，与健康关系密切。积极、愉悦、乐观的情绪可提高人的脑力活动效率和耐久力，使体内各器官、系统的活动高度协调一致，还能增强机体抵抗力。

犹豫、恐惧、焦虑、愤怒等消极情绪可使机体产生应激反应，使交感神经兴奋，激素分泌紊乱，免疫系统功能低下，可成为疾病发作或复发的诱发因素；也可直接作为致病因素；紧张情绪能引起胃酸分泌增加而引起溃疡病；严重的焦虑可使饮食、睡眠、工作效率受到影响，妨碍人准确地认识客观环境，导致心理异常和躯体功能障碍。

（三）心理紧张

心理紧张是由于理想、愿望和需要等遇到抵抗力量而不能实现或者是主客观环境不相适应而引起的一种反应状态。心里紧张常伴随着发生一系列强烈的或持久的消极情绪，从而损害人的健康。在日常生活中有许多心理因素会导致心理紧张状态：

1. 生活事件　生活事件是指日常生活中引起人的心理平衡失调的事件。人们在复杂的社会环境中生活，常遇到如亲属死亡、子女离家、下岗或退休、邻里纠纷、夫妻不和等，由此产生的一系列刺激反应超过了心理适应能力时可引起心理紧张。

2. 生活挫折　每个人都会遇到挫折，适当的挫折可使人的认识力产生创造性变化，提高解决问题的应急能力。但过强的挫折，超过了人的耐受力，则可引起紧张状态、情绪紊乱，致使行为偏差和发生身体或精神疾病，如癌症病人患病前大多有焦虑、失望、抑郁、压抑、愤怒等消极心理经历。

3. 不良的人际关系　当人与人之间发生了矛盾和冲突，心理上的距离加大，彼此都会产生不愉快的情绪体验，如愤怒、抑郁、忧伤、孤立等心境会影响身心健康，严重者将导致疾病，如不良的人际关系与高血压的关系密切。

4. 紧张工作　现代社会信息量迅速增长，使人应接不暇，这种状况导致人们神经和情绪的紧张程度大大提高。有调查发现，长期紧张工作的知识分子中，患神经症的有50%以上，患慢性胃炎、消化性溃疡者占30%以上，可见两者关系密切。

5. 现代化城市生活　都市生活为人民提供了丰富多彩的物质和精神生活，也造成了一些不利于健康的心理紧张因素。在城市中，人口密度高、生活紧张忙碌、交通居住拥挤、社会关系复杂等，都是心理健康的不利因素。在大城市里，良好的城市设施、高楼大厦、繁华热闹的街市人群、噪声，使人几乎与大自然隔离，从而产生一种软弱无能和孤立无援的感觉，长期如此，就会形成悲观心理，以致抑郁患病，这就是所谓的"摩天楼综合征"。

（四）心身疾病

心身疾病是由心理、社会因素，主要为情绪改变引起的躯体生理变化并伴有器质性变化的疾病。是一组与社会心理因素密切有关的躯体疾病，特点是：

（1）以躯体症为主，有明确的器质性病理生理改变和已知的病理生理过程。

（2）心身疾病发病的原因应当是心理社会因素。

（3）心身疾病涉及的主要是自主神经系统所支配的系统和器官。

（4）同性质、同强度的心理社会刺激对一般人只引起正常范围内的心理反应，而对心身疾病易发病者和已发病者则可引起病理生理反应。

（5）遗传和个性特征与发病有一定关系，不同个性特征的人易患某一"靶器官"的心身疾病。

据统计，在大城市综合医院就诊的初诊病人中有略高于三分之一的病人属于心身疾病。其流行特点是女性高于男性，城市高于农村，中青年较高，更年期人群最高，老人和儿童较低，经济发达地区高于不发达地区，脑力劳动者高于体力劳动者。

二、文化因素与健康

文化因素包括人们思想意识、文学艺术、宗教信仰、风俗习惯、法律、道德规范、科学技术等，对人群健康有重要影响。文化是社会物质财富和精神财富的总和，一个国家或地区的发达程度通常用精神文明和物质文明来衡量。一些研究结果显示，较高文化水平的人群自我保健意识较强，能自觉地养成良好的卫生习惯，建立有利于健康的科学生活方式。而文化水平低的人群自我保健意识淡漠，卫生习惯较差。

（一）教育与健康

教育是通过培养人的文化素质来指导人的生活方式。教育可以普及卫生保健知识，有助于感知疾病，改变不良传统和习惯，参与社会卫生和提高卫生服务的利用。受过良好教育的人，能较深刻的认识卫生保健的意义，提高自我保健意识，改变不良行为生活方式，增强与不卫生习惯和疾病斗争的能力；而文化程度较低者往往缺乏良好的自我保健意识。研究表明，双亲文化水平低可导致婴儿或儿童死亡率升高，营养不良和智力低下的发生率高，其中以母亲的影响最为突出。

1. 风俗习惯与健康 风俗习惯是人们在长期共同生活中约定俗成的，为某一地区或民族人群循环的行为规范。风俗习惯与人们的日常生活联系极为密切，贯穿于人们的衣、食、住、行等诸多环节，直接或间接影响人的健康状况。良好的风俗习惯有益于健康。如我国自古有喝开水的习惯，西方人分餐进食的习惯都有益于健康。而不良的风俗习惯可危害健康，如发生在新几内亚土著居民中 Kuru 病是一种以小脑变性为特征的中枢神经系统疾病，病死率高达 100%。经研究认为，该病是由当地一种落后习俗分食死者尸体和脑髓所致，禁止该习俗后，该病被消灭。

2. 宗教信仰与健康 宗教通过对人的精神和行为的作用而影响人的健康。它对健康的影响有积极的一面也有消极的一面。宗教教规、教令及信仰对信徒行为的影响，许多是有益于健康的，如宗教大多数有教化人们养生修行、劝恶从善的宗旨，佛教有不杀生、不奸淫、不饮酒的戒条。宗教的某些规定对健康起着积极的作用，如犹太教对男性婴儿都要举行割礼，即包皮环切仪式，使犹太人中阴茎癌和宫颈癌的发生率极低。但教徒的盲目信仰则会对健康带来危害，如世界上曾经发生过六次霍乱大流行，均归因于印度教徒云集恒河朝圣，饮恒河水，用河水沐浴，而引起河水污染有关。

三、行为方式与健康

行为是个体赖以适应环境的一切活动，是心理活动的表现形式。随着人们疾病谱和死亡谱的改变，当前影响健康的主要因素是行为生活方式因素。良好的行为方式可促进人的健康，如充分的休息和睡眠、合理营养和平衡膳食、适度的体育锻炼等。而不良的行为生活方式则易导致疾病的发生，甚至成为某些疾病的直接病因或诱因。常见影响和损害健康的偏离行为有：吸烟、酗酒、药瘾、不洁性行为、嗜赌、饮食不当、运动缺乏、娱乐缺乏、不遵医、不就医等。

（一）吸烟

吸烟是对健康危害最为严重的社会问题之一。香烟烟雾中含有 3800 余种化学物质，其中主要有害成分是尼古丁、烟焦油、潜在致癌物、一氧化碳和烟尘。造成的危害包括对吸烟者健康的危害，使吸烟者容易罹患恶性肿瘤、慢性阻塞性肺病及冠心病等；与对被动吸烟者造成的危害，成人被动吸烟可增加患肺癌的相对危险度。

（二）酗酒

长期、过量地饮酒，即酗酒。酗酒对健康危害可分为急性和慢性两类，一次性过量饮酒往往可引起急性危害，主要有急性酒精中毒、车祸、犯罪、打架、家庭不和等；而长期酗酒则引起慢性危害，主要有酒瘾综合征、中毒性肝炎、脂肪肝、肝硬化、胃溃疡、酒精性脑病、心血管疾病等。酗酒同时大量吸烟对身体危害特别大，具有协同致病作用。

（三）吸毒

吸毒是指明知是毒品，仍然自愿予以吸食、注射的行为。吸毒不但严重危害个体的身心健康，而且带来许多严重的家庭和社会问题。

因毒品可作用于人的大脑神经中枢，一次过量吸用会导致中枢神经麻痹或衰竭，重者可能导致死亡。长期使用则可能引起人格障碍、遗忘综合征和痴呆等器质性精神障碍，同时也会殃及机体的其他器官、系统，使病人极度衰弱，丧失工作能力和自理能力。还可能感染艾滋病。成瘾后造成的个性改变，可使家庭成员关系紧张，影响家庭幸福。吸毒会增加家庭经济负担；吸毒者可因经济问题，发生抢劫、卖淫、贩毒及教唆吸毒等犯罪行为，危害社会治安。

四、家庭与健康

家庭是以婚姻和血缘关系组成的社会基本单位。是人出生后接受社会化的第一个社会环境，家庭状况对一个人的成长及身心健康的发展有着深刻的影响。

（一）家庭结构与健康

家庭结构与健康有着重要的关系。家庭结构的破坏或缺陷如丧偶、子女或同胞死亡、离婚等，均对家庭成员健康产生影响。有研究表明，多种疾病的死亡率，不论男性、女性都是丧偶者比已婚者高。离婚不仅影响离婚夫妻双方健康，且严重影响子女的身心健康，造成子女心灵创伤，增加心理上的痛苦和人格上的缺陷。

（二）家庭功能与健康

家庭功能是多方面的，可归为养育子女、生产和消费、赡养老人、休息和娱乐等，对健康影响非常广泛。优生、优育有利于控制人口数量，提高人口素质；家庭经济状况良好，消费方式正确，可以保障家庭成员的健康；赡养老人，对老人关怀照料，是他们身心健康的保证；休息和娱乐有利于化解疲劳，缓解社会紧张因素的刺激，恢复精力，保持健康。

（三）家庭生活周期与健康

家庭的形成、发展和消亡的过程称为家庭生活周期。一般分为新婚期、成员增加期、成员扩散期、空巢期、退休死亡期五个阶段。在不同的阶段，家庭问题和保健重点不同，会遇到如性生活协调、父母角色适应、经济问题、性教育、青春期卫生、照顾高龄祖父母、健康状况衰退、丧偶的悲伤等诸多家庭问题。因此，在不同的家庭阶段，要充分认识到所存在的家庭问题，积极面对，学会适应，并通过相应的保健措施，解决这些问题，避免其对身心健康造成危害。

（四）高危家庭

高危家庭往往会损害家庭成员的健康。凡是具有以下任何一个或更多标志的家庭即为高危家庭。①单亲家庭。②吸毒、酗酒者家庭。③精神病患者、残疾者、长期重病者家庭。④功能失调濒于崩溃的家庭。⑤受社会歧视的家庭。

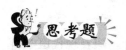思考题

1. 简述职业病及其特点。

2. 如何预防职业危害？

3. 在职业卫生与环境卫生服务中，作为一名社区护士，你能发挥什么作用？如何能更好地发挥作用？

（熊　琼）

第四章 | 护理程序在社区护理中的应用

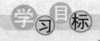

1. 掌握收集社区护理资料的方法，能够正确作出社区护理诊断，学会如何制定社区护理计划和进行社区护理评价。

2. 熟悉社区护理评估内容，社区护理分析的步骤，社区护理评价的要求和内容。

3. 了解国内外社区护理模式及社区护理干预过程。

社区护理是社区卫生服务的重要组成部分，其理论基础是公共卫生学和护理学。公共卫生学被称之为预防疾病、延长寿命、促进身心健康和工作效率的一门科学和艺术。护理学是在医学科学与人文社会科学基础上产生的应用学科，以解决人群现存的和潜在的健康问题为宗旨，被学者誉为是科学、爱心与艺术的结合。社区护理则是将以上学科融合交叉的一门综合性学科，因此其工作方法更注重科学化、效率化和系统化。适合的社区护理模式能够为社区人群提供高效的护理服务，成为社区护理人员应具备的素质要求。

第一节 社区护理模式

自护理成为一门独立的学科以来，护理模式经历了不断的变迁。随着现代医学科学的发展，现代护理已由以病人为中心的责任制护理模式逐步转变为以人为中心的整体护理模式，体现出护理人对时代的适应和对医学模式的适应。

一、社区护理模式的基本要素

模式（Pattern）就是解决某一类问题的方法论，它由一系列相关概念组成，使应用者能明显看出各概念之间的逻辑关系、相互影响以及相互联系。模式是一种指导，在一个良好的指导下，有助于执行者完成任务，做出一个优良的设计方案，使问题得到解决的最佳方案，甚至能够达到事半功倍的效果。

护理模式是从护理角度陈述护理内涵的基本概念和理论框架。护理模式描述的是护理，所有的模式都应围绕护理这一核心来进行概括陈述。社区护理模式是用来指导护士评估、分析社区健康问题，进一步制定计划和实施护理，到最后评价社区护理实践的概念性框架；在这种框架引导下，社区护士的工作更加有效和有针对性。因此，关于社区护理模式的概念和词汇均应能帮助护士确认护理实践的方向。

目前，国内外有关社区护理模式研究较多，但未有公认的最佳护理模式。不过无论是哪一个模式，都应包括特定的社区护理内容。护理学中，人、健康、环境和护理被公认为影响和决定护理实践的四个最基本的概念，这也成为社区护理模式探究的特定内容。护理学四个基本概念从科学的角度解释护理现象，说明护理工作的性质，表明护理知识的范围和体系，确立了以理论为基础的价值观，为护理专业的发展指明了方向。

由于护理模式的选择为护理计划和决策提供了依据，因此，护理模式可以被认为是护理实践的基础。护理模式主要有以下几方面作用：①护理实践的行为指南，提供评估方向，指导健康问题的分析和诊断，帮助制定护理计划，指导评价；②护理理论的参考依据，为护理研究提供理论框架，为发展护理学科理论提供依据和基础。

此外，针对国内外不同的社区护理模式，其护理模式的选择都应当注重对病人的护理是否有效以及成本效益比如何，这就需要护理管理者正确了解各种护理模式并与各国国情相结合，将其准确应用于医院护理管理工作，从而提高临床护理工作质量。

二、国外社区护理模式简介

(一) 南丁格尔护理模式

南丁格尔认为健康是护理、人、环境相互作用的结果。护理的作用就是直接或间接地通过对人所处环境进行管理，达到提高和维持人的健康，以及维持人的健康能力的目的。这个见解被认为是第一个概念性的社区护理模式。在这个模式中，南丁格尔描述了维护人健康的护理活动的关键是注重新鲜空气、阳光、适当的温度、清洁，及选择正确的饮食习惯。提出环境是影响人群健康的重要因素，护士应从环境因素着手，达到维护健康的目的。

(二) 安德逊的"与社区为伙伴"的模式

安德逊、麦克法林与赫尔登（Anderson，Mcfarlane&Helton，1986）根据纽曼的系统模式（Neuman System Model），提出了"与社区为伙伴"的概念架构。此模式将压力、压力源所产生的反应、护理措施，以及三级预防的概念，纳入护理程序中，强调了在社区护理中应注意社区压力源的评估。按照护理步骤，首先应评估社区的人口特征、物理环境、社会系统；第2步找出社区压力源和压力反应确定护理诊断；第3步在制订护理计划时应遵循三级预防护理措施；第4步在执行时，需社区、被护理者主动参与；第5步进行评价。此模式比较适合社区护士对特殊人群如老年人、妇女、儿童等护理保健应用。

(三) 怀特的"公共卫生护理概念"模式

此概念架构整合了护理程序的步骤、公共卫生护理的范畴与优先次序及影响健康的因素，形成公共卫生护理概念模式。该模式首先强调社区护士在进行社区护理时必须要了解影响个案或群体健康的因素，包括：①人类－生物的决定因素。②环境的决定因素。③医学技术/医疗机构的决定因素。④社会性的决定因素。其次，护理人员在制订计划时应按照优先次序，即预防、促进和保护。最后在执行护理措施时，怀特提出了公共卫生护理常用的 3 种措施：①教育，提供个案卫生咨询，使个案能够主动且正向地改变其态度与行为。②工程，以应用科学技术的方法控制危险因子，避免大众受到危害。③强制，以强制的法律规则迫使大众施行，以达到有益健康的结果。此模式在应用过程中，要求社区护士应从预防疾病、维护和促进健康的公共卫生角度，对社区群体、家庭、个案进行评估、诊断、计划、执行及评价。

（四）斯坦诺普与兰开斯特的"以社区为焦点的护理程序"模式

此程序包括了 6 个阶段，其中第 2~6 阶段与护理程序的 5 个步骤基本相同。第 1 阶段，即开展护理程序之前，必须与个案建立"契约式的合作关系"，使社区民众了解社区护士的角色功能与护理目标。此模式强调社区护理程序的流程与评价的步骤。

（五）系统模式

系统模式强调社区组织和社区人员，包括健康保健人员和社区人群的相互作用，相互依赖，以及各子系统和相关因素的整合。系统模式的特点是整体性，开放性，有结构，有边界。整体是指一个社区的整体功能大于社区内部服务系统和部门功能的总和；开放性指社区与外界环境保持动态的交换形式，两者相互影响，相互作用的性质；结构是指任何系统都有其特定的功能结构；边界指区分系统的界限。按照系统理论观点，社区是一个开放系统，它与社区外环境随时进行着物质交换，社区的界限通常是地理分界，想象中的边界包括社区风俗、教育、宗教、价值观、服务等。

第二节　社区评估

社区护理评估是收集社区现存和潜在健康问题有关资料的过程，通过对社区内个人、家庭、群体及社区的健康资料进行收集、记录、分析、整理，帮助社区护士做出正确的分析和诊断。为了达到上述目标，提高社区护理的有效性，系统评估和分析社区人群的健康需求是十分必要的。

一、社区评估的内容

（一）社区护理评估

社区护理评估是护理程序的第一步骤。社区护理评估是指立足于社区，收集、记录、核实、分析、整理社区的个人、家庭或者群体的健康状况的资料的过程，是确定护理对象健康状况的基础。社区护理评估通过对整个社区的自然环境和社会环境的综合性评估，确定社区内现存的或潜在的护理问题，按照问题的优先顺序制定切实可行的社区护理计划，并定期进行评价。

社区是一个开放的系统，要注意准确、系统的收集各要素的资料。通过对社区的评估，社区护士可收集社区、家庭和个人各方面的资料，了解社区内家庭的结构功能、社区居民的健康信念、对卫生资源的利用状况等。社区评估的内容包括社区环境、社区人群健康状况和社区资源等。

1. 社区的环境特征　社区健康会受到社区所属自然环境、人文社会环境的影响。

因此，社区护士在做社区评估时应注意收集相关的资料。

（1）地理自然环境：地理自然环境的评估包括社区类型、面积、位置、住宅和设施等。自然环境的评估如饮用水的安全程度、下水道、环境污染、家庭居住环境等。

（2）人文社会环境：人文社会环境一般指的是居民的经济水平、家庭结构和功能、驾驭水平、人口的稳定程度等。

2. 社区人群的健康状况 一般用社区的人口学特征、发病率和健康行为来评估该社区的健康状况。

（1）人口学特征：人口学特征包括社区全体人口数、出生率、性别以及年龄分布、人口的自然增长率、人口增长率、总抚养费、老人的抚养费和 14 岁以下儿童抚养费、平均结婚年龄、人口分布、分娩及计划生育、教育程度和职业分布等。

（2）疾病罹患率及死亡率：主要指标有急慢性病发病率、患病率、死亡率及其死因构成和主要的健康问题。疾病罹患率方面主要收集急性病发病率、慢性病患病率、有无传染病、精神病、残疾人数、具有潜在健康问题的人，如未婚母亲、酒精中毒者等情况。死亡率主要收集有关死亡率、根据性别和年龄的死亡分布、死因、婴儿死亡率、妇女死亡率。

（3）健康行为：健康行为是指居民的健康理念和健康行为、求医行为和高危人群等，如饮酒、吸烟率、饮食习惯、疾病治疗和预防行为等。

3. 社区资源 社区资源一般是指社区的经济资源、人才资源、与健康相关的各种资料和设施。

（1）经济资源：社区公共、社区内产业的性质和居民的经济水平等直接影响社区卫生服务的提供和利用。一个社区的经济系统包括可能提供给社区的物资和服务，以及改善福利条件和可供分配的资源和经费。社区经济评估的建议内容包括。

居民收入：了解两个基本数据，分别是：①家庭平均收入，评估低于贫困水平的比例，接受社会补助比例，由妇女养家的比例，日住房消费/户。②个人平均收入，与全国、全省、市水平相比的情况。

社区人群就业情况和职业特点：就业人员比例，无业人员比例，退休人员比例等。管理人员比例，技术人员比例，服务行业人员比例，农业人员比例，工人比例，残疾人就业情况等。

（2）人才、教育资源：

①人才资源：包括各类医务人员的技术水平、社区居民的社会意识与参与程度、志愿者群体的种类和服务等。

②社区人群受教育状况：包括文盲、小学、中学、大专以上人员占社区人口比例；教育资源（社区内，外）；社区儿童及适龄人口上学率；学校类型：幼儿园、小学、中学、大学；学校地理分布；师资情况；教育经费投入；教学空间；学校健康保健服务等。

（3）与健康相关的资源：

1）保健系统：包括医院，诊所，家庭健康服务站，大众健康服务机构，急救站或中心。评估内容有：健康服务机构的数量；它们在社区内、外的地理位置。对每一个机构评估以下内容：①服务评估：服务范围，费用，时间，新服务计划。②资源评估：人员，空间，经费，记录系统。③就诊人员特征：地理分布，交通资源，人员概况。④统计资料：每天、周、月就诊人数。⑤服务机构与对象比较情况：有否缺乏，用户接受性。

　　2) 社会服务系统：包括社会咨询服务、社会支持系统、衣、食、住服务、以及特殊需要。评估内容有：①社会服务机构或组织、服务的人员结构、财力资源、服务范围、服务费用和时间、服务对象来源、服务对象结构、资源与服务对象的比例（即社区内是否有足够的资源对社区人群实行健康保健）。②政府官员对大众健康的关心、对居民健康保健工作的支持、以及人群健康保健的规划、计划、政策和具体的措施保障等。③社区的通讯服务情况，包括电台，电视，邮电服务，电话，报刊数量，周期，新闻范围等。④安全保护性服务机构的评估包括消防、警察、社区卫生（包括水资源及处理，固定垃圾，空气质量）等。⑤交通服务的评估包括大众交通工具，道路，飞机服务，铁路运输，为社区人群提供的便利性，以及费用。⑥社区娱乐场所和设施评估的内容有儿童活动场所、居民健身场所、社区内体育活动开展及运动场所、健身娱乐场所发展计划和管理机构、公园，上述所有场所对大众的开放程度和费用。

二、收集资料的方法

　　评估一个社区，需要同时收集客观和主观资料。社区护士应利用各种途径和方法收集全面的社区健康相关资料。常见的社区护理收集资料方法主要有以下几种。

　　1. 实地观察法　实地观察法是观察者有目的、有计划地运用自己的感觉器官或借助科学观察工具，能动地了解处于自然状态下的社会现象的方法。社区护士通过对社区的实地观察，收集社区中人们的生活形态、互动方式，了解不同地区地理、人文、社会等情况。在实地考察前，工作人员应事先拟定观察区域、路线、内容、人群等资料。

　　2. 查阅文献法　社区护士可通过社会人口普查资料、健康保健资料、有关部门，如防疫站、环保局、卫生局等报道资料了解或获取有关社区人群的基本数据。可了解的资料有社区人群状况和人口学特征，如出生率、死亡率、社区家庭平均成员、人群受教育情况及婚姻状况等；社区经济状况、社区人群就业情况、人均收入等；社区主要健康问题，如发病率、病死率等统计资料。

　　3. 问卷调查法　社区调查研究是了解有关社区健康问题的重要途径。调查研究可帮助社区护士确认影响社区健康的危险因素，适合于收集与个人背景、信念、态度、知识等相关的认知资料。如社区老年人对心理护理需求调查等。问卷调查可采用普查或抽样调查。

　　4. 访谈法　采用访谈法时，要选择对社区了解的人（如社区中正式或非正式的领导人），调查其对社区的看法及对健康保健的观点。访谈可以在短时间内获得大量的信息及有价值的资料。通过访谈，社区护士可以了解居民对社区的看法和社区居民的健康价值观、自我保健意识和健康保健需求，以及社区内可能的健康保健资源有哪些。

5. 护理体检 护理体检是护士通过自己的感觉器官（眼、耳、鼻、手）或借助简单的检查工具（听诊器、叩诊锤等）发现病人全身或某些部位的病理形态改变，结合护理病史，做出护理诊断，使病人得到行之有效的护理。对社区人群进行护理体检，可了解社区人群的健康状况，及时发现需要由护士解决的护理问题和预防可能发生的护理问题。

三、资料整理和归类

通过社区评估获得的资料，要进行核实、分类、筛选等整理过程，以便为之后的护理活动提供有效的参考依据。①核实，是为了保证资料的真实性、准确性。②分类，是根据研究需要，将收集到的资料按照一定标准或理论进行分类。③筛选，则是剔除无效信息及虚假信息的过程。

通常，按照统计学要求，收集到的信息进行整理后，资料和数据用三线表的形式反映出来，见表4-1。三线表制作简单，便于操作，使用起来一目了然。

表4-1　社区居民收入水平表

个人收入水平人民币（元）	人数	比例	家庭收入水平/户人民币（元）
<500			
501~1000			
1001~2000			
2001~3000			
3001~4000			
4001~5000			
5000 以上			

第三节　社区分析和护理诊断

社区分析的目的是为了发现社区中现存的或潜在的护理问题、相关因素和危险因素。

一、社区分析

社区分析是社区护士对所收集到的资料进行检查和研究，对有意义的资料进行数据分析，找出现存的或潜在的护理问题、相关因素和危险因素，进一步用于指导护理实践，并以此为根据推断个人、家庭、群体和社区的健康状态、健康需求等资料。资料和数据的分析主要根据社区评估的内容进行。主要内容有社区存在的主要健康问题、影响因素、严重程度。如对人口、疾病、死亡、卫生资源等资料进行分析；对社区人群结构、人群文化背景、经济状况、人群对疾病和危险因素的认识进行分析；对造成疾病和死亡的危险因素进行分析等。主要步骤为：

第一步：获得资料——通过社区评估获得完整的资料；

第二步：统计学处理——统计分析和统计推断，对资料进行归纳总结；

第三步：结论——根据资料所显示的结果，社区护士作出初步结论，可提出社区人群现存的健康问题或潜在健康问题，或确认影响社区人群健康的危险因素，形成护理诊断。

二、社区护理诊断

社区护理诊断是对个人、家庭、及社区现存的或潜在的健康问题的判断，它是社区护士制定护理措施的依据。同其他护理诊断一样，社区护理诊断也必须是通过护理措施能解决的。社区护理诊断的特点是把诊断的重点放在社区健康而不是个人。形成社区护理诊断的基本步骤是：

1. 初步结论 在比较、分析评估资料的基础上，推论并提出健康问题。

2. 将提出的所有的问题优先排序 按照"墨克八原则法"由社区护理诊断小组确定问题的优先解决的顺序。

3. 陈述社区护理诊断 通过以上分析，将符合护理诊断定义，属于护理职责范围内的，能用护理方法解决或缓解的问题列出，即形成了护理诊断。采用 PES 法陈述护理诊断。

4. 确认社区护理诊断 将形成的护理诊断与评估资料、社区的客观实际比较，判断护理诊断的真实性、正确性和准确性。

（1）护理诊断分类系统

①北美护理协会（NANDA）提出的护理诊断分类法：原有 128 个护理诊断。1998年，北美护理诊断协会（NANDA）召开了第 13 次护理诊断会议，在原有 128 个护理诊断的基础上删除了 1 个"结肠性便秘"的护理诊断，同时增加了 21 个新的护理诊断。因此，目前被 NANDA 正式通过的护理诊断数目已达 148 个。主要用于临床护理诊断分类。

②奥马哈（OMAHA）护理诊断系统：用于社区护理诊断分类。该系统是由护理诊断分类系统、护理干预系统和护理结果评价系统三部分构成。其中，护理诊断分类系统是由环境、心理社会、生理和健康行为四个领域构成，下属 44 个具体的护理诊断分类。

（2）护理诊断的陈述：完整的护理诊断的陈述包括三部分，即健康问题（Problem）、病因（Etiology）、症状和体征（Symptoms or Signs），故又称 PES 公式。陈述方式包括三部分陈述、二部分陈述、一部分陈述。

P（Problem）即护理问题，是对护理对象健康状况简洁清楚的描述；

E（Etiology）即原因，是与问题有关的生理、心理、社会、精神、环境等因素；

S（Sign/Symptom）即症状或体征。

①三部分陈述（PES）：多用于现存的护理诊断，即护理问题，症状或体征及相关

因素三者齐全。如"皮肤完整性受损：褥疮 与长期卧床有关"。

　　②二部分陈述（PE 或 SE）：多用于危险的/潜在的护理诊断。如"有受伤的危险：与头晕有关"。

　　③一部分陈述（P）：即不存在相关因素，常用于健康的护理诊断，如母乳喂养有效。

　　社区护士除了应用已有的护理诊断外，还可提出更多与家庭、社区有关的护理诊断。如"家庭就医困难 与收入减少有关"、"不能有效利用医疗卫生资源 与社区居民缺乏了解卫生人员保健能力有关"等反映家庭、群体、社区健康状况的护理问题，以期不断发展和完善护理诊断。

第四节　制定社区护理计划

　　确认社区护理诊断后，护士就应该考虑根据护理诊断指定相应的护理计划，以便达成解决护理问题的目的。制定计划最重要的工作内容是制定预期目标。制定计划的依据是社区人群的健康需求和期望；社区健康服务的宗旨和目标；社区可能提供的资源；护理实践的服务范围和标准；社区人群的合作、理解和参与。

一、社区健康目标

　　社区健康目标是社区护理活动预期的结果，是护士期望护理对象通过接受护理照顾后的健康状态、功能或行为、情感等方面的变化，并可作为护理工作效果评价的衡量标准。社区健康的基本目标是预防疾病、促进人群健康，制定的社区目标是指希望达到的状态或条件。

　　护理目标包括长期目标和短期目标。长期目标又称为一般目标，指需要相对较长时间才能实现的目标。短期目标又称为具体目标，指在相对较短的时间内能达到的目标。针对社区中的不同人群，如对婴幼儿、学龄前儿童、青少年、育龄妇女及老年人等，可建立不同有针对性的目标。

二、社区护理干预原则

　　实施社区护理干预前，要做到以下几点要求。

　　首先，要确定社区护理干预重点的四条基本原则：①严重性，即所选择的干预因素是否对本地区人群有较大危害。②可预防性，指护理干预的对象或危险因素已有有效的控制手段。③有效性，指通过护理干预能对改善不良健康状况或控制危险因素收到良好效果。④可行性，指采取的干预工作是在资源允许，能得到政府或管理机构的关注和支持的情况下进行的。

　　其次，由于社区健康涉及面广，影响的因素较为复杂。因此，在制定干预计划时，要进行健康问题排序，才能使干预工作有条不紊。在确定重要程度和优先解决的健康问题时，可应用一些重要的指标，如死亡率、死亡首要因素、发病率等。在确定对环境因素进行干预时，护士应通过对环境与卫生服务资源对健康问题的影响程度，并在对社区人群的行为与生活方式分析的基础上确定护理干预措施。

再次，社区健康计划同其他步骤一样，是一个系统与社区合作的过程。强调合作性是很重要的。因为社区成员的功能和相互作用都在一个特定的社会结构中，这个结构对成员的价值观和行为起到制约作用。社区中个人、家庭、人群的行为和价值系统可能与评估者本人有很大区别，为了避免这种冲突，使社区护理诊断能真正反应社区的需要，评估者可通过问题来确认，即提出的社区护理诊断对社区居民是否重要和必需。

此外，除了与社区建立合作关系，社区护士还必须考虑到其他因素对社区健康需求的影响，包括社会，经济，环境生态，政治等方面的因素。社区护士除了考虑整个社区人口的健康需求外，社区中的特殊高危人群，如孕妇、婴儿、儿童、老人、残疾人，处于健康易受外界因素影响的危险状态，这些特殊人群的健康需求也必须作为所有社区健康计划的一部分。

第五节　社区护理干预

社区护理干预是社区护理计划的实施，在社区护理程序中，社区护理干预活动强调社区为基础的综合干预，社区健康护理干预的重点是人群不良行为的消除和健康行为的建立。主要干预内容有控制吸烟、维持平衡膳食、控制高血压、加强体育锻炼、安全的性行为、意外损伤防范等。根据服务对象的不同需要采取护理干预措施和活动，包括人群健康教育、传染病防治、预防接种、人员健康培训、家庭护理、健康咨询等。对于一个完整的社区护理干预过程，应考虑干预前的准备、干预过程的实施及干预后的记录。

1. 干预前准备　要明确干预者、干预内容、干预对象、如何干预、干预时间、干预场所等内容。

2. 干预过程中　要遵守一定的原则，如干预者应掌握相应的知识和技能，明确适当的分工与合作，并能及时观察和发现实施过程中的各种障碍，从而确保为服务对象提供安全、舒适和可靠的环境及护理信息。

3. 干预结束后　社区护士应对执行护理计划的过程及过程中遇到的问题进行记录。记录的主要作用在于，一方面利于其他医护人员了解实施护理计划的全过程，为今后的护理工作提供经验性资料；另一方面可以作为护理工作的阶段性总结，以及护理质量评价的内容。记录通常采用 PIO 格式，即问题（Problem）——措施（Intervention）——（Outcome）结果的格式记录。

第六节　社区护理评价

护理程序的最后一步是护理评价，即系统地比较护理目标与实施各种护理后的结果。评价是有目的的活动，是需要护士不断思考的行动，是对护理活动的回顾和总结，绝不是护理活动的结束。通过护理评价，可以发现新的问题，做出新的护理诊断或计划，进一步实施护理干预，使护理程序循环进行下去，使社区护理对象得到更佳的护理服务。

一、基本要求

为了保证社区护理的可评价性，社区护士在社区护理活动过程中，可参考以下标准：

1. 护理活动尽量用可测量的词汇记录　具体数量描述可使护理活动具有可衡量性，提高评价效果和准确性。如通过护理干预，降低婴儿死亡率的描述较含糊，可测量性差。而使婴儿死亡率降低5%的描述就具有可测量性，便于衡量和评价。

2. 规定达到护理目标的具体时间期限　为了提高护理工作效率，无论是长期计划还是短期计划，都应规定完成计划或达到目标的具体时间，以利于在计划的过程和结果评价时对照检查。

3. 确定测量护理活动结果的科学方法　认真选择测量护理活动及效果的工具和方法对保证评价工作有效进行和评价结果真实可靠是十分重要的。

4. 护理活动目标明确　护理目标是护理结果评价的依据，可避免评价工作的盲目性。明确具体的目标，不但可作为护理活动的行为指南，而且可提高评价效率。如使学生近视眼发生率减低20%的目标就明确具体，便于指导护理实践和护理活动评价。

护理评价有两种方法，即结果评价和过程评价。结果评价是对执行护理措施后的结果进行评价，过程评价是护士在实施护理活动的过程中，对采取措施的质量以及程序进行评价。在社区护理中可以任选一种方法或两者结合的方式，对护理程序的各个阶段进行评价。

二、评价内容

社区护理干预的内容很多，最终的干预效果判断需要采取护理评价来进行评判。在选择评价手段和方法之前，评价人必须明确评价资料的用途和评价目的。通常，评价重点集中于以下方面：

1. 健康目标的进展　社区护士要评价护理活动和护理措施是否朝着预定健康目标方向发展，以及发展的速度。对偏离目标的护理活动要及时进行原因分析，并针对性地修改护理计划，采取纠正措施。

2. 护理活动的效率　主要评价护理活动投入的人力、物力、财力、时间与活动效果的比率。总的原则是用最经济的途径获得最好效果、最大的收获。

3. 护理活动的有效性　评价采取的护理干预是否取得促进健康、维持健康、预防疾病的实际效果。

4. 护理活动的影响性　评价护理活动为社区人群健康带来的社会效益，以及护理干预对人群健康影响的持久性和范围的广泛性。可以从影响的时间方面和范围方面进行评价。

5. 经济效益分析评价   效益是指护理活动实施所投入或消耗与所获得的比较。效益评价又具体分为宏观与微观评价、综合与单独评价。①宏观评价是从社会的角度研究护理活动投资在较长时间内所得的社会效益，从而正确评价其在卫生保健事业中的地位和作用，促进健康保健事业的发展。②微观评价是对某个单位或某项具体护理措施的经济效果进行评价。③综合评价是对护理活动的总投资和总效益进行比较分析，并得出结论。通常根据一定的指标进行评价。④单项评价是对某项具体措施的效益进行个别评价。社区护士可对具体护理措施的社会和经济效益进行个别研究，逐步接近综合评价。

三、评价的方法

社区护理的基本立足点不是个人，而是人群和健康，基本范畴包括预防疾病、保护健康、促进健康和维持健康。因此，对社区护理进行评价时所采取的方法也应多方面考虑。

1. 直接行为观察   是通过对护理干预对象或服务对象的表现和行为进行直接的观察而获取所需资料的过程。优点：通过具体现场观察人群、家庭或个体行为的表现和程序，可获得较为真实可靠的评估资料。局限性：费时，需投入较多人力。

2. 交谈   是评估者通过与服务对象进行双向交流的形式获取信息的过程。优点；灵活性强，可视评价需要采取正式或非正式形式进行；通过结构型交谈获取的资料由于结构统一，便于分析。局限性：费时；非结构型交谈资料分析时有较大难度；面谈者的偏见可影响评价结果。

3. 问卷调查   根据评价目的，制定出有关项目的调查表，解释填表方法，由服务对象按要求逐项填写，最后获得评价资料。优点：可从系列项目中获取较可靠信息；可避免面谈偏见。局限性：有得到错误答复的可能性；可能受到其他因素干扰；费时；调查结果有被评价者错误理解的可能。

4. 标准检查   是用现有衡量标准对照护理活动的实际结果，如国家制定的社区护理实践标准。优点：衡量标准有较强的可信度，为某护理单位的资料结果提供了与国家标准进行比较的机会。局限性：有时由于国家标准较为宏观，使用时难以获得实用的衡量标准。

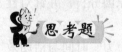 思考题

1. 社区护理程序与临床护理程序有哪些不同？
2. 在社区护理程序中为什么要进行社区护理评估，评估的内容主要包括哪些方面？
3. 收集社区资料主要使用哪些方法？

（陈井芳）

第五章 | 社区健康教育

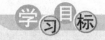

1. 掌握社区健康教育的相关概念，健康教育程序，健康教育策略，健康教育的内容和形式。
2. 熟悉社区护士的责任，健康教育的两种模式和学习理论。
3. 了解健康教育的意义和作用，影响健康的因素。

社区健康教育是健康教育工作的一个重要领域，开展社区健康教育，为社区健康目标服务，是我国卫生保健事业的一个重要组成部分。改革开放以来，我国健康教育与健康促进工作紧紧围绕卫生工作中心任务，取得了可喜成绩。社区是相对独立的地域性社会，对于社区健康教育而言，加强社区行动，开发社区资源，动员人人参与，是健康教育和健康促进发展的重要策略。随着对人类健康与社会发展的双向作用的认识不断深化，社区健康教育已向社区健康促进发展。

第一节 健康教育概述

一、基本概念

健康教育（health education）是通过有计划、有组织、有系统地社会教育活动，以教育、传播、干预为手段，帮助个体和群体改变不良行为和生活方式，建立健康行为为目标，以促进健康为目的所进行的系列活动及其过程。与健康教育不同，健康促进（health promotion）是指个人与其家庭、社区和国家共同采取措施，鼓励健康的行为，增强人们改进和处理自身健康问题的能力。健康促进是把健康教育和有关组织、政治和经济干预结合起来促使行为和环境改变，来改善和保护人们健康的一种综合策略。

社区健康教育是指以社区为单位，以社区人群为教育对象，以促进社区居民健康为目标，有组织、有计划的健康教育活动。其目的是发动和引导社区人民树立健康意识，关心自身、家庭和社区的健康问题，积极参与社区健康教育与健康促进规划的制订和实施，养成良好的卫生行为和生活方式，以提高自我保健能力和群体健康水平。

社区健康教育是社区护理重要的内容之一。根据我国的国情和各地的经验，农村以行政村、城市以街道居委会为社区健康教育基本干预单位。社区健康教育的对象是辖区内常住居民和社区所辖企事业单位、学校、商业及其他服务行业的职业人群。社区健康教育的重点人群是妇女、儿童青少年、老年人、残疾人和服务行业从业人员。开展社区健康教育的特殊性在于：一是范围大、单位多；二是对象广，有各种人群；三是可利用资源多，包括人力、物力、财力、场所以及行政支持，并具社区凝聚作用。由于这些特点，也就使社区健康教育既有复杂性和相当的难度，亦为健康教育工作者提供了发挥的空间。

二、健康教育的意义和作用

一个人的健康受多种因素影响，但与其行为、生活方式、环境及如何利用卫生保健资源是紧密相关的。社区健康教育就是要使每个人、每个社区、每个家庭提高维护健康的责任感，掌握如何建立健康的行为和生活方式、如何改善生活环境、如何充分利用卫生保健资源的方法，从而自觉地维护健康。因此，社区健康教育是提高全民健康水平的一项重要措施，是发展社区卫生服务的主要组成部分。

1. 社区健康教育是初级卫生保健的重要组成部分　为了完成初级卫生保健的各项任务，必须以健康教育作为基础和先导。健康教育在社区的开展、动员、组织与协调方面有着积极的作用。社区卫生服务以家庭为单位，以社区人群为服务对象，以社区健康为目标，实施以预防为主，预防、治疗、保健、康复、健康促进一体化的服务。

2. 社区健康教育是社区疾病综合防治的战略措施　多种慢性非传染性疾病直接或间接地影响健康的生活方式，如高血压、冠心病、肥胖、糖尿病等。当今流行严重的某些传染病虽然是微生物引起的结果，但也与人类诸多不健康的生活方式和行为方式密切相关，例如：性传播疾病、艾滋病、痢疾、甲型肝炎、乙型肝炎等传染病就直接与不健康的生活方式相关。开展以社区为基础的健康教育，提高社区人群的健康意识和自我保健能力，提倡健康文明的生活方式，是预防和控制因不良行为和生活方式所引起的疾病的有效措施，如预防和控制高血压、糖尿病、冠心病等。

3. 社区健康教育是提高个体、家庭和群体自我保健能力的必要途径　健康教育是通过信息传播、认知教育和行为干预，帮助个人或群体掌握卫生保健的知识和技能，树立正确的健康观，自愿采纳和接受有利于健康的行为和生活方式来达到增进健康的目的。

行为学的研究表明，知识与行为之间虽有重要联系，但不全是因果关系，一个人的行为除了与其知识有关外，与其价值观和信念也有关系，与其成长和生活的环境更有直接关系。知识是行为的基础，但由知识转变成行为尚需要具备一定的外部条件。健康教育除了传播知识外还要创造条件满足知识转变成行为需要的外界条件。比如，医学生都知道过量饮酒影响健康和学习，但同学聚会时他们都会或多或少的饮酒，有时还会影响身体健康和学习。这是因为大多数同学认为如果聚会不饮酒就没意思，影响气氛。不是他们不知道这方面的知识，而是他们的信念和价值观存在着不健康的因素，要改变他们的这种行为，就需要用行为干预的方法来帮助他们戒除这种不良行为。健康教育的作用就在于把健康知识转变成健康行为，这是一门科学，除了要有相关的知识外，也需要技术和技巧，更需要爱心和耐心。

4. 社区健康教育是促进城乡精神文明建设的重要内容　健康教育是建设社会主义精神文明的重要组成部分，也是公民素质教育的重要组成部分。健康是每一位公民的权力，全民健康则是一个国家富强的基石，维护健康是每位公民、家庭、社区义不容辞的责任。

三、社区护士的责任

随着卫生保健服务实现了"以疾病为中心"向"以健康为中心"的转变，健康教育已经成为护理服务最重要的内容之一，也成为护士尤其是社区护士必备的能力之一。社区健康教育侧重在疾病的预防与康复、建立健康行为和生活方式方面，体现一定的普遍性。社区护士有责任唤醒社区人群的健康意识，促进人们积极主动的寻求医疗保健，改变不良的生活方式和健康观念，提高生活质量。可以说，所有的社区护理实践活动都离不开健康教育，也只有通过健康教育，社区护士才能帮助社区居民做出健康决定和提高自身整体的健康水平。因此，在社区健康教育过程中，社区护士承担多种角色，主要有组织协调者、健康信息提供者、健康行为指导者、支持和帮助者、健康效果评价者等。社区护士要充分认识人群行为改变的艰巨性和长期性，开展持之以恒的健康教育。

四、影响健康的因素

社区健康是指社区居民这一特定群体的健康状况及其围绕这一群体健康所创造的综合健康环境状况。社区健康已成为社区发展的一个重要目标和社会综合实力的重要标志。影响社区健康的因素主要为四大类：

1. 生物学因素　包括由病原微生物引起的传染病和感染性疾病；某些遗传或非遗传的内在缺陷、变异、老化而导致人体发育畸形、代谢障碍、内分泌失调和免疫功能异常等。在社区人群中，特定的人群特征如年龄、民族、婚姻、对某些疾病的易感性、遗传危险性等，是影响该社区健康水平的生物学因素。

2. 环境因素　包括自然环境与社会环境，所有人类健康问题都与环境有关。污染、人口和贫困，是当今世界面临的严重威胁人类健康的三大社会问题。社区的地理位置、生态环境、住房条件、基础卫生设施、就业、邻居的和睦程度等都不同程度地影响着社区的健康。社会环境涉及到政治制度、经济水平、文化教育、人口状况、科技发展等诸多因素。良好的社会环境是人民健康的根本保证。

3. 卫生服务因素　卫生服务的范围、内容与质量直接关系到人的生、老、病、死及由此产生的一系列健康问题。

4. 行为与生活方式因素　包括危害健康行为与不良生活方式。生活方式是指在一定环境条件下所形成的生活意识和生活行为习惯的统称。不良生活方式和有害健康的行为已成为当今危害人们健康，导致疾病及死亡的主因。其中，危害健康行为通常分为四类，危害健康的团体行为可分为三类。

（1）危害健康行为通常分为四类：

①日常危害健康行为：主要有吸烟、酗酒、吸毒、性乱等。

②致病性行为模式：即导致特异性疾病发生的行为模式。主要有：A 型行为，又称"冠心病易发性行为"，其核心行为表现为不耐烦、敌意及时间紧迫感。其冠心病发病率、复发率和致死率均比常人高 2 - 4 倍。C 型行为，又称"肿瘤易发性行为"，核心行为表现为情绪好压抑，性格好自我控制，表面上处处忍让，内心却是强压怒火，爱生闷气。其宫颈癌、胃癌、食道癌、结肠癌、肝癌、恶性黑色素瘤等的发病率都比正常人高 3 倍左右。

③不良生活习惯：主要有不良饮食习惯，包括饮食过度，高脂、高糖、低纤维饮食，偏食、挑食和过多吃零食，嗜好含致癌物质的食品，不良进食习惯等；以及生活无规律，缺乏锻炼、或过度行为等。

④不良疾病行为：疾病行为是指个体从感知自身有病到疾病康复所表现出来的行为。常见的表现有：与"求医行为"相对的瞒病行为、恐惧行为、自暴自弃行为等；与"遵医行为"相对的"角色行为超前"（即把疲劳或生理不适错当为疾病）、"角色行为缺如"（即已肯定有病但有意拖延不进入病人角色）和"角色心理冲突"（如求医与工作不能两全），以及悲观绝望等心理状态和求神拜佛等迷信行为。

（2）危害健康的团体行为可分为三类：

①主要危害团体内部成员的健康的行为：如单位内工作气氛紧张、窒息；人际关系差；文化生活空虚；吸烟、酗酒、大吃大喝现象泛滥。由此对内部成员的身心健康造成危害。

②主要危害团体外部人员健康的行为：产生这类行为的团体，其行为与社会期望有明显冲突。如：流氓犯罪团体，破坏他人健康安宁来满足小团体私欲；生产劣质食品和假药的厂家，服务态度差、管理混乱的医院，常使消费者或病人健康受损，甚至造成危及生命的严重后果。

③对团体内外人群健康都有危害的行为：如有些厂矿只顾小团体利益，未采取环保措施，生产过程中排放污气、污水、废渣等有害物质，不仅使周围大片地区的居民健康蒙受威胁，也使厂内职工深受其害。

第二节　健康教育模式

健康教育模式是社区护士进行健康教育的行动指南，指导社区护士在不同层面和场合为不同人群提供有针对性的健康教育活动。目前应用较多的指导社区健康教育实践的模式主要有：优先模式、健康信念模式。

一、优先模式

优先模式，也称为格林模式，是指导制定健康教育计划和评价的基本模式，由 Green 等人于 1983 年提出的。该模式强调两个基本前提：一是健康和健康行为受多方面因素影响，二是影响行为改变的健康教育设计必须是多方位的，在此基础上明确了健康教育实施的具体步骤，包含社区诊断、流行病学诊断、行为与环境诊断、教育与组织诊断、管理与政策诊断、实施、评价 7 个阶段。

阶段 1——社区诊断：评估和分析影响社区人群生活质量的主要社会因素，如人口数量、社会资源、社会福利、人群就业情况等。

阶段 2——流行病学诊断：调查和评估社区的生命统计资料，包括出生、死亡、疾病、残疾情况统计，以及发病率、患病率分布、密度、持续时间等，帮助社区确认社区具体的健康问题。

阶段 3——行为与环境诊断：针对教育对象所存在的健康问题，确认与健康问题有关的具体的行为和环境原因。

阶段 4——教育与组织诊断：将健康问题及相关因素分类，主要分为主观因素、保证因素和强化因素。主观因素包括学习对象的知识、态度、价值、认知水平等；保证因素是实施社区健康教育的基本条件，如社区资源的可能性、社区人群的参与意愿和责任感，卫生技术力量等；强化因素是外界因素对社区人群建立健康行为的积极或消极的影响，如同事、父母、朋友、上司等亲密人员对健康所持的态度和采取的行为对个人健康观的影响。

阶段 5——管理与政策诊断：分析和确认可能促进和干扰健康教育的管理和政策性因素，明确可以利用的社区资源。

阶段 6——实施：充分发挥政策、法规、组织的作用，执行已制定的健康教育计划。

阶段 7——教育评价：包括对教育过程、教育影响、教育结果 3 个环节进行评价。

二、健康信念模式

健康信念模式是从人的认知出发，对影响健康态度和行为因素，以及如何帮助社区人群建立良好的健康行为进行了阐述。该模式可帮助护士研究服务对象预防疾病和维持健康的行为，确认他们对健康状态的认识，以及什么因素将影响他们去改变行为。这个模式主要分为三个主要部分：个人感知、修正因素、行为可能性。

1. 个人感知 包括对特定疾病易感性、严重性和威胁性的认识。对疾病易感性的感知反映个体对受到的某种特定疾病侵袭的自我感觉。对疾病严重性的感知取决于个体对该疾病的认识程度，能够导致健康行为的改变。例如，吸烟者可能认识到有患肺癌的危险而戒烟。否则，他们则可能继续吸烟。如果吸烟者相信肺癌可能使他机体功能受限或死亡，并能对其工作、生活和家庭带来影响，其戒烟的可能性就更大。个体对特定疾病的易感性和疾病严重程度的感知共同决定了疾病对个体健康的威胁程度的感知。

2. 修正因素 是影响和修正个体对疾病感知的因素，包括人口统计学变量、社会心理变量、结构变量以及一些行为线索，如大众媒体的宣传、他人的劝告、医生的警示等。这些修正因素仅仅是通过改变个体对疾病危险程度的感知而间接影响其行为倾向。

3. 行为可能性 个体采纳预防性健康行为的可能性取决于感知到行为的益处大于感知到行为的障碍。个体对健康行为益处的感知是指对某种推荐的行为预防健康问题的有效性的信任；对健康行为障碍的感知是指对采取某种推荐的行为的潜在负面影响的认识，如费用昂贵、危险、不愉快、不方便或耗时等。

健康信念模式是人们采取健康保护行为或疾病预防行为的范例，护士可以利用该模式帮助护理对象有效地保持或恢复健康，预防疾病。根据该模式，要产生促进健康的行为、摒弃危害健康的行为，首先应让人们对目前不良行为方式的危害感到恐惧，即感知其威胁性和严重性；其次是要让人们坚信一旦改变不良行为会获得非常有价值的结果，即行为改变的益处；但同时也要清醒地认识到行为改变会遇到的困难，即阻碍行为改变的因素，最后，要排除障碍，使人们感到有信心、有能力，并经过长期努力改变不良行为。

第三节 健康教育的程序和学习理论

一、健康教育程序

社区健康教育程序是护理程序在健康教育工作中的应用，是科学的思维方法和工作方法，是确保患者健康教育效果的重要保证。社区健康教育是有组织、有计划、有目的的教育活动，其基本步骤可分为 5 部分，即评估、诊断、计划、实施及评价。

（一）社区健康教育评估

评估，即收集资料。社区健康教育评估即是社区健康教育者或社区护士通过各种方式收集有关健康教育对象的资料，为开展健康教育提供依据。在实际评估中，我们可以从以下 6 个方面收集有关教育对象的资料：

1. 教育对象的生理状况 包括身体状况及生物遗传因素。

2. 教育对象的心理状况 包括学习的愿望、态度及心理压力等。

3. 教育对象的生活方式 包括吸烟、酗酒、饮食、睡眠、性生活、锻炼等生活习惯。

4. 教育对象的学习能力 包括文化程度、学习经历、学习特点及学习方式等。

5. 教育对象的生活、学习及社会环境 包括工作职业、经济收入、住房状况、交通设施、学习条件及自然环境等。

6. 教育对象的医疗卫生服务 包括医疗卫生机构的地理位置及享受基本医疗卫生服务的状况等。

社区护士应针对不同的对象采取不同的评估方式。常用的评估方式可分为直接评估与间接评估两种。直接评估包括观察、面谈、问卷等方法；间接评估则多为查阅有关档案资料、询问亲朋好友等方法。

（二）社区健康教育的诊断

诊断，即是确定问题。社区护理健康教育诊断是指社区健康教育者或社区护士根据已收集的资料，进行认真地分析，从而确定教育对象的现存或潜在的健康问题及相关因素。社区健康教育诊断可以分6步进行：

1. 列出教育对象现存或潜在的健康问题　教育者应根据收集的资料，找出教育对象现存的和可能出现的健康问题。

2. 选出可通过健康教育解决或改善的健康问题　教育者在列出的所有健康问题中，排除由生物遗传因素所导致的健康问题，从而挑选出由行为因素导致的、可通过健康教育改善的健康问题。

3. 分析健康问题对教育对象健康所构成的威胁程度　教育者将挑选出的健康问题按其严重程度加以排列。

4. 分析开展健康教育所具备的能力及资源　教育者对社区内及本身所具备开展健康教育的各种人力、物力资源及能力进行分析，从而决定所能开展的健康教育项目。

5. 找出与健康问题相关的行为因素、环境因素和促进教育对象改变行为的相关因素　教育者应对教育对象及其环境进行认真的分析，从而找出与健康问题相关的行为因素及环境因素和促进教育对象改变行为的相关因素。

6. 确定健康教育的首选问题　根据以上一系列分析，教育者最后确定健康教育的首选问题。

（三）制定社区健康教育计划

在完成了对社区健康教育诊断后，即可以制定社区健康教育计划。为了使社区健康教育计划能有效地实施，社区护士应与其他社区卫生服务人员、社区基层组织领导及教育对象共同磋商制定。在制定计划时，一定要以教育对象为中心。计划的内容应包括以下几点：①社区健康教育的内容、目的及长、短期目标。②实施社区健康教育的时间、地点。③对社区健康教育者的培训方案。④社区健康教育教材的选择或编写。⑤开展社区健康教育的形式。⑥社区健康教育的评价方式。

（四）实施社区健康教育计划

实施，即将计划中的各项措施变为实践。在具体社区健康教育的实施过程中应注意做好以下几点工作：①首先开发领导层，以得到社区基层领导及管理者的支持。②协调社会各界力量，创造执行计划的良好内、外环境。③认真做好健康教育者的培训工作。④培养典型，以点带面。⑤不断调查研究，探讨新的教育形式和方法。⑥及时总结工作，交流、推广好的经验。

（五）社区健康教育的评价

评价，即是对照计划进行检查、总结。社区护理健康教育评价即是对社区的健康教育活动进行全面的监测、核查和控制，是保证社区护理健康教育计划设计、实施成功的关键措施。因此，社区护理健康教育的评价应贯穿社区护理教育活动的全过程。

在实际工作中，健康教育评价可以分为3种：即时评价、阶段评价及效果评价。即时评价是指在进行健康教育时，教育者应通过教育对象的不同形式反馈，如面部表情、提问等，及时修改教育方式及方法。阶段评价是指在健康教育的过程中，教育者应定期对照计划检查教育进度及效果。效果评价则是指在健康教育结束时，教育者应对照计划对教育活动进行全面检查、总结。

在进行健康教育评价时，应注意使用恰当的评价指标及方法。常用的评价指标及举例如下：

（1）反映个体或人群卫生知识水平的指标：

卫生知识及格（满分）率＝卫生知识测验及格（满分）人数/参加测验的人数×100%。

卫生知识达标率＝某一范围内卫生知识达标人数/该范围内应达标人数×100%。

（2）反映个体或人群对卫生保健工作态度的指标：对戒烟的支持（反对）率＝被调查范围内支持（反对）戒烟的人数/被调查人数×100%。

（3）个体或人群卫生习惯或卫生行为形成情况的指标：

卫生保健活动参与率＝某范围内坚持参与某项卫生保健活动人数/该范围内有能力参与卫生保健活动的总人数×100%。

不良行为或习惯转变率＝某范围内已改变或纠正某种不良行为或习惯人数/该范围内有某种不良行为或习惯的人数×100%。

（4）反映健康教育深度和广度的指标：

卫生知识普及率＝某范围内已达到卫生知识普及要求的人数/该范围内总人数×100%。

健康教育覆盖率＝某范围内接受某种形式健康教育的人数/该范围内总人数×100%。

（5）反映人群健康水平的指标：发病率、患病率、死亡率、平均寿命及少年儿童的生长发育指标等。

二、学习理论

学习理论的基本观点有三种，社会学习理论、人类学习理论、成人学习理论。了解学习理论，有助于更好的开展健康教育。

（一）社会学习理论

该理论认为人类的行为主义通过直接的和间接的观察社会情境中其他人的行为及其后果，然后在进行模仿而形成。它包括 5 个维度：①符号化，即人们用符号把观察到的经验加工成为榜样，用来引导他们的行为。如香烟广告把吸烟与成熟、魅力相关联，使得青少年通过模仿变成新的吸烟者。②预想，即人们计划其行为，并确定预想要达到的结果。利用这一规律进行行为干预会达到较好的效果。③观察学习，即人们观察到他人在特定情境中的行为及结果，当他们在面临相似情境时，就模仿类似的行为。人的很多行为模式都是通过模仿学习而获得的，特别是儿童，通常有一个崇拜的行为榜样，因此健康教育有时候可以利用榜样作用，引导儿童形成有益的健康行为。④行为监控，即检测和控制自己的行为。常通过自己的行为表现与主观标准比较后进行控制。⑤自我效能感，即人们对自己在特定情形中完成某项任务的能力的评估。

（二）人类学习理论

该理论侧重于学习者的自我评估和自我成长。主要观点有：人有学习的自我潜力；学习者认为学习内容与自己目标有关时就有学习要求；当学习者参与整个学习过程时，可促进提高学习效率；当个人全身心投入学习时，学习就更有持续性；在学习过程中，随时进行自我评价和他人评价，可促进学习者的独立性、创造性和自信心。根据以上观点，社区护士在进行健康教育时，应该考虑学习者的学习潜能，结合学习者的学习需要安排内容，同时和学习者成为伙伴，调动学习者的参与意识，并定期进行效果评价，以促进健康教育的有效性和持久性。

（三）成人学习理论

该理论认为学习是一个涉及智力、心理和社会的内化过程。主要观点有：成人有从依赖到独立，从他人指导到自我指导的发展经历；成人丰富的生活经验应成为其学习资源；成人学习目标明确，以解决问题为主，而且该理论还强调成人学习和环境的相互作用。根据该理论的观点，社区护士在健康教育时，应为居民学习健康知识和技能创造一个良好的环境，包括使学习者生理舒适、护士和学习者相互尊重、相互帮助、自由表达，并接纳不同的观点，满足学习者学习需要；应根据成人教育特点制定健康教育项目，因势利导，注重利益学习者生活经验丰富、学习目标明确等优势，促进其相互学习、交流和提高。

三、健康教育策略

（一）根据地区、对象、目的及内容选择适宜的方法

首先要考虑地区因素，不同的地区在自然环境、风土人情、文化背景、生活方式等方面都存在差异，特别是少数民族地区。因此，根据具体情况选择社区容易接受和开展的方法。社区人群年龄、职业、文化程度等有较大差异，在进行健康教育时应结合人群特点，开展不同形式和内容的健康教育，如解决心理问题宜采用咨询的形式；培养青少年的卫生习惯，多采用传播知识、行为训练、表扬激励和制度约束形式；开展预防高血压的健康教育，可以采用板报、科普晚会、发放卫生科普资料等大众传播形式。健康教育的目的是选择教育方式的主要依据，如需要大造声势，多利用大众传播方式；传播卫生知识、培养行为，多采用人际传播方式，可以举办专题讲座、培训班，也可以进行个别指导、家访、咨询、行为训练等。

（二）开展以社区现场为基础的健康教育模式

1. 社区模式 以社区居委会与社区卫生服务中心为活动主体，有分工、又有配合，使健康教育普及到每个家庭，形成便民的社区保健、医疗圈。社区居委会负责设立宣传橱窗，并利用展览、文艺表演、知识竞赛、发放健康知识卡等形式，确保健康卫生知识传递到社区家庭。社区服务中心在掌握本地居民健康状况、卫生需求的基础上，有计划的开展慢性疾病防治和健康知识讲座等行为干预工作，做到预防、保健一肩挑。可以每月定期举行健康教育讲座，开出健康教育专栏，实现居民小区健康教育常态化。

2. 学校模式　以学校为中心，在组织好学校健康教育课程的基础上，引进卫生课讨论会、编排健美操；组织学生自己动手制作健康教育材料、手抄报、剪报等；设立心理健康咨询教室；开展健康知识擂台赛；"小手拉大手"向家长宣传健康知识等活动，使学校健康教育形式多样化，寓教于乐，调动学生参与的积极性。

3. 医院模式　在各级医院开展从门诊到病房、从预防保健到医疗和康复、从入院到出院的全程健康教育。每位医务工作者都自觉的担当起健康知识传播者的角色。在医院内设置健康教育宣传橱窗，条件好的医院可以利用电子显示屏和电视系统宣传健康知识；开展健康知识讲座和卫生科普入病房活动，使每位患者及家属在医院期间掌握相应的疾病防治知识。

4. 机关和企业单位模式　各单位利用演讲会、讲座、知识竞赛等形式，激发广大职工学习健康知识的积极性。针对产业工人多的特点，在工矿企业开展以职业保护为特点、多种形式的健康教育工作等。

5. 特殊行业模式　卫生部门采用集中培训和个别指导相结合的方法，强化食品、公共场所从业人员的卫生知识培训。餐饮服务行业从业人员每年必须接受一次专业培训，在取得合格证后方可上岗。

6. 农村模式　成立包括村干部、村医生在内的村级健康教育组织，从教育广大农民革除生活陋习、树立卫生观念入手，进行卫生知识普及宣传。可在每个村设健康教育宣传栏，或者利用广播为村民讲解健康知识。村医生负责了解村民的健康状况，有针对性的进行卫生保健指导。

第四节　健康教育的内容和形式

一、健康教育的内容

社区健康教育内容涉及面广、内容繁多，概况起来主要分为以下三类：

1. 一般性健康教育内容　帮助学习者了解增强个人和群体健康的基本知识，如住宅区域的公共卫生和环境保护；个人卫生知识；计划生育知识；营养卫生知识；一般疾病防治知识；精神心理卫生知识等。

2. 特殊健康教育内容　针对社区特殊人群常见的健康问题进行教育，其中包括：妇女健康保健；儿童保健；老年人健康保健知识；伤残人士的自我保健和康复知识等。

3. 卫生管理法规的教育内容　帮助社区个人、家庭以及群体学习和了解城乡健康相关的政策和法规，树立良好的道德观念，提高社区人群维护公共卫生的责任心。目前我国主要的卫生管理法规有《中华人民共和国环境保护法》、《中华人民共和国食品卫生法》、《公共场所卫生管理条例》等。

二、健康教育的形式

社区健康教育形式广泛繁多，依据目的任务、活动性质和干预手段的不同，可分为三大类：一是信息传播类，包括大众传播和人际传播；二是行为干预类；三是行政干预类。下面介绍在社区健康教育中最常用的形式，按功能特点归纳为以下四种。

1. 语言教育 又称口头教育法，包括口头交谈、健康咨询、专题讲座、小组座谈和大会报告、演讲等。

（1）口头交谈：通过面对面谈话，传递信息，交流情感，进行行为指导。具有简便易行，针对性强和反馈及时的特点。是入户家访和个别教育的基本形式。

（2）健康咨询：以单独或现场咨询的形式解答咨询者提出的有关健康问题，帮助他们解除疑虑，做出行为决策，保持或促进身心健康。此方式应由有经验的相应的专业人员承担。

（3）专题讲座：通过组织集体听课或办学习班的形式，由专业人员就某一专题进行讲课，此方式专业性、系统性、针对性强，目的明确，内容突出。是社区健康教育常用的一种群体教育方法，适用于社区重点人群的系统教育和基层专职人员的培训。

（4）小组座谈：一般人数在6～20人之间。由健康教育者组织、引导与协调，小组成员集体讨论，互帮互学。具有精力集中、针对性强，便于及时反馈、交流信息和指导。特别适用于技能训练和行为改变，如戒烟支持小组，家庭营养与烹饪技能培训班等。

2. 文字教育

（1）卫生标语：有大幅横额、招牌标语和条幅标语等。具有形式简单、制作方便、语言精炼、易于记忆，号召力、鼓动性强的特点。对大造舆论和创造气氛有突出作用。

（2）卫生传单：针对社区某个中心任务或急需解决的问题，一事一议，应急性强。内容较详细，可大量印刷，广泛散发。

（3）卫生小册子：组织专业人员编写，内容系统、针对性和知识性强，并便于保存，可反复使用。是卫生科普教育的好教材。

（4）折页：是新发展起来的一种印刷品种。由于制作精美、图文并茂、简要明了，直观性、吸引力强，并便于发放和保存，适用于低文化水平以及空闲时间少的人群阅读使用，也可作为对某项操作技能的具体指导。

（5）卫生报刊：定期出版发行，信息量大，综合性强，是广大群众学习卫生保健知识和积累信息的健康之友。但需组织好征订工作，并要求读者具有一定的文化水平和阅读能力。

（6）卫生墙报：包括黑板报和卫生墙报，是设在街头、单位等显眼处的相对固定的健康教育阵地。制作简便，更新内容易，可结合时令和卫生中心工作编排内容，能起到传播信息、宣传鼓动和普及知识的作用。内容应简明精干，并注意版面美观，字体清楚。

（7）卫生专栏：可以文字为主，图文并茂，或以图片、宣传画为主，直观性强。制作精良，坚固耐用，设在社区居民主要活动区，较具吸引力和教育性。

（8）卫生宣传画：是文字与形象艺术的结合。制造精良，印刷精美的宣传画，以其绘画、图片、设计编排艺术及鲜明的色彩，而极具感染力，能起到较好的宣传教育效果，是社区常用的方式，其中卫生年画较受农民喜爱。但需组织好征订发放工作。

3. 形象化教育 常有图片、照片、标本、模型、示范、演示等。其特点是直观性、真实性强，如身临其境，印象深刻，从而加强健康教育的效果。例如通过展示畸形胎儿标本，可强烈激发人们妊娠保健及优生优育意识。

4. 电化教育 包括利用职业性信息传播机构的广播、电视、电影等传媒手段，以及投影、幻灯、VCD、录音带、录像带等电化教材。

（1）广播：广播网络不受时空限制，传播迅速，覆盖面广，听众广泛，并不受文化程度限制，易于普及。不少地方在电台开设的"空中医生"或"健康医院"等就很受群众欢迎；农村地区特有的有线广播网和村里大喇叭是农村社区健康教育的有效渠道。

（2）投影、幻灯片：此类教材能自行制作，成本低廉，并可根据需要随意增减、灵活运用；画面色彩丰富，直观生动，群众乐于接受，教学效果好。

（3）录像带、VCD：内容丰富，知识系统，生动性、娱乐性以及表现性较强，是群众喜闻乐见的形式。特别适宜于传播操作技巧、生命知识等。

思考题

1. 什么是社区健康教育？

2. 案例分析：某社区有常住人口 3 万，居民以工人为主，初中及以下文化程度者占 58.5%，大多数家庭经济处于中下等水平。据调查，该社区成年男性吸烟率 53.4%，饮酒率 40.7%，社区内无公共文体设施。小王作为该社区的一名护士，被委派为该社区制定一套关于戒烟/酒的健康教育方案。假设你是小王，请回答：

（1）你制定健康教育方案的主要步骤有哪些？

（2）针对以上人群，你将选择哪些健康教育方法或形式？

（3）针对以上人群，你将从哪些方面进行健康宣教？

（陈井芳）

第六章 | 儿童健康

1. 掌握儿童生长发育的评估内容和方法、各年龄段儿童预防保健的重点、儿童常见的健康问题和护理干预方法。

2. 熟悉儿童的营养需要、不同时期的饮食喂养特点、儿童营养状况的评估方法和内容及儿童计划免疫。

3. 了解社区儿童保健的意义和内容，以及社区护士在儿童保健中的作用。

儿童的健康状况是衡量一个国家卫生事业及社会经济、文化发展水平的重要指标之一。儿童的健康状况决定了一个国家未来人口的素质，因此，儿童保健是社区护理保健工作的一个重要组成部分。根据不同发育阶段儿童期可分为新生儿期（出生～28天）、婴儿期（1～12个月）、幼儿期（1～3岁）和学龄前期（4～6岁）四个阶段。在社区，儿童的健康管理包括儿童营养与生长发育的监测、免疫接种、常见健康问题和疾病的管理及各年龄阶段相应的健康保健指导等。

我国儿童保健的总体目标是根据儿童生长发育的特点，提供全面的医疗、预防、保健服务，促进其身心全面发展，从而提高健康水平。社区儿童保健的基本任务是根据儿童生长发育的特点，通过健康教育、预防接种、儿童生长发育的筛查及疾病防治等措施，预防各种常见病及多发病，降低婴幼儿死亡率，增强儿童体质，维持儿童的正常生长发育及促进正常人格的形成，提高儿童的健康水平。

第一节 概　述

一、社区儿童保健的意义

WHO 明确指出，儿童保健的目标是保障每位儿童能在健康的环境中成长，拥有爱和安全感，能得到足够的营养，接受适当的健康管理及健全的生活指导，并能得到合理有效的医疗卫生保健和护理。因此，社区儿童保健的意义主要体现在以下方面。

1. 维持儿童正常的生长发育　社区护士在进行新生儿访视、健康检查、生长发育监测及预防接种等系统化服务时，与家长及儿童的接触和交流机会较多，一方面有利于指导及督促家长用科学方法养育和保护儿童；另一方面也利于及时发现儿童存在的生长发育及社会心理问题，及时采取预防及治疗措施。

2. 促进儿童的早期教育 通过对社区儿童实行集中统一的管理，对家长进行适当的培训与教育和提供科学合理的、方便可及的咨询，以及为家长之间相互交流提供良好的平台，有利于促进儿童智力发展的早期开发与教育。

3. 降低儿童患病率及死亡率 定期对儿童进行健康体检，有利于高危儿童的系统管理和跟踪随访，实现早发现、早诊断、早治疗；对儿童家长进行健康教育，使其树立正确的健康育儿观念，获得儿童保健知识，提高对儿童健康的保护意识，从而降低各种儿童疾病的发生率及死亡率。

4. 消灭或控制儿科领域的某些疾病 通过综合的社会防治措施、社区计划免疫的加强、对慢性病的管理及家庭指导等，控制或消灭儿童期的某些疾病，如脊髓灰质炎、支气管哮喘等。

5. 依法保障儿童的权益 依据《中华人民共和国母婴保健法》、《中华人民共和国收养法》等法律法规，与有关部门协调配合，依法保障社区儿童的生存权、发展权和受保护权等。

二、儿童保健工作的内容

儿童保健工作应采取主动、系统的管理以便更好地保障社区儿童的健康，目前我国儿童保健的主要工作内容包括新生儿家庭访视、定期健康检查与生长发育监测、计划免疫、儿童常见病与多发病的防治、儿童意外事故的预防等。

(一) 新生儿家庭访视

家庭访视（home visit）是儿童保健的重要内容之一，需要社区与医院之间建立良好的协作关系，社区护士和医院产科护士密切合作，以便新生儿出院后，社区护士能及时对新生儿登记入册，建立新生儿健康管理卡，按时进行家庭访视、预防接种等一系列儿童保健管理工作。社区护士应在新生儿出院回后24小时内进行家庭访视，一般不超过72小时。

1. 访视目的 定期对新生儿进行健康检查，早期发现问题，及时处理，降低新生儿发病率、死亡率，同时进行科学育儿的保健指导。

2. 访视次数 新生儿出生后28天内一般需访视3~4次，即初访、周访、半月访、满月访。如发现异常情况应增加访视次数。

3. 访视内容

(1) 初访（生后3天内）：①询问母亲及家属：新生儿出生前后的情况，包括孕母情况、分娩方式、有无窒息、出生时体重和身长、喂养情况、睡眠情况、大小便情况、是否接种卡介苗和乙肝疫苗等。②评估新生儿居住环境：包括温湿度、通风状况以及安全、卫生状况等。③观察新生儿一般情况：包括面色、呼吸、大小便、吸吮能力等；测量体重、身长、体温，注意检查有无黄疸、脐部是否干燥及有无感染、出血等；观察有无听觉障碍和其他先天畸形。④指导脐部护理、沐浴、衣着等新生儿常规护理，宣教母乳喂养、婴儿抚触的益处和方法，普及科学育儿知识。⑤发现异常问题及时给予指导和处理，做好记录，预约下次访视时间。

（2）周访（生后 5~7 天）：①观察新生儿一般情况，询问新生儿喂养、哭声、大小便情况。②检查脐带是否脱落，若已脱落，检查脐部有无红肿、渗血；检查有无红臀及全身皮肤皱褶处有无发红、破损等。③询问喂养和护理中是否遇到新问题，并对存在的问题给予相关的护理指导。

（3）半月访（生后 10~14 天）：①测量身长体重，判断生理性体重下降的恢复情况，如未恢复应分析原因，并给予指导；检查生理性黄疸是否消退，如有异常应及时就诊。②指导家长给新生儿补充维生素 D 的方法，预防佝偻病。③询问一般护理情况、喂养情况、大小便情况等，如有问题，应提供相应的指导。

（4）满月访（生后 27~28 天）：询问喂养、护理情况；测量身长、体重及进行全面体格检查，如发现异常，应找出原因并给予指导。

每次访视后，应认真填写新生儿访视卡，满月访结束时进行访视小结，并指导家长继续进行婴幼儿生长发育监测和定期健康检查。每次访视时应根据新生儿、家长及家庭具体情况进行具体的、有针对性的指导。

（二）生长发育监测与定期健康检查

生长发育监测是在医院和社区卫生服务中心或家庭开展一项重要的婴幼儿保健措施。通过社区护士及其他医务人员为儿童定期、连续地测量体重，绘制儿童生长发育监测图并观察体重曲线的增长趋势，动态监测婴幼儿的生长发育趋势，以便尽早发现生长迟缓的儿童，并查找原因，采取相应的干预措施。目前，我国卫生部规定测量体重的时间分别为：生后 1 年内测量 5 次，一般为生后 1、3、5、8、12 个月。第 2 年 3 次，即生后 15、20、24 个月。第 3 年 2 次，即生后 30、36 个月。0~6 岁的散居儿童和已入托幼机构的集体儿童按各年龄期保健需求定期到辖区内社区卫生服务中心进行健康检查。

定期健康检查的时间为生后第 1 年检查 4 次，2~3 个月/次；第 2、3 年每年各检查 2 次，6 个月/次；3 岁以后每年检查 1 次。这种连续纵向观察便于获得个体儿童生长趋势及心理发育的信息，早期发现问题，及时给予指导。检查的内容包括评估喂养情况、生长发育情况、预防接种及疾病情况、家庭环境与教育情况等；并进行全面的体格测量与评价；实施全身各系统检查及常见病的定期检查，如缺铁性贫血、寄生虫病等，对临床可疑疾病应作进一步检查，如佝偻病、发育迟缓等。

（三）计划免疫

计划免疫（planned immunization）是根据儿童的免疫特点和传染病疫情的监测情况制定一定的免疫程序，有计划、有目的地将生物制剂接种到婴幼儿体内，从而起到预防、控制相应疾病的作用。包括有计划和有针对性地实施基础免疫（全程足量的初种）及随后适时的加强免疫（复种），预防接种（preventive vaccination）是计划免疫的核心。

目前，我国除了卫生部规定的计划免疫疫苗：卡介苗减毒活结核混悬液、乙型肝炎疫苗、脊髓灰质炎疫苗、百白破疫苗（百日咳菌液、白喉类毒素、破伤风毒素混合制剂）及麻疹疫苗，各地区可根据疾病流行地区与季节、儿童身体状况或家长的要求进行乙型脑炎疫苗、流行性脑脊髓膜炎疫苗、风疹疫苗、流感疫苗、腮腺炎疫苗等非计划免疫接种。

（四）儿童常见病多发病的防治

儿童由于机体免疫力较低、环境适应能力较差、照顾不当及不良的生物性或家庭、社会环境因素影响，易发生呼吸道感染、消化道感染、寄生虫病等感染性疾病；以及肥胖、营养不良、口腔卫生不良、用眼卫生不良等非感染性健康问题。同时，由于现代家庭稳定性降低，加上独生子女易受到过度溺爱、祖辈与父辈之间及父母之间教育态度矛盾，以及教育过程中忽视儿童的心理特点和个性差异等，使儿童的社会心理问题增加，儿童多动症、儿童孤独症等亦成为常见的心理疾病。因此，社区护士应重视儿童的身心健康，加强健康教育，指导家长正确养育儿童的方法，确保儿童身心健康。

（五）儿童意外伤害的预防

由于婴幼儿好奇心强，运动能力逐渐增强，常用触觉和味觉等探索周围环境，对危险因素的认知能力较差，因此易发生气管异物、灼（烫）伤、动物咬伤及溺水、交通事故等意外伤害。儿童意外伤害作为 21 世纪儿童严重的健康问题，具有致残率高、突发性强和原因复杂多样等特点，不仅会给受伤儿童自身带来生理和心理上的严重后果，也给家庭社会带来沉重的负担。

随着医学的发展，意外伤害不仅仅是一种突然发生的事件，也是一种疾病，既有外部原因，也存在着内在的发展规律。社区护士可通过指导家庭及儿童照护单位为其提供安全的环境，提高其对意外伤害的预防意识，加强儿童的安全教育和安全训练，评估危险因素及时采取有针对性的预防措施，从而达到有效地预防和控制儿童意外伤害的发生。

三、社区护士在儿童保健中的作用

（一）促进儿童的正常生长发育

1. 监测儿童生长发育情况　利用儿童生长发育的评估方法对儿童生长发育水平进行定期评估，对存在生长发育障碍的儿童，及时指导并督促父母进行诊治，以维持正常的生长发育。

2. 促进儿童保持良好的营养状况　正确评估儿童的营养状况，指导父母正确的喂养，促进儿童在各年龄阶段平衡地摄入各种营养素，满足生长发育的需要。

3. 协助营造良好的家庭环境　通过家庭访视、健康教育使家长了解儿童各年龄阶段生长发育的特点，指导家长与儿童交流的技巧，关注儿童的身心需要，促进建立良好的家庭关系，营造和谐融洽的家庭氛围，保持儿童的身心健康。

（二）普及儿童的健康教育及预防接种

1. 普及儿童保健知识　利用发放书面资料、专题讲座、一对一指导等多种宣教方法，普及儿童保健知识，包括不同阶段儿童的生长发育特点、正确的养育方法、各种常见病和多发病的发生及预防措施、常见意外伤害的防范等。指导家属、托儿机构教师等相关人员根据儿童不同时期生长发育的需要及各期保健的重点，有针对性地进行护理与培育，促进儿童的健康成长。

2. 加强预防接种　注重与学校及其他相关机构的联系，共同做好儿童的预防保健工作，确保每位儿童能完整的接受预防接种。广泛宣传预防接种的重要性及普及预防接种的相关知识，督促父母按时对儿童实施预防接种。

（三）加强患病儿童保健与康复指导

由于儿童生长发育的特殊性，健康问题多集中体现在躯体的感染性疾病与非感染性疾病、社会心理问题及意外伤害等方面。社区护士应根据儿童不同阶段的身心要求及健康问题，提供有针对性的护理保健服务。对于患病儿童，社区护士应指导家属做好家庭、疾病预防、营养、运动、症状等护理工作，并提供康复训练等各方面的指导，促进早日康复。

（四）统计分析与记录

1. 建立社区儿童健康档案　建立社区儿童健康档案有利于对社区内儿童的健康状况进行全面的了解，然后根据情况给予具体的护理干预措施。社区护士应定期对社区儿童进行体格检查并建立健康档案，社区儿童健康档案的内容包括儿童的姓名、性别、年龄、出生情况、生长发育情况、患病情况、计划免疫情况、家庭社会支持状况等。

2. 统计分析社区儿童的健康状况　社区护士对所掌握的儿童健康状况应及时做好统计分析，以便及时发现问题、处理问题，并向有关部门汇报，为制定有利于儿童健康的政策、创造有利于儿童健康成长的环境提供参考依据。

总之，社区护士对儿童进行体格检查、预防接种等工作直接起到防病治病的作用；对家长、学校教师的健康指导、社区环境改善等间接发挥维护儿童健康的作用。社区护士应充分利用社区优势，加强与其他儿童保健、教育机构的联系，共同做好儿童保健工作，提高儿童的健康水平。

第二节　常见儿童健康问题及护理干预

一、儿童感染性疾病

（一）呼吸道感染

急性呼吸道感染（acute respiratory infection）是儿童最常见的呼吸系统疾病，又以急性上呼吸道感染、支气管炎、肺炎发病率最高，具有年龄越小、病情越重、并发症越多、死亡率越高的特点。易发呼吸道感染的婴幼儿包括早产、低体重、人工喂养、先天畸形、营养不良、贫血及佝偻病等患儿；常见的致病微生物包括细菌、病毒、支原体、衣原体、肺囊虫病、真菌等；而环境污染、气候骤变、营养不良、免疫功能低下则是诱发因素。

由于致病因素较多，易于诱发，预防及控制上呼吸道感染的发生宜采取多方面综合的方法，包括注意休息、保证充足的营养和水分、保持室内适当温度和湿度以促进舒适及保持环境清洁卫生的一般性健康指导；积极避免发病原因及诱因的健康教育，如室内多通风、保持空气新鲜，气候骤变时注意增减衣物，增强体质锻炼、提高呼吸系统的抵抗力和适应环境的能力；注重患病后的治疗、护理及合理用药，防止并发症的发生。对易反复感染的患儿，建议接种流感疫苗。

（二）消化道感染

婴幼儿消化系统发育尚未成熟，生长发育需要的营养较多，消化道负担较重，加上机体防疫能力差，急性胃肠炎是儿童常见的消化道感染性疾病，其中以婴幼儿腹泻最为常见。婴幼儿腹泻多由病毒、细菌、真菌感染等引起，主要表现为腹泻、呕吐，容易引起脱水、电解质紊乱及全身中毒症状，5岁以下的儿童腹泻发病率及病死率较高。社区护士应重视婴幼儿腹泻的健康教育，指导家长注意婴幼儿的饮食卫生，做好餐具消毒工作，并养成勤洗手等良好的卫生习惯；对已发病的婴幼儿及时治疗，指导家属注意补水，密切观察病情变化，如大便次数、量、性状、颜色等，有无脱水、发热症状等，情况严重者应建议住院治疗，同时，指导家长做好饮食、臀部护理。

（三）传染性疾病

儿童免疫功能较差，是传染性疾病的易感人群。常见的儿童传染病包括麻疹、水痘、风疹、脊髓灰质炎、病毒性肝炎、流行性腮腺炎、流行性乙型脑炎、百日咳、痢疾、结核病等。社区护士应针对儿童常见传染病的发病特点，做好健康教育，并加强预防接种工作。对传染性疾病应做到及时发现、及时隔离、及时治疗，呼吸道传染病流行期间，儿童应尽量不去公共场所，托幼机构应该严格卫生管理。

（四）寄生虫病

儿童由于好奇心强，喜欢接触外周环境，加上卫生意识不强、卫生习惯不良等因素，寄生虫病的发病率较高。儿童常见的寄生虫病包括蛔虫病、蛲虫病及丝虫病，这些寄生虫常寄生在儿童的肠道中，影响其消化功能及营养物质的吸收，并导致其他的并发症，对儿童健康有较大的危害作用。预防儿童寄生虫病较为有效、可行的措施是切断传播途径，社区护士应教育指导儿童培养良好的卫生意识，形成良好的卫生习惯，注意自身的清洁卫生。如饭前便后洗手、常剪指甲、不吮吸手指等；不吃未经清洗的瓜果、不喝生水；玩具应经常清洗等。如发现寄生虫病应及早治疗，以免发生并发症。

二、儿童非感染性疾病及健康问题

（一）肥胖问题

肥胖症（obesity）是由于长期能量摄入超过人体的消耗，体内脂肪过度集聚而引起的体重超出同性别、同身高参照人群均值的20%，与摄入过多、活动过少、情绪不良和遗传因素等有关。我国儿童肥胖症的发病率为3%～5%，大多数为单纯性肥胖。肥胖易导致儿童高血压、脂肪肝，诱发糖尿病及儿童心理行为障碍，严重影响儿童的身心健康；此外，儿童肥胖症还可能增加成年后的心血管疾病和糖尿病发生的风险。社区护士应指导父母从小培养儿童形成良好的饮食习惯，避免摄入过多油炸类和淀粉类食物，忌用食品奖励或惩罚儿童；培养健康的生活方式，鼓励适当的运动锻炼；定期为儿童进行体格检查，评价营养状况；如有肥胖倾向或出现肥胖症，应针对性地指导采取饮食、运动等干预措施。

（二）营养不良问题

营养不良（malnutrition）在 3 岁以下婴幼儿中多见，主要是因为宫内营养不良或早产导致先天不足、后天喂养不当及慢性腹泻等疾病引起吸收不良或过度消耗等引起。社区护士应加强优生优育的宣传工作，避免先天不足；指导家长合理喂养婴幼儿，及时添加辅食和营养素，避免摄入不足；做好预防接种，预防各种传染病发生，以免过度消耗；在健康体检发现先天性畸形如唇裂、短肠综合征、幽门梗阻患儿，应指导家长及时求医治疗，去除疾病因素的影响；此外，应培养婴幼儿良好的进食习惯，纠正其偏食、挑食问题，预防营养不良发生。

（三）口腔卫生不良问题

儿童口腔卫生问题也是较为常见的儿童健康问题之一，发生龋齿可影响进食及导致牙颌关节发育不良。据报道，我国儿童乳牙龋齿率高达80%，恒牙龋齿率超过40%。儿童龋齿的发生与儿童牙齿的发育结构、饮食习惯和自我口腔保健能力、口腔卫生习惯等相关。社区护士应加强口腔卫生的宣传教育，确保家长对儿童龋齿有正确的认识；指导家长合理安排儿童饮食，限制含糖的食物，适当进食一些含纤维素及钙质丰富的食物；培养儿童养成良好的口腔卫生习惯，3 岁前学会餐后漱口，3 岁后掌握正确的刷牙方法，早晚刷牙；提倡定期作牙齿检查（每年 1~2 次），及时发现、及时治疗龋齿。

（四）视力问题

近视（myopia）是儿童常见的视力问题，用眼时间过长、用眼环境差、姿势不良、缺乏维生素或微量元素等使儿童的近视发生率逐年增加。预防儿童视力问题的发生也是社区护士的一项重要任务，社区护士可以在家庭访视时评估室内光线情况及儿童座椅的高度是否适宜，儿童在阅读时是否有姿势不良的现象，并根据具体情况进行指导。指导合理摄入营养素及安排儿童的作息时间，注意劳逸结合，避免用眼时间过长造成儿童视力疲劳；并加强保护视力的宣传教育，定期进行视力检查，及时治疗近视。

弱视（amblyopic）也是儿童常见视力问题之一，6 岁前是治疗的最好时机，如果错过治疗时机，将造成眼睛的终生残疾。因此，建议儿童每半年进行 1 次视力检查，以便及时发现视力问题予以矫正。另外，从新生儿时期，家长应注意儿童床周围放置的玩具及光源等，定期变换位置，教育儿童在读、写、看电视时要注意用眼卫生，预防弱视的发生。

三、儿童社会心理问题及疾病

（一）儿童多动症

儿童多动症（hyperkinetic syndrome of childhood）又称注意力缺陷障碍，指儿童过分好动、精神无法集中或过于短暂、情绪不稳定而继发学习困难现象。发病原因可能与遗传因素、脑损伤、铅中毒、高糖食物、家庭、社会环境因素等相关。主要表现为过度好动、容易被周围无关紧要的事分散注意力、对自我冲动的控制力差、叛逆及暴力行为、情绪不稳定、学习困难等。社区护士应指导家长注意保护儿童的注意力，尊重与爱护患儿，有计划地进行管教，并加强与患儿的交流，以鼓励的态度培养与增加患儿的自信心，忌粗野干涉与训斥；对多动症的儿童，采用启发性的、形象生动的教育方法，培养儿童的学习兴趣，并为儿童创造良好的学习环境；指导家长识别儿童的异常行为，并及时到有关机构进行咨询，采取正规的系统训练和治疗，提高或稳定患儿的注意力水平。

（二）儿童自闭症

儿童自闭症（infantile autism）又称孤独症，起病于婴幼儿期，是一种与中枢神经系统发育障碍有关的疾病。男孩发病明显多于女孩，国外报道发病率男女比例约为 4 ~ 5：1，我国为 6 ~ 9：1，其主要表现为不同程度的言语发育障碍、人际交往障碍、兴趣狭窄和行为方式刻板，约有 3/4 的患者有明显的精神发育迟滞。目前，自闭症无特效药物治疗，多采用以教育和训练为主、药物治疗为辅的方法，包括交流训练、语言训练、行为治疗、感觉统合训练、听觉统合训练和结构化教育等。社区护士应指导家长早期开始实施教育和训练，根据患儿特点，协助制定个性化的培训计划，循序渐进，禁止体罚和责骂，使患儿对教育者产生信任感；指导家长在生活中多创造与儿童交流的机会，增强沟通，强化语言训练和良好行为的训练，帮助其克服异常行为；并尽量促使患儿在集体生活中成长，在与正常儿童交往中接受帮助，使其精神活动得到发展，获得一定的社会交往能力。

四、儿童意外事故的预防

（一）儿童意外伤害的原因

儿童天生的探索欲强，好奇心重，模仿性较强，对危险的认知能力较差，缺乏自我保护能力，或家长、教师和其他监护人疏忽大意、照顾不周是儿童发生意外伤害的主要原因，复杂的社会环境及突发的自然灾害也是原因之一。

（二）儿童意外伤害的分类

国际疾病分类标准（ICD – 10）已将意外伤害列为一类单独的疾病，包括交通意外、溺水、意外中毒、意外跌落、烧（烫）伤、意外窒息、动物咬伤、砸伤（死）与其他意外。意外伤害按性质可分为物理性、化学性、生物性；按发生场所分为家庭意外伤害、学校意外伤害、托幼机构意外伤害等。有资料显示，52% 的儿童意外伤害发生在家中，19% 发生在街道，12% 发生在学校。

（三）常见儿童意外伤害的预防

1. 气管异物　常因儿童在进食或口含玩具等物品时哭闹、嬉笑或跑跳发生误吸引起，强迫喂药时也可发生。异物进入气管后可引起呛咳、青紫和呼吸困难，异物逐步进入支气管后，若长时间停留，可引起持续性咳嗽、肺气肿、肺水肿，严重者窒息死亡。

（1）院前急救：当发现气管异物时，如儿童症状较轻，尚可呼吸，家长应避免惊慌，诱导其用力咳嗽争取将异物咳出，而气管、支气管异物自然咳出的机会仅 1% ~

4%，因此对未咳出异物者应立即送往医院急救处理。在不能清楚看见异物的情况下，切忌盲目徒手取异物，应立即求助急救服务或送入医院，用喉镜和支气管镜等专业器械取出异物；在入院途中，对伴有呼吸困难的患儿应立即进行紧急救护。

①1 岁以内婴儿的救护：用前臂托住婴儿胸部让婴儿面朝下，头部低于躯干，倒立，用手指在肩胛骨之间给予有力的敲击。

②1～9 岁儿童的救护：救护者坐下，将儿童面朝下横放在救护者的双膝间，用手掌根部在肩胛骨之间给予有力的拍击，注意用力不可过大，如果阻塞物未去除，可重复进行。

③大于 9 岁儿童的救护：从后面抱住儿童，让其处于直立位，用一手拇指向上面对腹部，用另一只手握住这只手用力向后向上冲击肋缘，如果异物未去除，可重复上述的手拳拍击法 3 次以上。如果阻塞物排出后呼吸未恢复，应进行口对口人工呼吸。气管异物经现场急救处理时，若异物清除成功，呼吸道通畅；如未成功，应重复拍背法、拍击法及人工呼吸，直至取出异物，同时转送医院急诊，进行复苏后处理。

（2）预防：4 岁以下儿童咀嚼功能低下，应鼓励细嚼慢咽，注意避免进食较小、较硬而光滑的食物，如豆类、花生、瓜子等；不宜吃口香糖及果冻，以免误咽。教导儿童在咀嚼食物时避免说话或大笑；小儿进食时，不要逗孩子说笑、哭闹，以防食物呛入气管。教育孩子不要把小东西放在口内玩，纠正小儿口内含物的不良习惯，如发现小儿口内含物时，应婉言劝说使其吐出，不要用指强行挖取，以免引起哭闹而吸入气管内。将图钉、硬币、纽扣、糖果、饮料罐拉环和气球等物品放在婴幼儿接触不到的地方，防止误食、误吸的发生。

2. 灼（烫）伤 灼（烫）伤指因接触火焰、热油、沸水、电流和水蒸气等高温物质、腐蚀性化学物质或辐射引起的皮肤和组织损伤。

（1）院前急救：

①热液烫伤：应立即脱去被热液浸湿的衣物，可用冷清水长时间冲洗或浸泡受伤部位以降低表面温度，如衣物与皮肤粘在一起，禁止撕拉，只需将未粘着部位的衣物剪去。注意不要摩擦、挤压或刺破水泡，水泡如有破损需保护好创面，及早送医院治疗。

②强酸或强碱灼伤：应马上用大量冷清水冲洗至少 20 分钟，然后用清洁布类包好以保护创面，急送医院救治。如果是生石灰烧伤皮肤，应先用手绢、毛巾揩净皮肤上的生石灰颗粒，再用大量清水冲洗。切忌先用水清洗，以防生石灰遇水会发生化学反应，产生大量热量灼伤皮肤。

（2）预防：做好危险物品管理，让家中或托幼机构内的儿童远离能够引起灼（烫）伤的危险物品，如打火机、开水瓶等。汤菜须温度适宜后方可给儿童进食；成人在端热水、热饭菜时应注意避开来回奔跑的儿童。

3. 动物咬伤 主要包括毒虫咬伤及犬猫咬伤。

（1）**毒虫咬伤**：常见有毒昆虫如蜜蜂、大黄蜂、蜈蚣及毒蝎等，它们对人体的伤害多局限于叮咬部位，可出现局部红肿、疼痛、瘙痒、水泡等不同程度的局部反应。

全身反应常见于继发性过敏反应，极少数年幼、体弱者被多只毒虫咬伤可能会造成死亡。急救与处理：仔细检查被毒虫咬伤部位有无毒刺并予以拔除或刮除，并注意观察儿童的生命体征。如果被蜜蜂、毒蝎蜇伤或蜈蚣咬伤也可用弱碱性溶液如肥皂水清洗伤口；被黄蜂蜇伤可用弱酸性溶液如食醋清洗伤口。剧痛者可以冰块冷敷或激素软膏外涂。抬高患肢，以减少肿胀和疼痛，对有过敏反应者可口服抗组胺药。密切观察伤口和全身反应，如局部疼痛加剧、继发感染或出现呼吸困难、哮喘、荨麻疹等应立即就医。

（2）犬、猫咬伤：据 WHO 估计，每年大约 10 万人死于狂犬病，其中 80% 以上在发展中国家，以印度和我国发病人数最多。被犬、猫等咬伤、抓伤、舔舐伤口或黏膜后，应立即用大量清水、肥皂水反复冲洗伤口至少 15 分钟，然后去医院及时、全程、足量地注射狂犬疫苗，伤口较深，污染严重者酌情进行抗破伤风处理及预防感染。回家后至少观察 7 周，如出现发热、头痛、恶心、呕吐、吞咽困难，对光、声、风、水有恐惧感须立即复诊。此外，应加强动物管理，定期给犬注射狂犬病疫苗。避免儿童接触来路不明的犬、猫也是重要的预防措施。

4. 其他　随着年龄增长，儿童的活动范围逐渐扩大，并喜欢模仿成人的活动，在预防婴幼儿期常见意外事故的基础上，还应注意交通安全知识的教育，预防交通事故的发生。

另外，为预防摔伤、中毒、溺水等意外伤害的发生，应指导家长不应将儿童单独留在较高的位置上；有毒物品等危险物品宜妥善保管，放在儿童无法取到的地方；注意使用有盖电源，谨防触电；经常检查玩具的安全性，以防意外伤害；不能将婴幼儿单独留在浴盆、水池及湖泊附近以防意外溺水。

第三节　社区中的儿童保健

儿童保健是社区卫生服务人员根据儿童不同时期生长发育的特点与健康需要，通过儿童保健组织及机构，采取不同的预防保健措施，达到提高儿童免疫力，降低各种疾病的发生率及死亡率，促进儿童身心健康成长的目的。

一、儿童的生长发育

生长（growth）是指随着儿童年龄的增长，细胞繁殖、增大、细胞间质增加，表现为可测量的躯体或器官的增长；发育（development）则指细胞、组织、器官功能的分化和演进，表现为体力、智力、心理、情绪和行为的发展完善。两者紧密相连，共同体现机体的动态变化。

儿童时期是人类生命周期中身心发展最快的时期之一，此期的发育遵循由上而下、由近到远、由粗到细、由低级到高级、由简单到复杂的规律。儿童的生长发育水平虽有一定的规律，但在一定范围内受遗传、性别、内分泌因素、孕母状况、营养、疾病、生活环境与运动锻炼等多因素影响，存在相当大的个体差异。因此，生长发育监测时，社区护士应考虑个体不同的影响因素，定期对儿童进行体检，正确地判断和评价儿童发育情况，及时发现问题，并找出原因予以纠正。

（一）体格发育的评估内容及方法

1. 评估内容　通常用于评价体格发育的指标有体重、身长（高）、坐高、头围、胸围、腹围、皮下脂肪等。骨骼（包括囟门和骨化中心）和牙齿的发育亦常用来评价儿童的发育和营养状况。

2. 评估方法

（1）体重（weight）：为各器官、组织及体液的总重量，是反映儿童体格成长尤其营养状态常用的指标，也是计算儿童用药及补液剂量的参考依据。体重受营养、辅食添加、疾病等多种因素的影响，出生前3个月增长最快，1岁后生长速度明显减慢。儿童体重计算公式为体重（kg）=实际年龄（岁）×2+7（或8）。应根据儿童特点选择合适的体重计进行测量，测量前应排大小便，称量时避免摇晃，称量后准确地减去衣物重量。

（2）身高（standing height）：指头顶到足底的全身长度，包括头、躯干和下肢的长度，是评价体格发育和生长速度较好的标志。1岁以后平均身长的公式为身长（cm）=年龄（岁）×5+80（cm）。3岁以下儿童仰卧测量从头到足底的厘米数为身长，3岁以上儿童站立测量。

（3）坐高（sitting height）：是顶骨至坐骨结节的高度，代表头颅与脊骨的生长，它占身高的比例随年龄的增长而降低。3岁以下儿童卧位测量顶臀长即为坐高，称顶臀长，3岁以上坐位测量。

（4）头围（head circumference）：是自眉弓上方、枕后结节绕头一周的长度，反映脑和颅骨的发育情况，测量在2岁前最有价值。头围在生后第一年增长最快，出生时头围平均34cm，1岁时平均46cm。测量时将软尺0点固定于头部一侧眉弓上缘，紧贴头皮绕枕骨结节最高点及另一侧眉弓上缘回到0点，读数至0.1cm。

（5）胸围（chest circumference）：是沿乳头下缘绕胸一圈的长度，取呼气与吸气的平均值，反映胸廓和肺的发育情况。测量时被测量者取卧位（3岁以下）或立位（3岁以上），平静呼吸，将软尺0点固定于一侧乳头下缘，紧贴皮肤，经两侧肩胛下缘回到0点，读数至0.1cm。

（6）腹围（abdominal circumference）：婴儿取卧位，将软尺0点固定于剑突与脐连线的中点，在同一水平线上绕腹部一圈至0点；其他儿童的测量为平脐绕腹一周，读数至0.1cm。

（7）皮下脂肪厚度（subcutaneous fat thickness）：皮下脂肪的厚薄反映儿童营养状况的好坏，测量部位通常为上臂、肩胛下部和腹部，分别反映四肢与躯干部、腹部的皮下脂肪累积程度。测量者用左手拇指和食指间隔3cm捏起测量部位的皮肤及皮下脂肪，右手将小卡尺的钳板插入捏起的皮褶两边及底部钳住，测量厚度，读数至0.5cm。注意手指的力量恒定，尽快读数，读数时勿放松左手。

3. 评价标准　根据本地区儿童大样本横向调查的体格测量数据，按年龄、性别计算出各种统计指标，取适当范围作为本地区的标准参照值。评价时，应根据评价目的选用合适的评价方法，再结合体格检查、生活环境、疾病状况等进行综合分析；注意不能仅凭一次测量结果下结论，而应定期作体格测量，进行动态纵向性连续观察，做出客观、准确的评价。

（二）儿童社会—心理评估内容及方法

包括感觉、动作、语言思维和心理、情感等方面的发育测量与评估。根据不同年龄段儿童的生长发育特点，评估侧重点有所不同，婴儿期以动作发育、幼儿期以语言发育、3岁以上儿童以智力发育、情感评估作为主要指标。可包括诊断性智力测验、丹佛发育筛查测验、投射性测验、气质特征与行为问题测量等。

二、儿童营养

营养是保证人体生存、维持生命和健康必需的物质基础，合理的营养有助于儿童的生长发育。反之，营养障碍会影响儿童的生长发育，危害儿童的健康。因此，儿童营养评估及指导是社区儿童保健工作的一项重要内容。

（一）儿童的正常营养需要

1. 热量的需要 儿童的热能需要满足以下5个方面的需求：基础代谢、生长发育、食物的特殊动力作用、活动和排泄损失的能量，其总和为儿童代谢所需的总能量，年龄越小总能量的需求越大，1岁内每日每公斤体重约需460kJ，以后可按每3岁减去42kJ计算儿童代谢所需的总能量。儿童热量来源主要依靠碳水化合物、脂肪及蛋白质，儿童热量的供应比例一般为：蛋白质供应占总能量的12%~15%，脂肪供应占30%~35%，碳水化合物供应占50%~60%。

2. 营养素的需要 人体必需的营养素包括：水、蛋白质、脂肪、碳水化合物、维生素、矿物质。蛋白质在构成人体细胞和组织，调节人体生理功能方面有着重要的作用；脂肪具有提供能量，维持正常体温，保护器官等作用；碳水化合物在构成组织和细胞中不可缺少，是供给能量的主要物质之一；而水、维生素及矿物质是维持并参与新陈代谢、调节人体的生理生化功能的重要物质。

（二）儿童营养供给

1. 婴幼儿喂养

（1）母乳喂养（breastfeeding）：母乳分为初乳、过渡乳、成熟乳及晚乳，初乳是产后5~7天的乳汁，过渡乳是产后7天至1个月的乳汁，成熟乳是第2至第9个月的乳汁，晚乳是10个月以后的乳汁。母乳是婴儿最适宜的食物，应大力提倡母乳喂养。

（2）混合喂养：因母乳不足而添加牛、羊乳或其他代乳品的喂养方法称混合喂养。人工喂养相对于母乳喂养具有乳液易被污染、成分比例不够恰当、易引起消化不良或消化紊乱等缺点，因此，一般只有在母亲因多种原因确实不能提供母乳喂养时才选择人工喂养。人工喂养如能选择较好的乳制品，比例调配恰当，注意消毒及卫生，仍然能满足婴儿的需要。

（3）添加辅助食品：随着婴儿的成长，单纯的乳品已不能满足其营养的需要，因此需要及时添加辅助食品。添加原则为由少到多、由细到粗、由稀到稠、由单种到多种，使婴儿有一个适应过程。添加时间宜选择婴儿身体健康、消化功能良好时，并根据婴儿生长发育的需求及消化功能状况而添加不同的辅食。

2. 幼儿期儿童的饮食 1 ~ 3 岁的儿童乳牙已逐渐长齐，但咀嚼功能仍较差，故食物宜细、软、碎，食物中的乳类应为每日 500ml 左右，饮食的次数应为 4 ~ 6 次。由于幼儿期生长发育很快，应供应充足的能量及大量的优质蛋白质。每日需要的总能量为377 ~ 418kJ/kg，糖、脂肪、蛋白 3 种营养素之比为 4 : 1. 2 : 1。

3. 学龄前期儿童的饮食 学龄前期的儿童营养需要基本接近成人，但应避免过于坚硬、油腻、辛辣、刺激性较大的食品。一般每日的总热量需求为 5096 kJ 左右。糖、脂肪、蛋白的比例为 6 : 1. 1 : 1。食物的品种要多，既要有充足的主食，也要有富含优质蛋白质的鱼、肉、蛋、乳、豆类，且要有大量的绿色蔬菜及新鲜水果。食物应粗细比例合适，荤素搭配，以增加儿童的食欲；一日三餐的比例恰当，同时要注意培养儿童良好的进食习惯及营养行为。

(三) 儿童营养状况的评估与护理

营养评估是对儿童所摄入的营养素与生理需要之间是否平衡的一种估计及评价，通过评估可以发现儿童个体或群体存在的营养问题，以便及时调整饮食，供给儿童合理的营养。

1. 评估的方法及内容

(1) 病史询问及体格检查：包括向父母询问膳食安排情况、量及种类、儿童的食欲等，并了解有无营养缺乏疾病的症状如消瘦、体弱、夜啼等。在进行体格检查时应注意评价儿童的营养状况如体重、皮下脂肪的厚度、面色，有无水肿等，全面评估儿童有无营养障碍。

(2) 营养状况的调查：包括膳食调查、体格检查、实验室检查等。膳食调查的对象可以是个别儿童或儿童群体，调查方法包括询问法、记账法及称重法。其目的是了解儿童所获得的营养素是否足够，各种营养素的比例是否合适，然后对评估的结果进行分析及总结。

(3) 体格生长的指标测量：根据体格生长的指标如身高、体重等的测量结果，与本地区的常模进行比较，评价儿童的营养状态。

(4) 实验室检查及生理功能测查：包括测定血、尿、体液中的营养素及其代谢水平，测查各种生理功能如视力、反射等，了解有无营养缺乏。

2. 促进儿童营养及预防营养障碍的护理措施 社区护士不论是在家庭访视过程中，还是在社区保健中心工作中，都需要进行以下工作：对儿童定期进行营养评估以了解儿童的营养状况；对父母及儿童机构进行有关儿童营养的教育，使他们能及时满足儿童的营养需要；及时发现儿童群体及个体的营养问题并采取干预措施。

三、儿童计划免疫

儿童计划免疫包括两个程序：一个是全程、足量的基础免疫，即在 1 周岁内完成的初次接种；二是加强免疫，即根据疫苗的免疫持久性和人群免疫水平及疾病的流行情况适时进行复种。

（一）人工免疫的类型

1. 主动免疫　主动免疫（active immunization）是指向机体接种疫苗、类毒素等含抗原的生物制品，刺激机体产生的特异性免疫。其特点是产生免疫力慢（1～4 周），一旦建立可维持较长时间（数月到数年）。目前已广泛用于儿童传染病的特异性预防，并设置了一定的免疫程序。

2. 被动免疫　被动免疫（passive immunization）是指机体直接接受抗体或淋巴因子所获得的特异性免疫。其特点是一经输入立即获得免疫，见效快，但维持时间短（2～3 周），多用于治疗及紧急预防。

（二）人工免疫制剂

1. 自动免疫制剂

（1）死疫苗：选用免疫原性好的细菌、病毒、立克次体、螺旋体等，经人工培养，再用物理或化学方法将其杀灭后制成的疫苗，此种疫苗失去繁殖能力，但保留免疫原性。常用的有伤寒、乙脑、霍乱、钩端螺旋体等疫苗。死疫苗进入人体后不能生长繁殖，对人体刺激时间短，需多次重复接种才能获得持久免疫力。

（2）活疫苗：是用减毒或基本无毒的活病原微生物制成的疫苗，有时也称减毒活疫苗。因此，接种活疫苗，接近于自然感染，在体内尚有一定的繁殖力，可持续刺激免疫系统引起免疫应答，免疫效果较死疫苗好。常用活疫苗有卡介苗、布氏菌苗、麻疹疫苗和脊髓灰质炎疫苗等。

（3）类毒素：用甲醛处理细菌外毒素后，使其失去毒性，保留抗原性，即成类毒素。如白喉类毒素、破伤风类毒素等。

（4）亚单位疫苗：去除病原体中无保护免疫作用、甚至有害的成分，保留其有效的免疫原成分制成的疫苗。常用的亚单位疫苗有流感病毒血凝素和乙型肝炎病毒表面抗原亚单位疫苗等。接种亚单位疫苗能减少无效成分引起的不良反应，提高免疫效果。

（5）合成疫苗：用人工合成肽抗原，配以适当载体与佐剂合成，如 HBsAs 的各种合成物。

（6）基因重组疫苗：应用基因工程技术制成，如基因重组乙肝疫苗，基因重组方法还可制成种类更多、更安全有效的疫苗或多价疫苗。

2. 被动免疫制剂

（1）抗毒素：用类毒素多次给马等动物注射，待产生大量抗毒素后通过采血、分离血清，浓缩纯化，制成抗毒素，如白喉抗毒素、破伤风抗毒素等。其主要用于某些细菌外毒素所致疾病的治疗，应用时要早而足量。

（2）抗菌血清和抗病毒血清：用灭活细菌或病毒免疫动物后制成，自抗生素应用以来已很少用，但对绿脓杆菌感染、狂犬病、炭疽病效果较好。

（3）丙种球蛋白：包括胎盘球蛋白和血浆丙球蛋白。早期用于对麻疹、甲型肝炎的易感儿，可防止发病或减轻疗状，亦可治疗丙种球蛋白缺乏症。

（4）特异性免疫球蛋白：是选择性地对某种疾病有高浓度抗体的人血制品，如乙型肝炎免疫球蛋白、带状疱疹免疫球蛋白等，可治疗或减轻症状。

（5）免疫核糖核酸：具有免疫活性，用人肿瘤细胞或微生物等作为抗原，免疫动物后取其脾、淋巴结等，分离淋巴细胞，再提取核糖核酸制成的。目前临床试用于治疗某些病毒、真菌、细菌的慢性感染性疾病和某些恶性肿瘤。

（6）转移因子：是从人外周血或脾脏淋巴细胞中提取的多核甘酸和多肽的混合物，能促进受者体内正常 T 细胞转化为致敏 T 细胞，以增强细胞免疫功能。常用于治疗某些病毒感染、肿瘤、细胞免疫缺陷病等。

（7）胸腺素：是从小牛、羊或猪胸腺中提取的一组多肽混合物，它能促进 T 细胞发育成熟、分化。多用于治疗细胞免疫功能低下或免疫缺陷病，如肿瘤、自身免疫病、艾滋病等。

（8）干扰素：干扰素是一组具有多种功能的活性蛋白质（主要是糖蛋白），是由单核细胞和淋巴细胞产生的细胞因子，主要是通过细胞表面受体作用使细胞产生抗病毒蛋白，从而抑制病毒的复制，同时还可增强自然杀伤细胞（NK 细胞）、巨噬细胞和 T 淋巴细胞的活力，起到免疫调节作用，并增强抗病毒功能。目前多用于乙型肝炎、单纯疱疹的治疗。

（三）儿童计划免疫的免疫程序

目前我国卫生部规定的计划免疫为"五苗防七病"，五种计划免疫疫苗预防接种实施程序如下（表6-1）。此外，各地区根据疾病流行的区域、季节或家长要求可进行非计划免疫接种，如乙型脑炎疫苗、流行性脊髓膜炎疫苗、风疹疫苗、流感疫苗、腮腺炎疫苗等。

表6-1　五种计划免疫疫苗预防接种实施程序表

预防疾病	结核病	乙型肝炎	脊髓灰质炎	百日咳、白喉、破伤风	麻疹
免疫原	卡介苗（减毒活结核混悬液）	重组乙型肝炎疫苗	脊髓灰质炎减毒活疫苗	百白破疫苗	麻疹减毒活疫苗
接种方法	皮内注射	肌内注射	口服	肌内注射	皮下注射
初种次数	1	3	3	3	1
每次剂量	0.1ml	0.5ml	1 粒	0.5ml	0.5ml
初种月龄	出生时	出生时/1 个月/6 个月	2 个月/4 个月/6 个月	3 个月/4 个月/5 个月	8 个月
加强年龄			4 岁	1.5~2 岁 6 岁百白破疫苗	1.5~2 岁（复种）
注意事项	为避免出现差错，可在接种第一针乙肝疫苗后的其他时间接种卡介苗	第一针和第二针的间隔时间≥28 天，第二针和第三针间隔≥60 天	冷开水送服或含服，服后 1 小时内禁饮热开水，各针间隔时间≥28 天	各针间隔时间≥28 天	接种前 1 个月及接种后 2 周内避免用胎盘球蛋白、丙种球蛋白制剂

（四）预防接种的禁忌证

1. 一般禁忌证

（1）患有自身免疫性疾病或免疫缺陷者禁止接种。

（2）发热、患活动性肺结核、肝病、急性传染病、较重的心脏与肝肾疾病、有哮喘、过敏史者或有严重化脓性皮肤病等，不宜进行预防接种。

（3）有急性传染病接触史而未过检疫期者暂不接种。

2. 特殊禁忌证

（1）结核菌素试验阳性、中耳炎者禁忌接种卡介苗。

（2）接受免疫抑制剂治疗期、腹泻、妊娠期禁忌服用脊髓灰质炎疫苗糖丸。

（3）本人及家庭成员患癫痫、神经系统疾病和抽搐史者禁用百日咳疫苗。

（4）有明确过敏史者，尤其是鸡蛋过敏或新霉素过敏者均不能接种麻疹减毒疫苗。

（5）对酵母过敏或疫苗中任何成分过敏者不宜接种乙型肝炎疫苗。

（五）社区预防接种的实施

1. 宣传组织，建立儿童预防接种证、卡 《全国计划免疫工作条例》第六条明确规定，预防接种工作直接关系到人民的健康，各级医疗卫生单位要与宣传、教育、计划生育等部门密切配合，采取群众喜闻乐见的形式，广泛开展宣传教育，使群众了解其意义，主动配合。

预防接种证、卡按照接种者的居住地实行属地化管理，社区护士应全面掌握所辖地段儿童的免疫接种情况，建立预防接种手册（卡、证），未按时建立预防接种证或预防接种证遗失者应到接种单位补办。对每位儿童的每次接种应通知到位，做到及时、准确、无遗漏、不重复，对散居儿童和因某种原因漏种的要进行免疫补种，保证每位儿童得到及时、科学的预防接种。

2. 接种前准备

（1）接种环境的准备：接种场所应宽敞清洁、光线充足、明亮，通风保暖，并准备接种工作台、坐凳以及供儿童和家长休息、等候的其他设施。按照登记、咨询、接种、记录、观察等进行合理分区，确保接种工作有序进行。定期室内空气、物品、地面消毒并做好消毒登记。

（2）接种者的准备：社区护士作为接种者应做到：①依据免疫规划疫苗规定的免疫程序，确定接种对象，采用通知单、电话、口头等方式通知儿童家长及监护人接种疫苗的种类、时间和地点。②查验儿童预防接种卡、证，核实接种对象与本次接种疫苗品种。③接种前告知家属所接种疫苗的品种、作用、禁忌、不良反应和注意事项；询问儿童健康情况，评估是否有接种禁忌证，对家长和懂事的儿童做好解释工作以取得配合。④接种者衣帽整洁，洗手、戴口罩。

（3）接种用物的准备：接种所用疫苗、消毒液及注射所需物品、急救药物以及登记本等应有序的放在规定的位置上以方便取用。严格按照口服给药法与注射法的要求准备疫苗，疫苗应保管在 2~8℃ 温度中。接种前，应检查药物有无异常，过期或变质的药物应根据规定及时妥善处理。

（4）受种者的准备：①受种小儿应由熟悉的监护者陪伴。②携带儿童免疫接种手册（卡、证）。③接种前一天应洗澡或清洁接种部位，换上清洁的内衣。

3. 现场接种

（1）再次认真核实接种对象姓名、预防接种证和本次接种的疫苗种类，接种过程中应严格执行操作程序，注射法接种疫苗时必须严格无菌操作。

（2）接种活疫苗时，因碘酊会杀死活疫苗，只能用75%的乙醇消毒注射部位的皮肤。

4. 接种后的工作

（1）接种后记录、观察与预约：及时在预防接种证、卡上记录所接种疫苗的日期及批号，接种记录书写工整，不能用其他符号代替。告知家长或监护人，接种者在接种后留在接种现场观察15～30分钟，无反应方可离去，如出现异常反应，及时处理和报告。和儿童家长或其监护人预约下次接种疫苗的种类、时间和地点。

（2）按操作规则整理用物，整理疫苗：记录疫苗的使用及废弃数量，剩余疫苗按以下要求处理：焚烧处理已开启安瓿的疫苗；将冷藏容器内未打开的疫苗做好标记，放冰箱保存，于有效期内在下次接种时首先使用。统计本次接种情况和下次接种的疫苗需用计划，并按规定上报。

（3）告知接种后注意事项：告诉受种者家属，接种当日不可洗澡，但接种部位应保持清洁，防止感染。接种后2天内避免剧烈运动，接种后如出现高热、痉挛时等不良反应时应与社区医务人员联系，及时处理。

（六）预防接种的反应及处理

预防接种对人体是一种外来刺激，人体接种后，在接种部位的局部组织及全身引起一系列的生理、病理反应，表现出相应的临床症状，称为预防接种的反应。接种反应可分为一般反应和异常反应。

1. 一般反应 一般反应是指在预防接种后发生的，由疫苗本身所固有的特性引起的，对机体只造成一过性生理功能障碍的反应，反应的强度因人而异。一般反应包括局部反应和全身反应。

（1）局部反应：局部反应接种后数小时至24小时左右，注射局部出现红、肿、热、痛，有时伴有局部淋巴结肿大或淋巴管炎，可持续2～3天。轻度局部反应一般不需任何处理；较重的可用毛巾热敷，每日数次，每次10～15分钟，热敷时应温度与时间适宜，防止烫伤。注意卡介苗的局部反应不能热敷。

（2）全身反应：一般于接种后24小时内，活疫苗接种5～7天后出现中低度发热，有时伴头痛、头晕、恶心、呕吐、腹泻等反应，持续1～2天。个别儿童接种麻疹疫苗后5～7天出现散在皮疹。一般情况下，给儿童多饮水、注意保暖、适当休息后无需特殊处理可消失，高热不退者应到医院就诊。

2. 异常反应 极少数人在接种后出现较严重的异常反应。包括：

（1）过敏性休克：在注射后数秒钟或数分钟内出现，可表现为烦躁不安、面色苍白、脉细速、四肢湿冷、恶心呕吐、血压下降并有胸闷、心悸、喉头阻塞感及呼吸困难等症状。此时应立即按过敏性休克的抢救常规处理，让患儿平卧，头部放低，皮下注射0.1%的肾上腺素0.5～1ml，吸氧、保暖，并采用其他抗过敏性休克的抢救措施。

（2）晕针：儿童由于恐惧、精神紧张、疲劳、空腹等原因，在接种注射时或注射后数分钟发生头晕、心慌、面色苍白、出冷汗、手足冰凉、心跳加快等晕针的表现，重者一过性血压下降、心跳呼吸减慢，知觉丧失。此时应立即使患儿平卧，头稍低，下肢抬高，解开衣扣，喂少量热开水或糖水，短时间内一般可恢复。应注意鉴别是否为过敏性休克，经上述处置后不见好转者可按抗过敏性休克处理，3～5分钟仍不见好转者，应立即送医院诊治。

（3）过敏性皮疹：一般见于接种后数小时至数天内，服用抗组胺类药物后即可痊愈。

四、各年龄阶段儿童预防保健重点

（一）新生儿期保健

新生儿身体各器官的功能发育尚不成熟，自身调节能力差，免疫功能较弱，对外界变化的适应性差，是儿童期发病率和死亡率最高的时期。第一年婴儿的死亡有2/3死于出生后28天内的新生儿期，尤以第一周最高，占新生儿死亡数的70%，对新生儿家长的保健指导主要从以下几方面进行：

1. 保暖与衣着　新生儿居室应阳光充足，空气新鲜，通风良好，足月儿适宜室温为22～24℃，相对湿度为55%～65%。如冬季室温过低，可指导家长正确使用热水袋或空调等保暖，预防发生新生儿硬肿症。为防止发生脱水热，夏季应避免室温过高、新生儿衣被不宜过厚。衣物和尿布须选用清洁、柔软、吸水性好、浅颜色的布料，衣着宜宽松，以便四肢自由屈伸。

2. 营养与喂养

（1）鼓励母乳喂养：WHO提倡婴儿至少要保持4～6个月纯母乳喂养，应指导母亲正确的哺乳方法与技巧，以维持充足的乳汁分泌。母乳喂养注意事项如下：①因婴儿的吸吮能刺激母体产生泌乳激素，因此，应尽量做到分娩后30分钟内早吸吮、多吸吮以促进乳汁分泌；另外，由于夜间哺乳催乳素分泌是白天的10倍，夜间哺乳也是促进乳汁分泌有效方法。②从最初的按需哺乳逐渐养成每3～4小时哺乳一次的习惯。③纯母乳喂养儿，母亲应适当补充维生素K，多吃蔬菜水果，以避免婴儿发生维生素K缺乏出血性疾病。

（2）混合喂养与人工喂养：如由于乳汁分泌不足或其他原因不能按时哺乳，可指导母亲进行混合喂养，即用牛奶、配方奶粉或其他代乳品补充母乳不足。每次应先喂母乳，待乳汁吸尽后，再补充其他乳品，每日母乳喂养不可少于3～4次。若由于其他原因不能喂养，母亲仍应按时将奶挤出或吸出，否则会影响乳汁再分泌。人工喂养是指婴儿出生后，不能母乳喂养只能用其他代乳品进行喂养，目前较好的代乳品为配方奶粉。配方奶粉进行人工喂养的注意事项有：①根据月龄选择奶嘴及奶瓶，调制奶粉前将洗净的奶具放入沸水中煮沸消毒5分钟，4个月后逐渐缩短至2～3分钟，6个月左右奶具洗净后可不必消毒，10 个月左右开始练习用杯喝水，为以后用杯喝奶打基础。②奶粉现配现用，调制奶的浓度必须严格依照说明进行，未经医生建议不可改变奶的浓度。每天喂奶次数和量可参考说明，但更重要的是应根据婴儿的反应进行按需喂养。③喂奶前，可以先在自己手背上滴几滴乳汁确定温度是否适宜，避免烫伤婴儿；两次喂奶之间需喂适量温开水以补充水分。

3. 排便护理

（1）粪便观察：正常母乳喂养儿大便为黄色、粥样、微带酸味，新生儿期每日 3 ~ 5 次左右；牛奶喂养的婴儿大便呈淡黄色，较母乳喂养儿的大便干燥；消化不良时大便为黄色或绿色，粪水分开，如蛋花汤样；肠道感染时大便次数增多、呈水样或带有黏液、脓性，如发现异常应及时咨询或就诊。

（2）排便后的护理：每次大便后用温水清洗臀部，勤换尿布，保持臀部干燥，必要时可使用氧化锌或 5% 鞣酸油膏涂抹局部皮肤，积极预防和及时治疗尿布疹。

4. 沐浴护理 婴儿皮肤娇嫩，且大小便次数多，对皮肤刺激较大，应每日沐浴，保持皮肤清洁与舒适。沐浴后可进行婴儿抚触，一般 15 分钟左右即可，以促进婴儿的生长发育。

（1）婴儿沐浴的目的：清洁皮肤，预防感染并增进婴儿舒适感；对婴儿一般情况进行观察与评估，有问题早发现、早治疗。

（2）沐浴用物：浴盆、大毛巾、小毛巾、衣服、尿布或纸尿片、浴巾、中性沐浴液或婴儿香皂、95% 乙醇、无菌棉签。

（3）沐浴前的准备：室温调节在 26 ~ 28℃ 之间，环境宽敞、光线适宜、避风。沐浴前应洗净双手，预防交叉感染，澡盆内应先倒冷水再倒热水，水温约 38 ~ 40℃ 左右。沐浴时间宜选择喂奶后 1 小时之后，以免变换体位诱发呕吐。

（4）沐浴顺序：先洗面部、头、颈、上肢、躯干、下肢，最后洗腹股沟、臀部及外生殖器。

（5）沐浴时的注意事项：①清洁眼部时应由内眼角擦向外眼角。②清洗头部时要防止耳朵进水，注意保护前囟，避免加压。③注意清洁皮肤的皱褶处，如腹股沟、颈下，腋下等。④清洗腹部时注意不要沾湿脐部，每次沐浴后应对脐部进行消毒处理。

5. 早期教育 新生儿的视、听、触觉已初步发展，母亲及其他家属可通过喂养、怀抱、抚摸、微笑、说话等非语言或语言交流增加新生儿的安全感，增进亲子感情，促进精神情感发育。反复的视觉和听觉训练可建立各种条件反射，培养新生儿对周围环境的定向力及反应能力。亦可用色彩鲜艳、摇曳发声的玩具刺激其视、听觉，以促进婴儿神经心理及智力发育。

6. 其他护理 指导家长观察新生儿的精神状态、面色、呼吸、体温等情况，了解新生儿的生活方式。注意预防疾病，新生儿的专有用具、食具用后要消毒并保持清洁，哺乳及护理前后应洗手。家人感冒时须戴口罩接触新生儿，尽量减少亲友探视和亲吻新生儿，以防交叉感染。

（二）婴幼儿期保健指导

婴幼儿期是儿童生长发育旺盛的时期，对能量需要量高，但消化吸收功能发育尚不完善，如喂养不当，易患营养素缺乏性疾病。同时，婴幼儿心理、行为发展迅速，应指导家长正确的培育方法以养成良好的习惯，形成坚强的性格、意志。

1. 营养与喂养

（1）婴儿期膳食：婴儿6个月以内提倡纯母乳喂养，4个月左右，开始按原则逐渐添加辅食（addition of solid foods）以补充营养，并为过渡到断奶后的饮食做准备。婴儿期应注意补充维生素D，预防佝偻病的发生。应指导家长添加辅食的步骤和方法，每增加一种新辅食，都需注意观察婴儿的粪便，通过婴儿胃肠道的适应情况判断辅食增加是否适当。如发现消化不良或腹泻，应暂停添加新辅食。

（2）断奶：WHO提倡母乳喂养至2岁。断奶季节一般选择秋、冬季较为适宜，断奶时不可采用骤然停止母乳或采取在乳头上涂苦、辣味等措施，而应每天逐渐减少母乳的次数，给婴儿以适应过程，以免突然断奶给婴儿造成心理压力，产生情绪变化。断奶开始时，应注意逐步增加配方奶、粥等替代食品。

（3）幼儿期膳食：以蛋白含量高、营养丰富的牛奶为主要食品，1~2岁时每日500ml，2~3岁时每日250ml左右。每日除3次正餐外，可在上、下午各增加1次点心。幼儿期18个月左右可出现生理性厌食，因此，食物制作的要细、烂、软，且经常变换口味，以增进幼儿的食欲。指导家长掌握合理的喂养方法和技巧，膳食时间安排要规律，鼓励幼儿自己进食，以促进食欲。

2. 生活护理与早期教育　婴幼儿期早期教育以感知、语言、动作训练为主，同时注意动作的发展及与周围人相互关系的培养等。

（1）加强生活护理，培养良好的生活习惯：①睡眠习惯：充足的睡眠是保证婴儿健康的先决条件之一，应培养良好的睡眠习惯。如定时睡眠、独立睡眠、保持良好的睡眠姿势、睡眠时嘴不含安慰奶嘴等物品。并提供适宜的环境，如安静、光线可稍暗，可利用固定的乐曲催眠，此外，采取侧卧位更为舒适安全。②饮食习惯：如逐步培养良好的营养意识和行为，训练婴幼儿细嚼慢咽、不偏食和挑食、自主进食等。③卫生习惯：如每天早晚洗脸、洗脚、勤洗澡、勤更换、饭前便后洗手，保持个人的清洁卫生，降低疾病的发生率。④大小便习惯：婴儿3个月后可以把尿，会坐后可以练习大小便坐盆，每次约3~5分钟，小便训练可以从6个月开始，大便在每日减少到1~2次时，可以有规律地训练定时排便。⑤户外运动：婴幼儿要多做户外活动，进行空气、日光、水"三浴"锻炼，以增强体质，提高对外界环境的适应能力和抗病能力。婴儿进行户外活动的时间可由最初的5~10分钟，逐渐延长到1~2小时，但要避免阳光直射面部。

（2）视、听、语言能力的训练：鼓励婴幼儿多接触颜色与形式多样、且能发声的玩具，锻炼婴儿的视、听、触觉，也可以多看色彩明丽的图片及多听柔和悦耳的音乐。加强亲子游戏，平时多与婴儿交流，启发婴儿用语言表达需要，促进感知觉发展，培养其观察力。幼儿期是语言形成的关键时期，应经常与他交谈，鼓励多说话，锻炼幼儿丰富的语言表达能力。可及时纠正错误发音，但切忌过于频繁纠正发音或嘲笑，以免造成心理紧张引起口吃，或产生心理阴影影响心理及情感的正常发育。

（3）及时训练动作：婴幼儿动作发展迅速，动作的发展不仅促进内在情感的表达，也促进儿童心理与行为的正常发展。从婴儿期添加辅食时起，即可训练自己用勺进食，促进眼、手协调动作发展。应指导家长按各月龄生长发育的特征并结合婴儿的实际能力适时训练其动作，如滚、爬、行走；精细动作可通过拾豆、撕纸、画画等游戏活动发展。

（4）与周围人相互关系的培养：鼓励婴幼儿主动与他人接触，并建立友好的情感，培养良好的情绪和行为。同时应耐心限制其危险行为，注意培养集体观念与道德观念，提高其环境适应能力。

（三）学龄前期保健

学龄前期和学龄期儿童体格发育速度减慢，独立活动范围扩大，智力发展快，求知欲及可塑性强，除了营养与饮食，应重视教育及性格的培养。

1. 营养与饮食 学龄前期儿童的膳食结构接近成人，与成人共进主餐，另加1餐点心即可。每天饮牛奶200ml左右，以保证优质蛋白的摄入。避免进食过于油腻、辛辣、刺激性的食品。膳食安排力求多样化、粗细交替，以提供儿童生长发育所需的平衡营养。

2. 教育

（1）安全教育：学龄前与学龄期儿童活泼好动，但机体发育尚不完善，动作协调性欠佳，且缺乏实践经验，易发生意外。因此，要适时对他们进行安全教育，如要遵守交通规则、不玩电器或电源、不去河边或池塘边玩耍等。儿童家长和托幼机构应定期检修活动场所、玩具等，预防意外事故发生。

（2）综合教育：学前教育是幼儿教育的继续，宜安排动静结合的活动，使儿童在游戏（时间以20～25分钟为宜）中增加学习兴趣，达到开发智力、学会团结协作、遵守纪律及如何与人交往的效果。学龄前期可加强语言交流并结合行为示范，逐渐培养孩子分辨是非的能力，并在日常生活中锻炼他们的毅力和独立生活能力，培养自尊、自强、自立、自信的品格。同时，注意避免过多约束，让孩子保持好奇心与探索精神，给孩子提供广阔发展的空间，以利于发展想象和思维能力。

（3）其他：合理安排膳食，保证充足的营养和休息；定期进行生长发育的监测，及时发现并矫正问题；适当户外活功，增强体质。

思考题

1. 举例说明儿童常见感染性疾病的护理干预要点。
2. 儿童生长发育的评估内容是什么？如何进行生长发育的评价？
3. 试述各年龄阶段儿童预防保健重点。

（阳晓丽）

第七章 | 妇女健康

学习目标

1. 掌握青春期、生育期、围绝经期妇女的保健及影响妇女健康的因素。
2. 熟悉妇女健康的基本概念、妇女保健工作的内容及青春期、生育期、围绝经期妇女常见的健康问题及相关因素。
3. 了解我国妇女保健工作的发展和现状。

妇女约占人口的一半，与男性相比在生殖生理上有着截然不同的特征，她们在人类社会活动中肩负着建设国家、孕育后代的双重任务，因此，做好妇女预防保健工作，促进妇女的身心健康，直接关系到家庭的幸福、民族素质的提高。社区护士必须根据妇女不同时期的生理特点应用现代医学和护理知识及技术，如妇女健康教育、妇女特殊时期的保健等，满足社区妇女群体对健康保健的需求。

第一节 概 述

一、妇女保健的基本概念

妇女保健（woman health protection）是指针对女性不同时期的生理、心理特征，以社区群体为对象，采取以预防为主、以保健为中心、防治结合的综合措施，维护和促进妇女的身心健康，降低孕产妇死亡率，控制疾病的传播和遗传病的发生，从而提高妇女的健康水平。

二、妇女保健工作的主要内容

"人人享有卫生保健"是 WHO 提出的总体目标，在此基础上，妇女健康的主要目标应以做好生殖调节为首要任务，降低以生殖问题引起的伤残率、发病率和死亡率，保障母婴安全，同时做好妇女一生其他各期的卫生保健。妇女保健的主要内容体现在以下几个方面：

（1）调查研究妇女整个生命周期中各阶段的生殖生理变化规律、社会心理特点及保健要求。

（2）分析和干预对妇女健康产生影响的生活环境、社会环境等因素。

（3）积极防治危害妇女健康的常见疾病。

（4）促进安全妊娠和分娩，保障婴儿存活及健康成长。

（5）健全有利于提高妇女健康水平的各种保障制度和管理方法。

三、我国妇女卫生保健工作发展与现状

19世纪后期，随着西方医学有关妇产科和妇女保健思想的传入，我国的妇女卫生工作开始进入较快的发展时期。1929年，我国第一所助产学校在北京创建，林巧稚、于淑贞等老一辈专家为妇产科和妇女保健事业做出了重要贡献。新中国成立后，党和政府采取一系列举措促进和发展妇女卫生保健事业，宪法规定妇女在政治、经济、社会和家庭中享有与男子平等的地位和权利，妇女卫生工作在"预防为主"的卫生工作方针指引下大力发展起来。1950年建立了中央妇幼保健实验院；1963年开始生育调节研究；1977年卫生部号召开展围产保健工作之后，围产医学和围产期保健很快在我国蓬勃发展。随着改革开放的深入，国际同行的技术协作与学术交流活动增多，更促进了我国妇女卫生工作的迅速发展。1985年始，一些院校先后开办了妇幼卫生系，将妇女保健学作为主干课程之一。

目前，我国城市、农村及少数民族地区已逐步建立健全的妇幼保健机构，农村基本形成了以县级妇幼保健机构为指导中心，以乡、村级为基础的妇幼保健网。有些地区在建设三级保健网的过程中，重点加强了乡级妇幼卫生组织的建立和管理。为了提高妇女健康水平，广大妇幼卫生人员坚持宣传和推行妇女各期保健，对妇科病进行普查普治，大大降低了妇科恶性肿瘤及性传播疾病及其他常见疾病的患病率和死亡率。同时提出晚婚、计划生育，致力于促进母婴安全与健康。此外，还进行了妇女劳动保护的相关研究，分析影响妇女生殖功能及全身健康的工种及环境因素，避免了各种有害因素的影响。为进一步促进妇女健康事业的发展，我国分别于1992年颁布了《女职工保健工作规定》，1994年10月27日颁布了《中华人民共和国母婴保护法》。资料表明，目前我国妇女的死亡总趋势已接近发达国家水平。但由于我国妇女卫生保健工作在各地发展还很不平衡，人们健康观念的转变导致对卫生服务的要求越来越高，妇女保健将面临新的挑战与新的机遇。因此，必须不断促进妇女卫生工作的发展和落实，才能更有效地维护妇女健康、提高妇女健康水平。

第二节 妇女健康问题及相关因素

一、青春期

青春期是指以生殖器官发育成熟、第二性征发育为标志的特殊时期。是从儿童发育到成年的一个转变时期，是体格发育的第二高峰期。

（一）女性青春期生理、心理变化

1. 生理变化 女孩的卵巢从8～10岁开始发育，到10～18岁呈直线上升式发育，

并开始分泌激素，在激素调节下出现生殖器官发育、月经来潮和第二性征发育。月经初潮多数在13～14岁左右出现，但不规则，1～2年后卵巢发育成熟，月经才有规律。月经初潮的时间受地域、气候、营养、遗传及疾病等因素的影响。同时，身高增长迅速，体重也开始增加。

2. 社会与心理变化　青春期是人一生中心理成长的关键时期，心理状态由儿童时期的单纯转向复杂化，表现为：一是性发育加速，对性知识特别感兴趣，对异性有强烈的交往欲望，性的好奇感和神秘感与日俱增。此期极易出现早恋、甚至有意外怀孕妊娠现象，导致学习成绩急剧下降，给学习和生活带来不良影响。二是独立欲望增强，自我意识强而不稳。此期求知欲旺盛，容易接受新事物，智力水平迅速提高，思想活跃，富于幻想，情绪变化快。中、后期开始逐渐形成自己的人生观和世界观，但对自我评价过高或过低，常矛盾于自己心里的"成人感"和成人眼里的"孩子气"。

(二) 女性青春期常见健康问题与相关因素

1. 月经问题　青春期是中枢神经下丘脑—垂体—卵巢轴以及性激素靶器官成熟的过程，若性轴的发育成熟过程中出现障碍，可能导致功能失调性子宫出血、痛经等常见月经问题。

(1) 功能失调性子宫出血 (dysfunctional uterine bleeding)：简称功血，是由于调节生殖的神经内分泌机制失常引起的异常子宫出血，而全身及内外生殖器无明显器质性病变。常表现为月经周期长短不一、经期延长或经血量增多。其发病因素包括精神紧张、气候骤变、环境变化、营养不良、代谢紊乱及过度劳累等。半数以上的青春期功血在下丘脑—垂体—卵巢轴发育成熟后，即可自行调整而痊愈。

(2) 痛经 (dysmenorrhea)：是指在月经期或月经期前后出现较严重的下腹部疼痛不适、坠胀感、腰骶部酸痛合并乏力、头晕、乳房胀痛、恶心、呕吐等其他不适，影响生活和工作者。它并非一种临床自觉症状单一的疾病，可因精神及神经因素、遗传因素、内分泌因素、免疫素等多种因素引起。痛经分为原发性和继发性两种，青春期痛经多为原发性。

(3) 闭经 (amenorrhea)：是妇科常见的症状，凡女子年满16岁或第二性征已发育成熟，月经尚未来潮或既往曾有过正常月经，现停经超过3个月以上者属于闭经。青春期女性闭经，除先天发育异常或疾病引起的原发性闭经外，常见于学习、生活过于紧张、过度消瘦或既往有月经不调者。对继发性闭经的少女，在排除青春期妊娠的情况下，应注意环境、精神因素及生殖器官器质性问题引起的闭经。

2. 贫血　青春期可由于身体生长发育明显加速，制造红细胞的主要原料铁和蛋白质摄入不足，进入青春期后月经来潮、经血量多、消耗增加，及慢性胃肠道疾病导致消化吸收功能不良或因偏食、挑食或节食而引起贫血。

3. 不良嗜好与行为　青少年认知能力尚未完全发展成熟，情绪欠稳定，自我调节与控制能力较差，易受社会不良风气的影响而沾染不良习惯和行为。如吸烟、酗酒、吸毒等现象较为高发，因酗酒而引起酒精中毒、交通事故、酒后受骗等不良后果呈逐年上升趋势；因吸毒而引发性紊乱已构成严重的社会问题之一。此外，青少年不安全性行为导致少女妊娠及性病传播，严重危害少女的身心健康；减肥易导致严重营养不良，并引发其他身心疾病，都得需要重视。

二、生育期

（一）妊娠期妇女生理、心理变化

由于胎儿的孕育及成长，在胎盘产生的激素的参与下，孕妇会产生一系列适应性的生理、心理变化。

1. 妊娠期妇女的生理变化　妊娠时，在胎盘产生的激素影响下，孕妇所有的器官、系统会产生一系列适应性的变化。这种生理性的变化，是正常生物功能的延续，是多方面的，也是暂时的，在妊娠终止后一段时间，将恢复到妊娠前的状态。妊娠所引起的生理变化分为局部的和全身的。

（1）局部（生殖器方面）的变化：卵巢停止排卵，子宫增大变软、重量增加、厚度减少、血流量增加、产生不规则和无痛性的收缩。子宫体变软胀大、子宫底的高度增高，子宫颈腺体增殖、黏液分泌增多，保护宫腔不受感染，宫颈变软。阴道上皮细胞肥大、支持性结缔组织松弛，分泌物增加，血管增生。皮肤色素沉着，出现妊娠纹、血管蜘蛛痣，汗腺和皮脂腺活动增强。乳房及乳头增大，易勃起，乳晕着色，妊娠后期挤压乳房可有初乳溢出等。

（2）全身性的变化：呼吸系统胸廓横径加宽，周径加大，呼吸时膈肌活动幅度增加，潮气量增加，呼吸方式从腹式转变为胸式。心血管系统心脏向上向左向前移位，心搏出量自妊娠第 10 周左右开始增加，血容量自第 6 周开始增加，32～34 周达高峰期。消化系统可见味觉和嗅觉的改变，喜食酸、咸食物，可出现恶心、呕吐、便秘等症状。泌尿系统肾小球滤过率和肾血浆流量增加，肾脏负担加重，可见尿频、夜尿量增多。骨骼系统可见脊柱腰椎向前弯曲，骨盆韧带和关节柔软加大。内分泌系统由于妊娠黄体和胎盘分泌大量雌、孕激素的副反馈作用，促性腺激素分泌减少，故孕期无卵泡成熟与排卵，垂体催乳素随妊娠进展分泌增加，为产后泌乳做准备。

2. 妊娠期妇女的心理反应　无论怀孕是否为期盼中的事，怀孕是女性生命发展史上的独特事件，是一项挑战，也是家庭生活的转折点，总会伴有不同的压力和顾虑。怀孕后的妇女由于个人和家庭、社会生活环境的变化可出现不同的心理问题，对身心健康有着很大的影响。孕妇常见的心理反应有惊讶和震惊、矛盾心理、接受、情绪波动及内省等。一般情况下，未有过孕产经历的妇女往往出现矛盾心理，愉快而紧张；而有过不良孕产史的妇女常常会有情绪波动，内省或焦虑；有些孕妇甚至出于工作或家庭环境不良等问题会产生过重的心理压力，而长时间的情绪紧张和思想压力可诱发妊娠高血压，甚至于可能成为流产、早产的诱发因素。

（二）妊娠期妇女常见健康问题与相关因素

1. 异常妊娠　妊娠是生育期妇女所经历的特殊阶段，在妊娠过程中有时会出现异常情况，如流产、异位妊娠、妊娠高血压综合征、前置胎盘、胎盘早期剥离等，给妇女健康带来直接的危害。如反复流产可能导致感染或不孕；异位妊娠输卵管破裂可引起腹腔内急性大出血；妊娠高血压综合征患者，尤其发展至先兆子痫和子痫阶段，往往导致肾功能障碍和胎儿宫内窘迫；前置胎盘易引起出血与感染；胎盘早期剥离起病急，进展快，如不及时处理，危及母儿生命安全。

2. 妊娠合并症　常见的妊娠合并症有心脏病、糖尿病和病毒性肝炎等。妊娠合并心脏病是产科严重的合并症，国内发生率为 1.06%，居我国孕产妇死因的第 2 位，以先天性心脏病最常见，在妊娠晚期和分娩时，因心脏负荷加重极易发生心力衰竭。妊娠可诱发糖尿病或使糖尿病加重，妊娠期糖尿病对母婴均有很大危害，母体易发生低血糖与酮症酸中毒，流产率、感染率及羊水过多发生率上升，也更易并发妊娠高血压综合征等并发症；胎儿可发生畸形、早产、新生儿低血糖反应及新生儿呼吸窘迫综合征等。妊娠合并病毒性肝炎在孕早期可加重妊娠反应，孕中、晚期易发展为重症肝炎，可并发妊娠高血压综合征和产后出血，死亡率较高；对胎儿易造成流产、早产、死胎和新生儿死亡，另外，肝炎病毒可经胎盘垂直传播，使胎儿在围生期感染肝炎病毒。

3. 分娩和产褥期并发症　子宫收缩乏力可引起产伤、产后感染及出血，以及因产程延长导致胎儿供氧不足、新生儿窘迫或产伤机率增加。子宫收缩过强可造成产道撕裂或子宫破裂，胎儿易发生窘迫甚至胎死宫内，以及新生儿娩出过快引起颅内出血。若羊水进入母体血液循环可致羊水栓塞、休克和 DIC 等，如抢救不及时，常危及产妇生命。产褥期常见并发症还有产力与产道异常、胎膜早破、产褥感染和泌尿系感染等。另外，哺乳期如不注意掌握正确的哺乳方法和乳房护理，可发生乳腺炎。

三、妇女围绝经期健康问题与相关因素

围绝经期（perimenopausal period）是指妇女在绝经前后出现的因卵巢功能逐渐衰退，生殖器官开始萎缩向衰退过渡的时期，并可引发一系列躯体和精神心理症状。围绝经期可分为绝经前期、绝经期、绝经后期三个阶段，是一个逐渐变化的过程。围绝经期由于社会、经济、地区的不同以及个人身体、婚育状况等的影响时间略有不同，但一般发生在 45~55 岁之间。

（一）围绝经期妇女的生理健康问题与相关因素

1. 月经改变　随着雌激素水平的下降，雌激素对脑垂体反馈抑制作用减弱，脑垂体分泌的促卵泡素升高，但不能形成有效排卵的高峰，导致卵泡成熟受限，排卵频率减少，月经不规则。而后卵巢功能进一步衰退，月经周期紊乱，持续时间及月经量不一，如出血过多过频，会出现头晕、乏力、心悸、失眠等贫血症状。

2. 生殖器官退行性改变　外阴部皮下脂肪减少，组织逐渐退化、松弛；小阴唇和阴蒂萎缩，阴道逐渐变短、变窄，性欲下降。绝经后子宫逐渐萎缩，质地变硬；输卵管退化，生殖能力消失。

3. 骨质疏松　绝经后的妇女，雌激素分泌减少，骨质吸收速度快于骨质生成，导致骨质丢失甚至发生骨质疏松，增加了骨折的危险性。

4. 心血管疾病和生殖系统癌症的发病率增加　围绝经期妇女血胆固醇水平升高，各种脂蛋白增加，易诱发动脉粥样硬化，患心血管疾病易感性增加；受雌激素的水平

影响，生殖系统癌症的发病率也有所增加。

5. 其他症状 潮热、易出汗为典型症状，可表现为面部和颈部、胸部皮肤阵阵发红，伴有燥热，继之出汗，持续时间短则几秒，长则数分钟。此外，还可出现身体易疲劳、睡眠差等。

（二）围绝经期妇女的心理变化

围绝经期妇女由于内分泌环境改变，出现以自主神经紊乱为主的症状，常表现为精神状态和心理状态的改变。

1. 情绪变化

（1）焦虑心理反应：紧张、焦虑是围绝经期妇女常见的情绪反应，这种情绪反应是自主神经系统受到刺激的结果，有些妇女甚至以"愤怒"、"敌对"情绪来反映焦虑。

（2）悲观心理：以脑力劳动为主的妇女往往因为记忆力减退，影响工作而产生悲观的想法；或因为退休后不能调适状态，失去工作产生的价值感而悲观失落。常表现为情绪低落、易激动、情感脆弱。

（3）个性及行为改变：妇女进入围绝经期后由于家庭和社会环境的变化可加重身体和精神的负担，如子女长大离家、自己的健康和容貌改变、父母年老或去世等引起心情不愉快、忧虑、多疑、孤独及情绪不稳定、自私、唠叨、急躁，极端情况下甚至产生自杀的念头。

2. 精神障碍

（1）偏执状态：常见有嫉妒妄想、强迫妄想和疑病妄想，涉及的对象是家庭成员或关系密切的邻居、同事。常表现为情绪易激动、紧张，并发生冲动行为，如拒食、毁物、自伤、伤人等。

（2）抑郁症：常表现为忧郁、苦恼、对事物失去兴趣、常有负疚感、失眠、食欲下降、自杀企图较严重。

（3）焦虑症：焦虑和紧张不安、终日惶惶不可终日似有大祸临头的感觉，感觉痛苦，严重时可伴恶心、上腹不适、胸闷、呼吸困难、心悸等躯体症状。

四、影响妇女健康的因素

（一）婚姻的稳定性

妇女是家庭结构中的重要成员，承担女儿、妻子、母亲等着多种角色。稳定而和谐的家庭结构和居家生活，能为妇女提供一个良好的生活环境，从而减少生理和心理压力，起到维持妇女身心健康的作用。现代女性和男性一样肩负着社会职责与工作任务，还要在家庭中承担着生儿育女的职责，参与大部分家务劳动；再加上近年来离婚率逐年增高，家庭稳定性受到破坏，许多家庭妇女由于社会适应能力不强和经济来源有限，生活负担加重，导致身心压力加重，严重损害了身心健康。

（二）手术和意外伤害

为保障婴儿的顺利出生及害怕分娩疼痛，有些妇女误以为剖宫产是比自然分娩更安全舒适的分娩方式，从而使手术指征放宽。剖宫产率的增高导致了母体较自然分娩受到更大的伤害，术后需要较长时间的体质恢复，同时也可能产生其他并发症的不良后果。此外，在一些妇科恶性疾病治疗中，子宫或乳腺的切除后对一些妇女造成心理障碍，担心会影响夫妻生活，社区护士应给予正确的健康咨询和指导。

常见的中老年妇女意外伤害多为跌伤。由于行动不便，步态不稳，防护措施不当，再加上骨质疏松、柔韧性较差等原因，极易造成骨折、扭伤等。老年人由于骨折后愈合能力较差，长期卧床可致其他并发症，如褥疮、呼吸系统和泌尿系统感染等，严重者可危及生命。

（三）精神心理

由于妇女在家庭中的多重性角色，每天都需要调整自己以适应环境和角色的变化，有时会陷入家庭人际关系或家庭与事业的矛盾之中造成身心疲惫。同时，女性在不同的年龄阶段，面临着不同的身心状态改变，如怀孕带来的体型改变和心理压力，围绝经期的身心变化等对自我认同是一种挑战，都增加了精神心理的压力。

（四）职业环境和经济状况

工作环境中的一些有害物质如化学物质、生物制品、放射线等，对女性特别是怀孕期的妇女有很大的危害，可导致月经异常、不孕、自然流产、胎儿畸形、胎儿发育迟缓及早产等。目前，已知能影响月经的工业化学物质约有 70 余种，如金属毒物汞、铅、锰、铬，有机溶剂汽油、甲苯、二硫化碳、有机磷农药等；能引起自然流产率增高的物理因素有电离辐射等；化学毒物有铅、汞、砷、苯、苯乙烯、环氧乙烷等。在医院，如经常接触麻醉剂和抗癌药物，也可使自然流产率增高，接触放射线可致胎儿畸形。此外，妇女的健康状况与国家、地区的经济发展也有着密切的关系。如果妇女在家庭中有独立的经济收入，具有一定的社会地位，更可能获得较好的医疗资源。

第三节　妇女的健康保健

一、青春期保健

（一）合理营养指导

青春期生长发育迅速，活动量比童年期增加，对热量的要求比成人多 20%～30%，体内激素的分泌及各种器官的发育均需要蛋白质的参与。在青春期中应普及营养知识，养成良好的饮食习惯。如不暴饮暴食、进餐定时定量；避免不合理的节食行为，不挑食或偏食，充足饮水；不过多食糖，摄入适量食盐。应注意营养成分的搭配，平衡膳食，既要避免偏食导致营养不良影响生长发育，也要防止营养过剩产生肥胖。

（二）注意卫生，培养良好的生活方式

培养良好的卫生习惯，注意个人卫生，保持会阴部清洁。注意经期卫生，经期不游泳、盆浴、忌性交以防上行感染，不宜冷水浴、不吃浓茶、咖啡等刺激性食物，保持心情愉悦、避免重体力劳动。养成良好的生活习惯，不熬夜、不饮酒、不吸烟，多加强运动锻炼。以积极乐观的心态面对生活，鼓励适当参与人际沟通与交往，获得良

好的家庭与社会支持，促进身心的健康发展。

（三）健康教育

青春期的女性自我意识发展迅速，但还不够稳定，对社会的认知能力不够完全。针对青春期女性的生理与心理特点，可通过各种途径，进行有目的、有计划和有组织的教育活动，让青春期少女了解有关生理、心理卫生及健康行为的知识，解除对性发育的神秘感和对月经来潮的恐惧。同时，加强对青年女性心理卫生和健康行为的正确引导和教育，培养自尊、自爱、自强、自信的优良品质；并学会正确对待恋爱与婚姻，避免早恋、早婚及青春期妊娠，学会自我保护，达到保护身心健康的目的。

二、生育期保健

生育期保健是在孕产妇系统保健的基础上，以保护母子安全、提高新生儿质量为目的，对孕妇妊娠期及分娩前后的健康问题进行预防、治疗与保健相结合的工作。加强生育期保健，对于提高孕产妇的健康素质，减少孕产期的并发症，降低孕产妇死亡率，消除影响胎儿发育的各种有害因素，保证胎儿的正常生长发育，降低围生儿死亡率及残疾儿出生率等意义重大。

（一）妊娠期妇女保健

1. 妊娠期妇女的管理　社区护士需定期了解派出所登记的人口动态资料，熟悉居住在本社区的育龄妇女情况，对社区中凡符合计划生育要求的早孕妇女均应在孕 12 周前到社区妇幼保健部门建立围生保健手册，进行早孕检查。建册时应进行围生保健登记，详细、准确登记孕妇的姓名、年龄、职业、家庭住址、孕周、初查孕周等。询问孕妇的孕次、产次、早孕反应、末次月经日期、停经后用药情况（免疫抑制剂、抗生素、解热镇痛药、抗癫痫药、激素类药物等）及夫妻双方家族遗传性疾病史等。重点了解有无心、肺、肝、肾、代谢性和内分泌性疾患，有无生育异常史，是否患有乙型肝炎及其他传染性疾病等。

建立围生手册后，应将围生手册交孕妇保管，与孕妇及其家庭建立联系，定期进行早孕咨询、检查及健康指导，并着重对高危妊娠进行筛查、监护和管理。产妇入院分娩时将围生保健手册交给妇产科，出院时应将住院分娩及产后母婴情况完整记录在册，由产妇家属将手册送休养地社区保健部门以便安排产后访视，并将访视情况一并填写在围生保健手册内。满月访视后将手册收回，交至上级妇女保健机构。向时，将访视结案情况填入登记册，新生儿情况填入新生儿管理手册。

2. 产前检查　社区护士应督促孕妇进行定期的产前检查，一般包括全身检查、产科专科检查、辅助检查，以评估孕妇的生理、心理、家庭社会状况，实现孕期监测。

（1）产前检查的时间：孕 12 周内为孕早期，孕期初查应在孕 12 周之前，复查在孕 12 周后每 4 周 1 次，28 周后每 2 周 1 次，36 周后每周 1 次。

（2）产前检查的内容：

1）首次产前检查：①病史：详细询问病史，包括孕妇的年龄、职业、月经史及既往孕产史、既往身体状况、疾病史和手术史、本次妊娠经过、家族史和丈夫健康情况，并推算孕妇的预产期（即按照末次月经的第一日算起，阳历为月份减 3 或加 9，日数加 7；阴历月份减 3 或加 9，日数加 15）。②全身检查：包括观察孕妇发育、营养及精神状态，注意步态和身高，注意检查心脏有无病变、脊柱及四肢有无畸形，检查乳房发育情况、乳头大小及有无凹陷，测量血压。③产科检查：包括腹部检查、骨盆测量、阴道检查、肛门检查和绘制妊娠图等。④辅助检查：除常规检查血常规、血型和尿常规（尿蛋白、尿糖、尿沉渣镜检），还应根据孕妇的具体情况、按需要进行肝肾功能、血液生化、传染病筛查、电解质测定、心电图、B 超检查等。⑤心理社会评估：应注意评估孕妇对妊娠的态度是积极还是消极的，是否能较好地接受本次妊娠，有哪些影响因素。

2）复诊产前检查的内容：复诊产前检查的目的是了解前次产前检查后孕妇有无变化，以便尽早发现异常，具体内容包括询问前次产前检查之后有无特殊情况出现，测量体重和血压，检查有无水肿及其他异常，复查胎位，注意胎儿大小及其成熟度等。同时注意评估孕妇对妊娠有无不良的情绪反应，如有无焦虑、恐惧等不良心情，以及评估家庭社会支持系统，尤其是胎儿父亲对此次妊娠的态度。

3. 妊娠期保健指导 妊娠期护理所接触的对象不同于其他的科别，一般都是健康的孕妇，大多时间她们远离医院，在各自的家庭或工作单位，因此，教会这些妇女如何自我照顾就更加显得更加重要。社区护士应根据产前检查、评估的结果，通过卫生宣教，有针对性地将孕期的保健知识、疾病症状、用药指导以及各种育婴常识教给孕妇，对其进行保健指导。

（1）心理指导：怀孕期的心理评估与指导是产前保健极重要的一部分。随着怀孕，家庭原有的生活形态、家庭既定的规律与重心、家庭互动情形都会有所改受，准父母及家庭其他成员的心理都需要重新适应和调整，接受怀孕的事实，并做好准备迎接新生命。因此，社区护士应动员孕妇的家庭成员、亲友同事以及居住社区中的相关人员共同参与，根据妊娠期妇女的不同心理特点，关心她们的生活并提供帮助，实施必要的心理护理，消除对妊娠及分娩的忧虑，减轻精神压力：①及时提供妊娠与分娩的相关知识以及胎儿的相关信息，增加孕妇在妊娠及分娩过程中的安全感，以减轻孕妇的顾虑和恐惧。②加强对丈夫等重要家属的教育指导，使丈夫等重要的家人能较好地接受胎儿，为孕妇提供情感支持及信心。③鼓励孕妇适应身体、心理的改变及以往生活形式的转变，接纳与胎儿连为一体的感觉，学会分享与奉献。

（2）日常生活保健指导：

①合理的饮食与营养：妊娠期因孕妇基础代谢率的升高、供应胎儿、胎盘和其他附属物及母体自身有关组织生长发育的需要，应保证每日摄入充足的营养。研究表明，孕妇营养充足可减少孕期及产时合并症的发生，亦可减少低体重儿的出生，降低围产期胎儿及新生儿死亡率；而孕妇营养不良，不仅影响胎儿发育，可能导致早产和死胎，也影响出生后婴儿体格发育与智力发育。因此必须合理而均衡地安排孕妇的膳食，保证足够的热量与蛋白质供应，及钙、铁、锌、碘等无机盐和微量元素的摄入，多吃水果蔬菜，以保证丰富的维生素。饮食中应粗细粮搭配，荤素菜比例恰当，食物不宜过

咸，减少辛辣食品及咖啡、浓茶等刺激性食品的摄入。孕早期出现恶心、呕吐等早孕反应时应鼓励孕妇摸索规律，控制呕吐，少食多餐，避免偏食，从多种食物中摄取各种不同的营养成分。同时，应避免妊娠期盲目补充各种营养。

②日常活动与休息：妊娠期妇女应适当安排自己的生活和工作，工作、学习时间不宜过长，并避免过重的劳动及强迫体位作业，以免诱发流产。适当的体育锻炼与做妊娠体操有助于增进肌肉张力及促进新陈代谢，但应注意劳逸结合，不引起疲劳。孕妇需保证充足的睡眠（夜间的睡眠时间不得少于 8 小时，白天也应保持 1~2 小时午睡时间），睡眠以侧卧为宜，左侧卧位可减少增大的子宫对腹主动脉及下腔静脉的压迫，使回心血量增加，保证子宫和胎盘有充分的血液供给，改善全身循环情况，并减轻下肢水肿。在日常生活中应注意采取舒适的站姿和坐姿，弯腰、提重物应注意姿势正确、做好自我保护，取高处的物品时注意避免将脚跟踮起以免重心不稳、失去平衡及扭伤腰部。

③个人卫生与衣着：孕妇新陈代谢旺盛，汗腺及皮脂腺分泌增多，经常洗澡能促进血液循环并感到清洁舒适。妊娠期有出血现象及妊娠 28 周后，禁止盆浴，以防污水进入阴道引起上行性感染。应保持会阴部清洁，每日清洁会阴并更换内裤。如果阴道分泌物的颜色、性质或味道改变时，嘱及时就医。孕妇衣着应宽松、舒适、透气性好，贴身衣物以棉质为宜，腰带不宜过紧，以免影响血液循环。不宜穿高跟鞋，以免身体重心前移引起腰背痛、疲劳及跌倒，宜穿低鞋跟、轻便、防滑的鞋子，既舒适又安全。

④性生活指导：妊娠前 3 个月，性生活的刺激可引起盆腔充血及子宫收缩而导致流产，妊娠晚期性生活能诱发羊水早破、早产，并可能将细菌带入阴道导致产前、产时及产后感染，给母婴带来危害。因此，妊娠 12 周以前及 28 周以后，应避免性生活。

⑤避免不良因素影响：主动、被动吸烟的孕妇胎儿早产率、死胎率及新生儿死亡率均较不吸烟孕妇高；嗜酒可致孕妇生育能力减退，且可引起胎儿宫内发育迟缓或酗酒胎儿综合征。因此，社区护士应认真评估孕妇及其丈夫、家人的生活环境、习惯和嗜好，详细讲解烟酒对孕妇和胎儿的危害，督导孕妇避免受到吸烟、饮酒的危害，促进母婴健康。此外，妇女妊娠期受到细菌、病毒、寄生虫等病原体感染后，可通过胎盘屏障、子宫颈管感染胎儿，引起传染病或畸形等。因此，社区护士应对妊娠期妇女广泛开展健康教育，让他们学会妊娠期保健知识，避免不良因素如微生物、放射线、高温、噪音以及有毒的化学物质对胎儿的影响，保证母婴健康。

（3）乳房护理指导：社区护士应指导孕妇从孕 20 周开始进行乳房的护理，为产后哺乳做准备。妊娠晚期初乳开始分泌，挤出的初乳干燥后会在乳头形成痂皮，应指导孕妇将其清除，并可借乳房按摩使孕妇在产后能熟悉乳房护理。乳房护理前将双手洗净，用中性肥皂将乳头外以环形法擦洗至乳房基底部，分别清洗左右侧的乳房，乳头应避免用肥皂清洗，以免洗去外层的保护性油脂。清洗后，可以用手托住乳房，自锁骨下乳房基底部以中指和食指向乳头方向按摩，以拇指和食指揉捏乳头以增加乳头韧性。擦干乳房后，可将乳房暴露于空气中约 30 分钟以避免产后乳头皲裂。乳头凹陷者可用右手的拇指和食指将乳头轻轻拔出，再轻轻地按摩乳头，每天 3 次，每次 3~4 分钟。此外，乳房护理时应注意若孕妇有早产迹象或早产记录者，应避免刺激乳头以防产生宫缩，进行乳头牵拉时若觉有宫缩则需停止。

（4）用药指导：多数药物可以通过胎盘输送给胎儿，妊娠早期是胚胎形成的关键阶段，很容易因某些药物的作用造成器官受损，导致胚胎停止发育、发育异常或功能异常。因此，妊娠期用药应慎重，尤其是孕早期，必要时，须经医生指导，选用适当的药物。同时，也要注意避免孕妇因担心药物对胎儿的不良影响，拒绝所有正当的用药，甚至有妊娠并发症或合并症者也拒绝必要药物治疗的错误倾向。总之，社区护士应重视孕期临床药物学的研究，做到慎重衡量、正确选择、合理用药。

①抗生素：长期注射链霉素、庆大霉素、卡那霉素等氨基糖甙类抗生素，可使胎儿第 8 对脑神经及肾受损害；四环素有明显致畸作用；氯霉素对胎儿产生毒性反应，积蓄在体内达高浓度时，可出现"灰婴综合征"。因此，上述药物在孕期应禁用。

②磺胺类：磺胺类药物可与胎儿血清内胆红素争夺血清蛋白，使胆红素大量游离，胎儿出生后发生高胆红素血症甚至核黄疸。所以在妊娠晚期及分娩前应避免使用，特别是长效磺胺药。

③激素：己烯雌酚可引起女性子代在青少年期发生阴道腺病，并可能导致阴道、宫颈透明细胞癌，男性子代睾丸、阴茎发育异常或精液异常等发生率也较未用药者高 3 倍。雌激素（特别是己烯雌酚）在孕期应禁用，黄体酮也应慎用。糖皮质激素常用于临产前数小时以促进胎儿肺成熟及治疗妊娠合并的某些内科并发症，短期用药暂未见明显不良后果，但过量、长期用药有可能导致过期妊娠、胎儿宫内发育迟缓和死胎，并导致感染发生率增高。因此，原则上应小剂量慎用。

④镇静安定药：常服用巴比妥类药物者胎儿先天畸形的发生率明显增加，表现为无脑儿、先天性心脏病，严重四肢畸形等；非巴比妥类药如安定在孕早期服用，胎儿可发生唇裂、腭裂；利眠宁等在孕早期 6 周内服用，可能有致畸作用，在整个孕期服用可致胎儿宫内发育迟缓。

⑤抗痉挛药物：苯妥英钠有明显致畸作用，可引起胎儿唇裂、腭裂及心脏畸形；丙戊酸钠可致胎儿神经管畸形；二甲双酮可引起胎儿畸形及死亡。

⑥吗啡类药物：早期妊娠时应用吗啡类药物，特别是可待因，婴儿唇裂、腭裂的发生率明显增高。若在娩出前 6 小时注射吗啡，给药后 2 分钟可在胎儿体内测出，作用可维持 4~6 小时，新生儿娩出后，仍会有明显的呼吸中枢抑制作用，因此，估计在 6 小时内分娩者，应忌用吗啡。

⑦抗甲状腺药：硫脲类药物常用于治疗甲状腺功能亢进，若在孕期服用，可引起胎儿代偿性甲状腺肿大、智力发育及骨生长迟缓；无机碘化合物长期用以治疗甲状腺功能亢进时，可引起胎儿甲状腺肿和呆小病。孕早期应用放射性碘可引起胎儿先天畸形，若在妊娠 10 周后应用，则胎儿甲状腺可积蓄碘，使组织受放射破坏而产生永久性甲状腺功能低下症，因此，孕期内应禁止使用。

⑧糖尿病治疗药物：胰岛素是治疗妊娠合并糖尿病最安全的药物，其他几种如磺脲类药物，如氯磺丙脲以及双胍类降糖药如降糖灵等，均有产生死胎和畸胎的危险。

⑨利尿药：速尿是孕期应用较安全的利尿药，噻嗪类利尿药可能产生新生儿血小板减少症，原因可能是药物抑制胎儿骨髓生成血小板，也可能是母体血循环中的抗血小板抗体通过胎盘影响胎儿所致。

⑩抗癌药：可能有致畸作用，目前尤以叶酸拮抗剂致畸作用最为肯定，孕期应禁用此类药物，否则会导致多数胎儿宫内死亡而流产，能存活者也会有多种严重畸形。

（5）分娩的准备指导：孕妇在妊娠晚期心理负担非常大，可能会因担心分娩时的痛苦和危险，及孩子是否能顺利、健康地诞生而焦虑。因缺乏分娩经验，加上一些有分娩经验的亲戚朋友可能将自身分娩的痛苦夸大，初产妇对分娩时确保母子健康和安全方面较经产妇更有压力感，社区护士应根据初、经产妇的需要提供分娩准备课程，使孕妇及其配偶能更主动地参与怀孕和分娩的过程。初产妇指导的重点为：①介绍和怀孕、分娩有关的解剖、生理知识；指导产妇能识别临床征兆，如假临产的不规律宫缩，分娩发动前24～48小时的见红，并进行相关准备。②鼓励夫妇增加交流，谈论自己对怀孕、分娩的感觉和怀孕后的心理感受，相互支持度过怀孕分娩过程；也鼓励孕妇说出因妊娠引起的不适，并给予孕妇自我护理的指导和协助改进的方法，使孕妇适应妊娠期的身心变化。③介绍分娩过程和伴随各产程的子宫收缩的变化，指导根据各阶段的身心变化采取呼吸法等放松技巧减轻不适，训练产妇正确用力配合分娩过程，推进产程进展。④介绍产后产妇的相关护理及关于新生儿护理和照顾的技巧。⑤对于经产妇则可将重点放在应用既往分娩的经验与技能来安全度过分娩过程，在一个病房中，经产夫妇的加入，能增进团体的互动，并提供正性激励作用，支持和促进第一胎的准父母们减轻心理压力、树立信心、更积极主动参与待产过程。

4. 妊娠期常见症状及其处理

（1）恶心、呕吐：约半数左右的妇女在妊娠六周左右出现恶心、呕吐现象，12周左右消失。少数妇女因晨吐开始考虑自己是否怀孕，因此，晨吐也可以说是一种善意的提醒，提示她应该开始小心并注意自己的身体和周围的环境，以免胎儿受到伤害。晨吐症状一般持续到妊娠第7或8周时达到最高峰，如12周后依然继续呕吐，严重到影响孕妇营养，甚至导致脱水、少尿、酮体堆积、引起神经病变等时，应考虑妊娠剧吐，需入院治疗纠正脱水与电解质紊乱，并补充必需的营养。对于妊娠期的恶心、呕吐现象，首先应确定呕吐是否因葡萄胎、阑尾炎、尿路感染等其他因素所引起，若均排除可指导孕妇注意下列事项：①早晨起床时先吃一些水分较少的食物，如苏打饼干、三明治或寿司等，减少空腹的不适，起床时宜缓慢，避免突然起身。②每天进食5～6餐，少量多餐避免空腹，两餐间进食液体饮食；外出时，可在手提袋内放一些小点心、饼干等，避免因空腹或血糖降低而引起恶心、呕吐。③饮食宜多摄取富含蛋白质和多糖类的食物，并避免难以消化的、气味特殊或油腻的食物。④给予精神心理支持，减轻因症状引起的担忧和焦虑。⑤孕妇于妊娠早期出现恶心，可给予维生素$B_6$10～20mg，每日3次，口服；因晨吐导致食欲下降者，也可适当服用开胃健脾理气中药。

（2）腹背痛：妊娠期间由于关节韧带松弛，增大的子宫向前突出，使孕妇躯体重心后移，腰椎向前突、背伸肌持续紧张，常出现轻微腰背痛。社区护士应指导孕妇：

①避免穿高跟鞋，保持正确的坐、站、走姿；俯拾或提取重物时，保持上身直立，弯曲膝部，用双下肢的力量抬起物品。②避免长时间弯腰；可睡硬板床卧床休息或做骨盆摇摆运动以减轻背痛不适。③若腰背疼痛剧烈，应及时就医，查找原因，按病因治疗。

（3）眩晕与昏厥：当孕妇长久站立时，血液会淤积在双下肢，使回心血量减少，脑部的血流灌注减少，感觉眩晕甚至发生晕厥。因此，社区护士应指导孕妇：①眩晕和昏厥可能发生在孕妇突然改变姿势时，如由卧位、坐位突然站立或走动时，改变姿势宜缓慢，以免引起体位性低血压。②发生上述症状时，可就近坐下或躺倒，并提高下肢以利血液回流。

（4）下肢及外周静脉曲张：怀孕时，下肢静脉常因为血液循环不佳，造成血液淤积而对血管壁造成压力，使其弹性减弱，以及静脉瓣功能不良时无法有效防止血液逆行，则会导致血液淤积引起静脉曲张。静脉曲张常因妊娠次数增多而逐渐加重，社区护士应指导孕妇：①平时避免长时间站立或久坐，每天采取散步、柔软体操等温和的运动，以增加肌肉血管壁的弹性，促进血液循环，至少每小时改变姿势或来回走动以促进下肢血液循环。②坐时避免两腿交叉或盘腿，以免阻碍下肢静脉血液回流；卧位休息时可将臀部稍微垫高以减少子宫对骨盆静脉的压迫，并将下肢抬高，以促进下肢静脉回流。此外，侧卧也有助减轻肿胀和压迫感。③避免穿过紧的半高统袜，若必须穿弹性袜，可于早晨下床前先将腿抬高，穿上弹性袜之后再下床。④若有外阴部静脉曲张，可在内裤上放两块卫生棉垫支托，并注意抬高臀部以减轻骨盆静脉的压力，分娩时应防止外阴部曲张的静脉破裂。

（5）下肢水肿：正常情况下，妊娠后期，日渐增大的子宫对右旋静脉的压力渐强，加上长时间久站、久坐，下肢血液回流受阻，孕妇常有踝部及小腿的轻度水肿，经休息后可以消退，属于正常现象。若下肢水肿明显，休息后无消退，应警惕妊娠高血压综合征、合并肾脏疾病等，及时查因诊治。此外，社区护士应指导孕妇：①适当运动，避免长时间站立或久坐不动，加重血液回流障碍。长时间站立时，两侧下肢轮流休息，收缩下肢肌肉，以利血液回流。②睡眠时取左侧卧位，解除右旋增大的子宫对下腔静脉的压迫，下肢稍垫高改善下肢血液循环，减轻水肿。③避免摄取含盐量过高的食物，但不必限制水分。

（6）痔疮与便秘：痔疮多由腹内压增高及增大的子宫压迫骨盆腔静脉和直肠静脉，引起血液回流受阻，造成直肠静脉曲张所致。此外，孕妇由于行动不便、运动较少，也常发生便秘。社区护士应指导孕妇：①摄取足够的液体和含高纤维素的食物，多吃蔬菜水果，少吃辛辣食物。②适度运动，促进胃肠蠕动以减轻便秘，必要时服缓泻剂纠正便秘。③卧位时轻度抬高臀部以利骨盆腔静脉、直肠静脉回流。④养成定时排便的习惯。⑤若已有痔疮者，应避免提重物；当痔脱出时，可以手法还纳。痔疮症状可于分娩后明显减轻或消失。

（7）疲乏与失眠：妊娠后期，由于胎儿日渐增大，孕妇常出现尿频、多汗；因胎动频繁加上卧姿不适，均可影响孕妇休息与睡眠，导致疲倦乏力。社区护士应指导孕妇：①正确认识"怀孕疲倦"，注意劳逸结合，保证充足的休息时间。②保持良好的睡眠，中午进行 1~2 小时的午睡。③睡前避免摄取过多液体及刺激性的活动，如观看使情绪激动的书刊或影片。④保持身体舒适性，穿宽松、吸汗的睡衣或在睡前洗个温水澡促进睡眠，睡前半小时左右喝杯温牛奶也可以帮助入睡。⑤调适身心，避免压力过大影响休息，也可学习做一些按摩或放松技巧以促进睡眠与休息。

（一）产后妇女的护理

1. 产后妇女的生理、心理变化 产后的妇女必须面对经由分娩后所引发的各种生理变化，心理方面也会因为孩子的出生与抚育问题、角色的改变、亲子关系建立的需求等而压力增大，需进行身心调适。产后妇女保健一般是指对从胎盘娩出后到产后 6 周处于生理恢复期的妇女进行的身心保健。

（1）产后期妇女的生理变化：产后妇女的生殖系统将恢复到怀孕前的大小和功能，称为复旧。整个复旧过程大约需要 6 周，产后 3~4 天之内是整个复旧过程变化最快的一段时间。一般妇女在产后的生理变化可以分为两种：退行性变化和进行性变化。前者如子宫和阴道进行的复旧过程，后者则如泌乳的发生。

（2）产后妇女的心理变化：怀孕和分娩是女人一生中的重大改变。经过漫长的十月怀胎与分娩痛楚，随后而至的是对自己身心复原的需求，以及呵护新生命的责任。因此，产后本身就是一种压力情境，产妇必须面临身体的改变、潜意识的内在冲突、为人母所需的情绪调整以及家庭关系的改变等，以致有时无法有效地执行新的角色与功能。严重的心理障碍状态下可发生产后忧郁症，表现为注意力无法集中、健忘、心情不平静、时常哭泣或焦虑、易怒和暴躁等。产后忧郁一般在产后第 1 天~第 6 周之间发生，以第 1~10 天最为多见，需加以观察与重视。

2. 产后家庭访视 产后期是产妇身体与心理恢复的一个关键时期，社区护士应尊重与关心每位产妇，在健康指导的过程中重视主观和客观资料的收集与分析，确认产妇在生理、心理以及健康教育等方面的个性化需求，给予针对性的护理与健康指导。一般情况下，产后访视与新生儿访视同时进行。

（1）访视的频率和时间：社区护士在产妇产后一般访视家庭 2~3 次，初次访视宜在产妇出院后 3 天内进行，第 2、3 次访视则在产妇分娩后 14，28 天进行，高危产妇或发现异常情况时应酌情增加访视次数。

（2）访视前的准备：访视前，社区护士可通过电话、面谈等形式与产妇家庭建立联系，了解其确切的住址、路线，确定访视对象和访视时间。同时，应简要了解产妇的一般状况，为防止交叉感染，应先访视娩出早产儿和正常新生儿的产妇，最后访视感染性疾病的产妇和新生儿。

（3）访视的内容：①了解全身状况：包括一般情况，如精神、饮食、睡眠、大小便等。②观察产后生命体征的变化：重点观察血压、体温、脉搏的变化，如产后体温持续升高，要查明原因，与产褥感染相鉴别；观察腹部或会阴部伤口的愈合情况，评估有无红肿、热痛等感染征象，并给予指导。③检查子宫收缩情况：产后第 1 天子宫底平脐，以后每天下降 1~2cm，产后 10~14 天降入骨盆，如未如期复旧或有压痛，应及时进一步检查处理。④检查恶露的性状：一般血性恶露持续 3~7 天，浆液性恶露约 7~14 天，白色恶露约 14~21 天，产后 3 周左右干净。恶露增多，持续时间长或伴有全身症状，提示子宫复旧不良或产褥感染，应及时就诊处理。⑤检查乳房有无肿胀与疼痛、乳头有无皲裂，乳腺管是否通畅及乳汁分泌情况等。⑥询问新生儿睡眠、喂养和大小便情况等。⑦督促产妇在产后 42 天到医院门诊复查，了解盆腔器官及哺乳情况。

（4）访视后的工作：每次访视结束后，社区护士应将访视情况认真记录在妇女围产保健手册上，对保健指导和已经实施的处理方法应做详细记录，并将围产保健手册交至上级妇女保健部门备案管理。

3. 产后健康指导　社区护士应根据产后妇女的生理、心理特点及检查、评估的结果有针对性地对产后妇女进行健康指导。

（1）心理指导：产妇产后不良情绪不仅影响自身的健康，也影响家庭功能和亲子行为，严重者还可以危及产妇和婴儿的健康与安全。因此，产妇产后不仅需要生理与生活上的保健护理，也需要在家庭社会和心理方面给予相应的健康指导与护理措施。①解除导致产妇产生不良心理的家庭与社会因素，减轻产妇的心理负担和躯体症状。②对于有不良个性的产妇，应给予相应的心理辅导，促进自我调适；同时，应注意沟通，倾听产妇的心理问题，并进行疏导。③发挥家庭和社会支持系统的作用，改善家庭关系与生活环境。发挥各方面力量，促进和帮助产妇适应母亲角色，应指导产妇与婴儿进行交流、接触，在加强亲子关系中增添自信与快乐。④对重度抑郁的产妇，应观察与警惕伤害性行为，注意安全母婴安全防护，并督促到相关医疗机构寻求专业治疗。

（2）日常生活指导：

1）环境和个人卫生：①产妇的休养环境以室温 20~22℃ 为宜，光线适宜，通风适当，保持空气清新，防止受凉。②注意个人卫生，坚持每日用温水漱口、刷牙、擦浴，并注意会阴的清洁卫生，每日清洗会阴与更换内裤，产后 4 周内禁止盆浴以防上行感染。③如伤口肿胀疼痛，可用 50% 硫酸镁纱布湿敷；也可配制 1:5000 高锰酸钾溶液坐浴，保持会阴部清洁，预防感染。

2）合理的饮食与营养：产后的营养指导应该考虑到产妇平日的饮食习惯，结合产妇对自己体型和身材的期望以及其母婴营养的需求。社区护士应该协助产妇获取均衡的饮食，进食富含营养、清淡、易消化的食物，保证足够的热量，以促进其身体的健康和身材的恢复，另外，母乳喂养的产妇可适当多喝汤汁以促进乳汁分泌。产后贫血者应适当增补维生素和富含铁的食物。

3）适当活动：经阴道自然分娩的产妇产后 6~12 小时可下床适当活动，24 小时可室内自由活动；行会阴侧切或剖腹产的产妇，可推迟至产后第 3 日起床活动。社区护士可指导产妇进行深呼吸运动、颈部、腿部、腹部运动、子宫及产道收缩运动等，促进血液循环和子宫复旧，预防血栓性静脉炎，增进食欲及预防便秘，促进体力与体型恢复等作用。此外，由于产妇产后盆底肌松弛，应避免负重劳动或蹲位活动，以免子宫脱垂。

4）性生活指导：产后夫妇的性生活会因为产后生理、心理的变化和角色的改变而受影响，尤其性欲和性反应也会因为孩子的降临而产生变化。社区护士应指导产后的夫妇6周后再进行性生活，因为产后会阴部的愈合大约需要6周的时间，而且产妇在这段时间也比较容易受到感染。同时，哺乳期虽无月经，仍要坚持避孕，以使用安全套为好。

（3）母乳喂养指导和乳房护理：

①母乳喂养的优点：母乳中所含的营养成分最适合婴儿的消化、吸收，且经济、方便、温度适宜、卫生；母乳喂养有利于提高婴儿的免疫力，预防疾病的发生；母乳喂养时婴儿吸吮的肌肉运动有助于面部和牙齿的正常发育，并促进母体的子宫收缩，预防产后出血；母乳喂养可以增进母子间的情感交流，有利于婴儿心理的健康发展。

②母乳喂养的方法：产妇宜与婴儿同步休息，生活规律，应保持情绪稳定、心情愉快，树立哺乳信心。哺乳前用清洁湿热毛巾在乳房、乳头部热敷3～5分钟，同时对乳房进行按摩，刺激泌乳反射。开始哺乳时注意吸吮的含接及恰当的姿势，母亲和婴儿身体接近，脸面相对，边哺乳边观察，避免婴儿鼻部受压。一般产后半小时应开始哺乳，母乳喂养的次数可不固定，量的多少不限，鼓励按婴儿的需要哺乳，中间不需加喂配方奶或水。每次哺乳时应让婴儿吸空一侧乳房再吸另一侧，乳汁量较多时，注意交替哺喂和及时排空乳房，以免引起乳腺炎。哺乳时间最好不超过15～20分钟，以免过度吸吮引起乳头皲裂。哺乳过程中应保持婴儿呼吸道的通畅，避免发生窒息，并注意对乳头的保护，不在婴儿吸吮过程中强拉出乳头，避免口腔中的负压造成乳头的皮肤受损。哺乳后抱起婴儿轻拍背部1～2分钟，排除胃内残留空气，以防溢奶或吐奶。如乳房发现肿胀、硬块，乳头有皲裂、凹陷等情况时，应给予指导，一旦发生乳腺炎应动员产妇到医院就医。

③母乳喂养的注意事项：许多药物会在产妇服用后通过乳汁进入婴儿体内，因此，哺乳期的产妇在服用药物之前，必须事先咨询医护人员，以确定对婴儿有无危害。

④人工喂养方法的指导：患有慢性消耗性疾病如慢性肾炎、糖尿病、肿瘤及传染病、精神病等的产妇不宜哺乳，以免危害婴儿的健康，应给予人工喂养。

（4）新生儿护理指导：新生儿应保持24小时母婴同室，其护理指导主要包括：①新生儿沐浴的指导：新生儿应每天洗澡，其目的在于清洁皮肤，增进身体的舒适，预防感染，评估身体状况。沐浴时注意室温、水温适宜，沐浴前不喂奶，沐浴时防止跌伤或损伤。②脐部护理：保持脐部的清洁干燥。每次沐浴时观察肚脐是否有潮湿、异味、出血、发红、化脓等感染征象，沐浴后用龙胆紫或碘酊等消毒液，从婴儿肚脐的根部以环形的方式由内向外消毒直径约5cm大小，再用75%的酒精棉签以同样的方式消毒，促进肚脐的干燥。注意尿布不能超过脐部，以防尿液和粪便污染脐部。③其他注意事项：痱子粉容易与汗水结合成糊状，对皮肤产生刺激，且存在易吸入呼吸道造成吸入性肺炎的风险，应尽量少用。因尿液分解后的氨气会刺激皮肤，造成尿布疹的产生，所以婴儿大小便后，应用温水勤擦洗并勤换尿布。婴儿的衣物与尿布宜选择质地柔软、样式简单、吸水吸汗的棉织品。

三、围绝经期妇女保健

围绝经期妇女由于个人健康状况、性格特点、文化水平、家庭环境、经济状况、生活阅历等的差异，可出现不同程度的身心反应。因此，社区护士应正确评估围绝经期妇女生理、心理、家庭社会状况，有针对性地给予保健指导，使之正确认识与对待这一人生中特殊的阶段，加强自我调节与控制，保持身心健康。

（一）心理指导

围绝经期妇女应注意自我心理调节，从思想上、知识上，有准备、有信心地度过围绝经期。应保持乐观向上的情绪，妥善处理围绝经期的各种症状，多与其他人接触与交往，防止性格暴躁或性格内向，增强对社会环境和自然环境的适应性。避免过度紧张和劳累，积极参加文娱活动和体育锻炼，善于在生活中自得其乐。应解除不必要的顾虑，使其了解围绝经期只是一个暂时的过渡阶段，加以调控便能安然度过。同时，建议家属应多关心，多理解，并提供精神心理支持，协助度过这一困难时期。

（二）日常生活卫生保健指导

1. 合理饮食　围绝经期妇女应建议采取形式多样的平衡膳食，摄入足量的蛋白质及脂肪，尤其是牛奶、豆浆等易于消化的、含丰富蛋白质及适量脂肪的食品。此外，应注意补充丰富的钙质以预防骨质疏松；多摄入膳食纤维以预防便秘；并注意适当限制热量以防肥胖；低盐、低胆固醇饮食以降低心血管疾病的发病率。

2. 合理运动与休息　围绝经期妇女应注意休息，保持充足的睡眠以及良好的精力，并适当运动锻炼。睡眠应注意早睡早起，每天保证 7~8 小时睡眠时间，运动方式可根据个人的爱好及体力等加以选择，如广场舞、慢跑、太极拳、气功等，运动时间每次不少于 30 分钟，每周 3~4 次为宜。

3. 性生活指导　绝经后随着雌激素逐渐下降，出现阴道弹性减退，分泌物减少，造成性生活困难（性交疼痛），尤其性欲差的妇女，表现尤为突出。绝经后妇女常感觉肛门及外阴干燥、疼痛、发痒，阴蒂敏感性减弱，当阴道有炎症时，会有血性分泌物，甚至接触性出血，影响性生活的满意度。社区护士应从妇女个人的生理及心理考虑，指导其保持性生活，每月 1~2 次，这有助于保持生殖器官的良好状态及促进家庭和谐。

4. 护肤指导　围绝经期妇女因雌激素水平下降，弹力纤维逐渐萎缩，皮肤变得松弛，皱纹增多，影响个人的形象与情绪。社区护士可建议围绝经期妇女根据个人皮肤特性，选择滋润效果好、刺激性小的护肤品，并可指导经常定期按摩，促进局部血液循环与皮肤新陈代谢，从而达到改善外观，愉悦心情，增加自我认同的效果。

（三）定期检查与用药指导

1. 用药指导　围绝经期妇女常使用雌激素进行替代疗法，应明确使用目的、根据医嘱合理用药，注意确定雌激素应用的时间与方法，剂量宜个体化，严格掌握应用原则，警惕禁忌证，并密切观察药物的副作用。

2. 定期检查 围绝经期妇女阴道缺乏雌激素的保持作用，酸性降低，局部防御作用减弱，易发生阴道感染，各种月经疾病也因激素分泌不足更易发生，此外，妇科肿瘤的发生率也随年龄增长而升高。因此，建议围绝经期妇女每 3～6 个月进行一次妇科疾病检查，实现疾病的早发现、早治疗。此外，社区护士宜加强宣传教育，使围绝经期妇女了解到各种相关疾病的主要危险因素，改善不良的生活方式，增强自我保健意识，以减少疾病发生，维护自身健康。

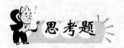 **思考题**

1. 青春期妇女常见的健康问题有哪些？青春期保健的重点内容是什么？
2. 请举例说明妊娠期常见问题与护理。
3. 试述产后妇女的心理变化与常见问题，以及相应的心理指导。
4. 怎样根据围绝经期妇女的健康影响因素进行健康保健？

（阳晓丽）

第八章 | 老年人的健康

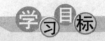
第一节 概述

随着社会经济的发展，人们生活水平的普遍提高，人均寿命的不断延长，人口老龄化已成为全世界关注的问题。解决人口老龄化的策略是满足老年人的健康需求，维护和促进老年人的身心健康，实现健康老龄化。1990 年世界卫生组织提出"健康老年化"，1993 年第 15 届国际老年协会进一步提出"科学为健康老年化服务"的宏伟目标。因此，关注老年人的健康，发展老年护理势在必行。

一、基本概念

老化（senility，aging）即衰老，是指人体从出生到成熟期后，随着年龄的增长而产生的一系列的进行性、全身性结构和功能状态上的退行性变化，导致机体对内外环境适应能力逐渐减退的现象。老化是所有生物种类在生命延续过程中的一种自然现象，是一种正常但不可逆的持续性过程。

人口老龄化（aging of population）简称人口老化，是指社会人口年龄结构中，老年人口在总人口中所占的比例随着时间的推移而不断变化的一种动态过程。人口老龄化标志着老年人口增多。

健康老年化（Healthy aging）又称健康老龄化，是指老年人在晚年能够保持躯体、心理和社会生活的完好状态，将疾病或生活不能自理推迟到生命的最后阶段。健康老年化是世界卫生组织提出并在全世界积极推行的老年人健康生活目标。

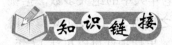

老龄化社会的划分标准

世界卫生组织对老龄化社会的划分有两个标准（表8-1）。

1. 发达国家的标准 65岁以上人口占总人口比例的7%以上定义为老龄化社会（老龄化国家或地区）。

2. 发展中国家的标准 60岁以上人口占总人口的10%以上定义为老龄化社会（老龄化国家或地区）。

表8-1 世界卫生组织对老龄化社会的划分标准

国家	发达国家	发展中国家
老年人年龄界限	65岁	60岁
青年型	< 4%	< 8%
成年型	4%~7%	8%~10%
老年型	>7%	>10%

注：表中百分比为老年人口系数（老年人口在总人口中所占人口百分比）

二、社会人口老化状况及其特点

（一）世界人口老化状况及其特点

21世纪全球人口老龄化日趋明显。目前，人口老龄化程度较高的主要是欧美国家和亚洲的日本。其主要特点体现在以下几方面：

1. 全球人口老龄化 1950年全世界大约有2.0亿老年人，1990年则为4.8亿，2002年已达6.29亿，占全世界人口总数的10%。据联合国预测，到2050年，老年人口数量将猛增到19.64亿，占世界总人口的21%，非洲老龄人口将从4200万上升到2.05亿，亚洲从3.38亿增加到12.27亿，欧洲1.48亿增加到2.21亿，美洲从9600万增加到3亿。目前，日本是世界上老龄化最严重的国家。

2. 发展中国家老龄人口增长速度快 据统计，1950年到1975年，老年人口比较均匀地分布在发展中地区和发达地区，2000年发展中国家的老年人口数约占全球老年人总数的60%。预计2050年，世界老年人口约有82%的老年人，即16.1亿人将生活在发展中地区，3.6亿老年人将生活在发达地区。

3. 高龄老年人（80岁以上老年人）增长速度快 高龄老年人是老年人口中增长最快的群体。2000年，全球高龄老年人达0.69亿，大约占老年总人口的1/3。预计至2050年，高龄老年人约3.8亿，占老年人总数的1/5。日本的高龄老年人增长迅速，预计到2025年，每三个老年人中就有一个高龄老年人。

4. 女性老年人增长速度快 多数国家老年人口中女性超过男性。一般而言，老年男性死亡率高于女性，死亡的性别差异使女性老年人成为老年人中的绝大多数。据统计，60 岁年龄组，男女之比为 81∶100；80 岁年龄组，男女之比为 53∶100；100 岁年龄组，男女之比为 25∶100。平均而言，在年龄达到 60 岁以后，男性预计可以再活 17 年，女性则为 20 年。

5. **人口平均期望寿命不断延长**　人口平均期望寿命即某一年龄人口平均还有可能活多少年。随着社会经济和医疗技术的发展，世界各国的平均寿命都有不同程度的增加。19 世纪许多国家的平均寿命只有 40 岁左右，20 世纪末则达到 60~70 岁，一些国家已经超过 80 岁。2002 年世界平均寿命为 66.7 岁，日本平均寿命接近 82 岁，至今保持着世界第一长寿国的地位。

（二）我国人口老化状况及其特点

1999 年国家统计局公布，我国 60 岁及以上人口达到总人口数的 10%，标志着我国已进入老龄化社会。2000 年第五次人口普查结果表明：我国 65 岁及以上老年人口为 8811 万人，占总人口的 6.69%。人口平均期望寿命已从 40 年代末的 35 岁增加到 70 岁左右。与其他国家相比，现阶段我国的人口老龄化具有以下主要特征：

1. **老年人口规模巨大**　2004 年底，中国 60 岁及以上老年人口为 1.43 亿，占总人口的 11%；2014 年将达到 2 亿，2026 年将达到 3 亿，2037 年超过 4 亿，2051 年达到最大值，之后一直维持在 3 亿~4 亿的规模。根据联合国预测，21 世纪上半叶，中国一直是世界上老年人口最多的国家，占世界老年人口总量的 1/5；21 世纪下半叶，中国也还是仅次于印度的第二老年人口大国。

2. **老龄化发展迅速**　65 岁以上老年人占总人口的比例从 7% 提升到 14%，发达国家大多用了 45 年以上的时间，而中国只用 27 年就可以完成这个历程，并且将长时期保持很高的递增速度，属于老龄化速度最快国家之列。

3. **地区发展不平衡**　中国人口老龄化发展具有明显的由东向西的区域梯次特征，东部沿海经济发达地区明显快于西部经济欠发达地区。上海在 1979 年最早进入老年型行列，和最迟 2012 年进入人口老年型行列的宁夏比较，时间跨度长达 33 年。

4. **城乡老年人口数量倒置显著**　这是中国人口老龄化不同于发达国家的重要特征之一。我国农村老年人口为 8557 万人，占老年人口总数 65.82%，农村的老龄化水平高于城镇 1.24 个百分点，这种城乡倒置的状况将一直持续到 2040 年。到 21 世纪后半叶，城镇的老龄化水平将超过农村，并逐渐拉开差距。

5. **女性老年人口数量多于男性**　目前，老年人口中女性比男性多出 464 万人，2049 年将达到峰值，达 2645 万人。21 世纪下半叶，多出的女性老年人口基本稳定在 1700 万~1900 万人，并且这些女性老年人口中 50%~70% 都是高龄老年人。

6. **老龄化超前于现代化**　发达国家是在基本实现现代化的条件下进入老龄社会的，属于先富后老或富老同步，而中国则是在尚未实现现代化，经济尚不发达的情况下提前进入老龄社会的，属于未富先老。发达国家进入老龄社会时人均生产总值一般都在 5000 美元~10000 美元以上，而中国目前人均生产总值才刚刚超过 1000 美元，仍属于中等偏低收入国家行列，应对人口老龄化的经济实力还比较薄弱。

第二节 老年人的健康问题

进入老年期后，人的各种生理功能都进入衰退阶段，必将引起一系列的身心变化，使老年人出现一系列的健康问题。

一、老年人的生理特点

进入老年期后，机体从外观到内在生理代谢、器官功能都有相应变化，通常有以下特点。

(一) 外观形体的变化

1. 身高的变化　随增龄，老年人的椎间盘发生萎缩性变化，脊柱弯曲度增加，弯腰驼背，躯干变短，椎骨扁平化及下肢弯曲致身高下降。

2. 体重的变化　老年人身体内部含水量减少，脏器和组织呈萎缩状态，故体重减轻。

3. 体型的变化　脂肪随增龄而增加，且在体内分布发生改变，更多地分布在腹部及内脏器官周围，导致腰围、腹围增加。另外，由于脊柱弯曲的增加，很多老年人可呈现驼背。

(二) 感官系统的变化

1. 皮肤的变化　随增龄，老年人皮脂腺萎缩，弹力纤维变性、缩短，易出现皱纹、脱屑；毛发失去光泽，头发脱落，眉毛、鼻毛变白脱落，脂褐素沉积形成老年性色素斑；皮肤神经末梢的密度显著减少，对冷、热、痛觉、触觉等反应迟钝，易出现烫伤、冻伤、压疮等。

2. 视觉的变化　随增龄，角膜上皮干燥、变平，使其屈光力减退，引起远视和散光，60岁以后在角膜边缘出现灰白色环状类脂质沉积，称"老年人环"。晶状体的调节和聚焦功能逐渐减退，视近物能力下降，出现"老视"；晶体混浊，使晶体的透光度减弱，增加了老年性白内障的发病率。玻璃体主要表现为液化和玻璃体后脱离，玻璃体后脱离可引起视网膜剥离，同时玻璃体因衰老而失水，色泽改变，包含体增多，可引起"飞蚊症"。由于老年人血管硬化变性，对眼的血液供给不足，导致睫状肌萎缩，也可致视网膜变薄，黄斑变性，视力减退，伴随晶体老化和睫状肌调节功能减退，可出现老视。

3. 听觉的变化　随增龄，首先是耳廓软骨和软骨膜的弹性纤维减少，易受到外伤因素的损害。耳廓表面皱襞松弛，凹窝变浅，收集声波和辨别声音方向的能力降低；外耳道的神经末梢日趋萎缩导致感音迟钝，中耳和内耳的骨质逐渐变硬和增生，鼓膜和卵圆窗上的膜变厚、变硬，失去弹性；听神经功能逐渐减退，声波从内耳传至脑部的功能障碍，使老年人听力逐渐丧失，导致老年性耳聋。

4. 味觉的变化　随增龄，味蕾及舌乳头明显减少以至消失，75岁以上老年人减少至30~40个，味阈升高，使老年人对酸、甜、苦、辣等味觉的敏感性降低；口腔黏膜细胞和唾液腺发生萎缩，唾液分泌减少，口腔较干燥，也会造成味觉功能的减退。

5. **嗅觉的变化** 随增龄，嗅神经数量减少、萎缩、变性。50岁以后，嗅觉的敏感性逐渐减退，嗅觉开始迟钝，同时，对气味的分辨能力下降，男性尤为明显。80岁以后，85%以上的老年人嗅觉显著减退。

（三）呼吸系统的变化

1. **鼻咽喉的变化** 随增龄，鼻道变宽，鼻黏膜变薄，腺体萎缩，分泌功能减退，加温、加湿和防御功能下降，易患呼吸道感染。当咽喉黏膜、肌肉退行性变或神经通路障碍时，出现吞咽功能失调，有些老年人易发生呛咳，造成窒息。喉黏膜变薄，上皮角化，甲状软骨钙化，防御反射变得迟钝，易患吸入性肺炎；喉部肌肉和弹性组织萎缩，声带弹性下降，导致老年人发音的洪亮度减弱。

2. **气管和支气管的变化** 老年人气管和支气管黏膜上皮和黏液腺退行性变，纤毛运动减弱，防御和清除能力下降，容易患老年性支气管炎。细支气管黏膜萎缩、黏液分泌增加，可导致管腔狭窄，增加气道内在阻力；同时细支气管壁弹性减退及其周围肺组织弹性牵引力减弱，在呼吸时阻力增高，使肺残气量增加，也可影响分泌物的排出，而易致感染。

3. **肺的变化** 肺泡壁变薄，泡腔扩大，弹性降低，肺组织重量减轻，呼吸肌萎缩，肺弹性回缩力降低，导致肺活量降低，残气量增多，咳嗽反射及纤毛运动功能退化，老年人咳嗽和反射功能减弱，使滞留在肺的分泌物和异物增多，易发生感染。

4. **胸廓及呼吸肌的变化** 由于胸椎椎体退行性变、椎体下陷，脊柱后凸，胸骨前突，引起胸腔前后径增大，出现桶状胸；肋软骨钙化使胸廓活动幅度受到限制，即自身胸廓弹性阻力变大或其顺应性变小，从而导致呼吸费力；呼吸肌老化表现为肌纤维减少，肌肉萎缩，呼吸肌肌力下降和呼吸效率降低。

（四）循环系统的变化

1. **心脏的变化** 心脏增大，老年人心脏重量的增加主要是心肌细胞肥大。心肌细胞纤维化，脂褐素沉积，胶原增多，淀粉样变，心肌的兴奋性、自律性、传导性均降低，心瓣膜退行性变和钙化，窦房结内的起搏细胞数目减少，希氏束和束支纤维丧失，使老年人易发生传导障碍。

2. **血管的变化** 老年人的动脉、静脉和毛细血管均发生老化。如胶原、弹性蛋白及钙沉积使血管变硬、韧性降低、管腔缩小，周围血管阻力增加，使老年人易发生血压上升及直立性低血压。

3. **心功能的变化** 心肌收缩力减弱，心率减慢；静脉回心血量减少，心室壁顺应性下降，舒张期充盈量减少，心输出量降低，进而导致对各脏器的供血减少。

（五）消化系统的变化

1. **口腔的变化** 随增龄，老年人出现龋齿、"老掉牙"、蛀牙、假牙等，影响食物的咀嚼和消化；牙周膜变薄，牙龈退缩，使牙根暴露，牙间隙增宽，易造成塞牙；牙组织变脆易受损伤，牙本质内的神经末梢外露，对冷热酸甜苦辣等刺激产生过敏等现象；口腔黏膜逐渐角化，唾液腺萎缩，唾液分泌减少，老年人会常感到口干及吞咽不畅。

2. 食管的变化　食管黏膜逐渐萎缩，黏膜固有层的弹力纤维增加，而发生不同程度的咽下困难。老年人食管上段横纹肌和下段平滑肌收缩力减弱甚至消失，90 岁老年人约半数食管不蠕动；食管下段括约肌压力的下降，胃十二指肠内容物自发性反流，使老年人易发生反流性食管炎、食管癌。

3. 胃的变化　老年人胃黏膜萎缩，弹性降低，胃腔扩大，易出现胃下垂。胃腺体萎缩，胃酸分泌减少，对细菌杀灭作用减弱；胃蛋白酶原分泌减少，使胃消化作用减退，影响蛋白质、维生素、铁等营养物质的吸收，可导致老年人出现营养不良、缺铁性贫血。老年人胃蠕动减慢，胃排空时间延长，代谢产物、毒素不能及时排出，易发生消化不良、便秘等。

4. 肠的变化　小肠黏膜上皮细胞减少或萎缩，消化吸收功能减退，易造成老年人吸收不良，出现急性肠麻痹。结肠黏膜萎缩，结肠壁的肌肉或结缔组织变薄，加之老年人活动减少，使肠内容物通过时间延长，水分重吸收增加，粪便坚硬，向前推进粪便的动力不足，故老年人易发生便秘；老年人结肠壁肌肉或结缔组织变薄，加上结肠内压上升，易形成结肠憩；由于骨盆底部肌肉及提肛肌无力，在腹内压增高的情况下，促使直肠向下、向外脱出而发生直肠脱垂。

5. 肝、胆的变化　老年人肝脏萎缩、变小，功能减退，合成蛋白质及解毒能力下降，脂肪易于沉积，结缔组织易于增生，致肝纤维化和硬化。由于肝功能减退，药物在肝脏内代谢、排出速度减慢，易引起药物性不良反应，甚至产生毒性作用。胆囊壁及胆管壁变厚，弹性减弱，功能下降，胆囊不易排空，胆汁黏稠，胆固醇增多，易使胆汁淤积而发生胆结石。

6. 胰腺的变化　胰腺的外分泌腺功能下降，但胰淀粉酶、胰蛋白酶与年轻人相同，而脂肪酶减少，影响了老年人对脂肪的消化吸收，易产生脂肪泻。胰腺分泌胰岛素的生物活性下降，导致葡萄糖耐量下降，使老年人易患老年性糖尿病。

（六）泌尿系统的变化

随增龄，肾单位数目减少，肾小管的浓缩及稀释能力减退，导致尿液稀释和夜尿频繁以及肾排除代谢废物和生物活性物质的能力减退等现象。

1. 肾脏的变化　老年人肾脏重量减少，肾小球的数量不断减少，肾血流量减少，致间质纤维化，可致肾锥体萎缩、肾小球发生闭塞，导致尿酸的清除率、肾小球滤过率、肾脏的浓缩与稀释功能均下降；老年人对钠代谢的调节能力受损，易导致水钠潴留和急性肾衰竭。由于老年人的肾脏排泄功能下降，常导致体内代谢产物蓄积，使老年人易发生药物蓄积中毒，所以应注意给药的安全性。

2. 膀胱的变化　肌肉萎缩，肌层变薄，纤维组织增生，使膀胱括约肌收缩无力，膀胱缩小，膀胱容量减少。50 岁以后，膀胱容量比 20 岁时减少约 40% 左右，由于肌肉收缩无力，使膀胱既不能充满，也不能排空，故老年人易出现尿外溢、残余尿增多、尿频、夜尿量增多等。

3. 尿道的变化　60 岁以上老年人的尿道易纤维化、括约肌萎缩，使尿的流速变慢，排尿无力、不畅，导致残余尿和尿失禁；尿道口松弛，女性有压力性尿失禁，加之尿道球腺分泌减少，抗菌能力降低，导致尿路感染的发生率增加。

4. 前列腺增生　男性前列腺逐渐肥大，使尿流阻力增加，影响膀胱排空，造成排尿困难、尿潴留等。

（七）神经系统的变化

1. 脑与神经元的变化　老年人脑体积逐渐缩小，重量逐渐减轻。脑萎缩主要见于大脑皮质，以额颞叶最明显，由于脑萎缩，可引起蛛网膜下腔增大、脑室扩大、脑沟增宽、脑回变窄。此外，轴突和树突也伴随神经元的变性而减少，使运动和感觉神经纤维传导速度减慢，老年人可出现步态不稳、蹒跚步态、或出现"拖足"状态，手的摆动幅度减小，转身时不稳，容易发生跌倒。

2. 脑血管的变化　老年人脑血管的改变是动脉粥样硬化和血脑屏障退化。脑动脉粥样硬化常导致脑供血不足、脑梗塞或脑血管破裂出血，或导致脑组织软化、坏死；血脑屏障功能减弱，则易发生神经系统的感染性疾病。

3. 神经递质的变化　随增龄，脑内的蛋白质、核酸、脂类物质、神经递质等逐渐减少，导致老年人健忘、智力减退、注意力不集中等；脑神经突触数量减少发生退行性变，神经传导速度减慢，导致老年人对外界事物反应迟钝、动作协调能力下降。

（八）运动系统的变化

1. 骨骼的变化　老年人骨骼中的有机物质如骨胶原、骨粘蛋白质含量减少或逐渐消失，骨质发生进行性萎缩。骨骼中的矿物质不断减少，骨质密度减少而导致骨质疏松，可出现脊柱弯曲、变短，身高降低。

2. 关节的变化　老年人普遍存在关节的退行性改变，尤以承受体重压力较大的膝关节、腰和脊柱最明显。关节软骨面变薄，软骨粗糙、破裂，完整性受损，表面软骨成为小碎片，脱落于关节腔内，形成游离体，即"关节鼠"，可使老年人在行走时关节疼痛；骨和关节的韧带、腱膜、关节囊因纤维化及钙化而僵硬，关节软骨边缘出现骨质增生形成骨刺，表现出关节活动受限；颈部和腰部的椎间盘因长期负重，纤维环中的纤维变粗，弹性下降、变硬，椎间盘周围韧带松弛。

3. 肌肉的变化　肌纤维萎缩、弹性下降，肌肉总量减少，使老年人易疲劳，出现腰酸腿痛。由于肌肉强度、持久力、敏捷度持续下降，加上老年人脊髓和大脑功能的衰退，使老年人活动更加减少，最终导致老年人动作迟缓、笨拙，行走缓慢不稳等。由于老年人活动量减少，卧床不起，或限制在轮椅上活动，可进一步导致肌肉无力、老化。

（九）内分泌系统的变化

1. 下丘脑的变化　下丘脑的重量减轻，血液供给减少，细胞形态发生改变，单胺类含量和代谢的紊乱，引起中枢调控失常，可导致老年人各方面的功能衰退，故有人称下丘脑为"老化钟"。

2. 垂体的变化　垂体重量减轻，高龄老年人可减轻20%。腺垂体分泌的生长激素随增龄而降低，老年人可发生肌肉萎缩、脂肪增多、蛋白质合成减少和骨质疏松等。

神经垂体分泌的抗利尿激素在老年期也减少，以致肾小管的再吸收减少，出现多尿现象；同时，抗利尿激素减少又可引起细胞内与细胞外水分的重新分配，使老年人的泌尿昼夜规律发生改变，夜间尿量与尿电解质增多。

3. 前列腺的变化　前列腺于 40 岁后开始衰老，60 岁后出现前列腺良性增生，由于增生的腺体压迫尿道，导致尿道阻塞而引起排尿困难。前列腺素有防止凝血和扩张血管的作用，老年时期血中前列腺素含量减少，是发生动脉硬化的原因之一。

4. 性腺的变化　老年男性睾丸的供血减少，精子生成障碍，有活力的精子减少；血清总睾酮和游离睾酮水平下降，使老年人出现性功能减退；另外，老年男性由于缺乏雄激素，对骨密度、肌肉、脂肪组织、造血功能会造成不利影响。老年女性卵巢发生纤维化，子宫和阴道萎缩，分泌物减少，乳酸菌减少易发生老年性阴道炎；40 岁后，雌激素和孕激素分泌减少，可出现性功能和生殖功能减退、月经停止、更年期综合征等。

5. 甲状腺的变化　老年人甲状腺发生纤维化和萎缩，导致体积缩小，重量减轻。甲状激素的生成减少，以 T3 最为明显。由于血中甲状腺素减少，蛋白质合成减少，使老年人基础代谢率下降。甲状腺的老化，给老年人带来了全身性变化，如基础代谢率下降、体温调节功能受损、精神障碍、思维和反射减慢等。

6. 肾上腺的变化　随增龄，肾上腺皮质变薄，血清醛固酮水平下降，在应激状态下儿茶酚胺的分泌迟缓。由于老年人下丘脑－垂体－肾上腺系统功能减退，激素的清除能力明显下降，使老年人对外界环境的适应能力和对应激的反应能力均明显下降。

7. 胰岛的变化　胰岛萎缩，胰岛功能减退，胰岛素分泌减少，胰高血糖素分泌异常增加，机体对胰岛素的敏感性下降，导致老年人葡萄糖耐量随增龄而降低，也是老年性糖尿病发病率增高的原因之一。

（十）生殖系统的变化

老年男性精囊腺与前列腺重量减轻，睾丸逐渐萎缩、纤维化，生精上皮变薄、官腔变窄，生精能力下降，精子数量减少，异常精子增加，活力下降；雄性激素产生能力下降，睾酮分泌减少；性兴奋功能减退，性欲反应不灵敏，性兴奋缓慢，肌肉张力减弱，性器官组织弹性降低，不应期延长。

老年女性外阴皮下脂肪减少，弹性纤维消失，表皮组织感觉迟钝，阴道壁弹性变小，阴道变短变窄，盆腔支持组织松弛无力，易出现子宫阴道脱垂；子宫变小、内膜萎缩，子宫腺体数减少，子宫韧带松弛，肌肉萎缩无力；输卵管变短、变薄、弹性下降，黏膜逐渐萎缩；卵巢开始萎缩，重量减轻，内分泌功能减退，雌激素水平下降；生育功能与性功能下降。

二、老年人的心理特点

漫长而丰富的生活经历使老年人形成了一些对事物的固定看法，晚年由于生理改变、家庭及社会环境变迁等因素的影响，老年人的心理状况也会发生改变，但不同于青年人，主要有以下特点。

（一）运动反应时间延长

运动反应包括对刺激的知觉、做出如何反应的决定及运动反应动作三个部分。老年人的反应时间一般比年轻人约慢 10% ~ 20% 。老年人主要在观察环境做出决定及考虑动作如何掌握、如何操纵上花费时间。运动反应时间的长短是中枢神经系统功能状态正常与否的一种表现。

（二）记忆力减退

由于感知觉、记忆、动作与反应速度随增龄而出现不同速度的减退，因而使老年人的智力衰退，其特点是液态智力（指获得新观念、洞察复杂关系的能力，主要与人的神经系统的生理结构和功能有关）衰退较早较快，而晶态智力（与后天的知识、文化及经验的积累有关的能力）衰退较慢较晚（70 岁或 80 岁以后才出现减退）。

人的记忆力随年老而有所衰退的一般趋势是：理解记忆保持较好，机械记忆明显衰退；回忆能力衰退明显，再认能力衰退不明显；记忆速度明显减慢；短时记忆能力明显下降；远事记忆良好，近事记忆衰退。

（三）思维衰退

年老过程中思维的衰退出现较晚，特别是与自己熟悉的专业有关的思维能力在年老时仍能保持。但老年人由于感知和记忆力方面的衰退，在概念、逻辑推理和问题解决方面的能力有所减退，尤其是思维的敏捷性、流畅性、灵活性、独特性及创造性比中青年时要差。

（四）人格的改变

20 世纪 80 年代和 90 年代的许多研究表明：年老过程中绝大多数人的人格特征是稳定的，即使有变化也是缓慢、微弱的；个性的变化并非都是消极的，也有积极的发展变化。老年人的人格是他中年人格的连续，时代不同，生活的环境不同，人格不同，变化的速度也不同。

（五）老年人的情绪特点

1. **更善于控制自己的情绪**　调查结果表明，老年人比青年人和中年人更易控制自己的情绪，尤其表现在控制自己的喜悦、悲伤、愤怒及厌恶情绪方面。

2. **情绪体验比较强烈而持久**　由于老年期中枢神经系统有过度活动的倾向和较高的唤醒水平，老年人的情绪呈现出内在、强烈而持久的特点，尤其是对消极情绪的体验强度并不随增龄而减弱。老年人由于比较理性，常通过认知调节来减弱自己的情绪反应，但老年人对于负性应激事件所引发的情绪体验要比青年人和中年人持久得多。

3. **积极情绪与消极情绪并存**　调查表明，各年龄阶段的老年人对生活很满意或满意的占绝大多数，其积极的情绪体验表现为轻松感、自由感、满足感和成功感。也有些老年人受个性、环境条件等多种因素的影响，易产生消极情绪，如：由于职务地位变化引起失落感和疑虑感；因为健康问题等引起焦虑、抑郁和孤独感等；还有的容易产生不满情绪。

三、老年人的患病特点

对老年人疾病的诊断不能仅仅以实际年龄和临床症状来判断，更应全面考虑职业、家庭环境、经济状况及社会关系等情况综合加以分析判断。一般老年人患病有以下特点。

(一) 患病率高

1993年全国卫生服务调查资料显示，老年人的两周患病率为250‰，慢性病患病率为540‰，住院率为61‰，三率均高于其他年龄的人群。老年病多为肿瘤、心脑血管病、糖尿病、骨质疏松症、老年抑郁症和精神病等慢性病，花费大，消耗卫生资源多。

(二) 不能全面正确提供病史

老年人由于记忆力减退及一些老年人心理感受的改变，提供的病史缺乏真实性、可靠性，因此往往不易反映出真实的病情。

(三) 起病隐匿，发展缓慢，症状体征不典型

这一特点多是由于衰老导致老年人机体的敏感性及反应性下降所致。当疾病发生时，患者不易及时察觉，甚至在病重和危象出现之前仍无感觉，或临床表现不典型，极易造成漏诊和误诊。如：急性心肌梗死时，老年人很少有心绞痛频繁发作、疼痛加剧等表现，常因无痛性急性心肌梗死而漏诊，有的仅有呼吸短促、恶心、呕吐等。

(四) 多种疾病同时存在、病情复杂

由于老年人全身各系统的功能都有不同程度的老化，防御和代谢功能普遍降低，各系统之间相互影响而导致多种疾病同时或先后发生。据调查，约有70%老年人同时患有两种或两种以上的疾病，而且各种疾病损伤的累积效应也随增龄而逐渐增加，因此病情错综复杂。

(五) 病情变化迅速，易出现危象

由于老年人组织器官的储备能力和代偿能力差，应激能力减退，一旦发病，病情迅速恶化，治疗困难。当老年人急性病或慢性病急性发作时，容易出现器官或系统的功能衰竭，如：老年重症肺炎会相继发生呼衰、心衰、脑病、多器官功能衰竭等而死亡。此外，存在多个心脑血管疾病危险因素的老年人猝死发生率较高。

(六) 病程长、康复慢、并发症多

由于老年患者免疫力低下，抗病能力和修复能力减弱，导致病程长、康复慢，易出现多种并发症。常见并发症如下：

1. 水、电解质和酸碱平衡紊乱 随增龄，机体会出现脂肪组织增多、体内水分含量下降、机体细胞数目减少，加上内分泌功能减退，易出现细胞内液减少、含钾量减少和储钾能力下降等。因此，老年人患病后易出现脱水、低血钾、低血钠和代谢性酸（碱）中毒，特别是当伴有发热、呕吐、腹泻、摄入不足或进食困难时。

2. 感染 感染是导致老年患者病情恶化和出现多器官功能衰竭的重要原因之一。最常见的感染是尿路感染、肺炎、皮肤和软组织感染。高龄、瘫痪、糖尿病、恶性肿瘤、长期卧床、住院时间≥5天是老年人并发感染的主要危险因素。

3. 血栓形成和栓塞　由于血流缓慢（如病重卧床或因病长期卧床者）或血液黏稠性增加（如高血糖、高血脂、失水或高凝状态）等因素的影响，老年患者易发生动脉血栓形成、深静脉栓塞和肺栓塞，严重者可发生猝死。

4. 多器官功能障碍综合征　是导致老年患者死亡最常见的并发症。各种感染，尤其是肺部感染，是老年人发生多器官功能障碍综合征的主要原因。患者可在短时间内同时或相继出现呼吸、循环、大脑、肾的衰竭和 DIC。

5. 心理障碍　国内外大量研究表明，70% ~ 80% 的老年疾病与心理、精神因素有关。综合医院内老年住院患者心理障碍的患病率高达 60%，其中突发病痛或病情反复发作经久不愈、自理能力明显受限的患者更为突出。

四、影响老年人健康状况的主要因素

（一）婚姻状况

婚姻是家庭的基础，是人们正常生活的必要条件。老年人的婚姻状况存在有配偶率低、丧偶率高的现象。我国 1990 年人口普查资料表明，老年人的有配偶率男性为72.64%，女性为 49.72%，丧偶率男性为 23.60%，女性为 51.44%，这种一高一低的现象，随增龄差别会更加明显。许多资料表明，老年人的婚姻状况与健康状况关系密切，良好的婚姻关系和完整的婚姻状况是维持老年人生理、心理健康的必要条件。如丧偶会给老年人带来严重的心理创伤，且丧偶老年人的死亡率较有配偶者高。这是因为伴侣感情是老年生活幸福的重要支柱，任何其他方面的感情和社会支持，都无法代替婚姻伴侣的作用。

（二）家庭结构和家庭关系

家庭是影响老年人健康的重要因素。老年人离退休后，从社会转向家庭，家庭成为老年人物质支持、精神安慰和生活照料的主要依托。而目前，家庭结构变化的趋势是由大家庭向小家庭发展，核心家庭逐渐增多，这在一定程度上削弱了家庭养老的作用。

家庭关系对老年人健康的影响也很大。尊重和爱是老年人的两种重要心理需要，在老年人与子女晚辈的交往中可以获得。如果家庭中人际关系和谐，气氛融洽，儿孙们对老年人尊重、孝顺，并给予关心和照顾，老年人就能因此获得较大的心理满足。但是由于老年人的生活经历、成长背景、教育环境等和中青年人有较大差别，代沟的出现不可避免，代沟会引发亲子矛盾，从而对老年人的心理产生不良影响。

（三）文化程度

一般而言，老年人的文化程度越高，经济收入、家庭地位和社会地位就越高，其健康状况也越好。另外，老年人文化程度的高低还直接影响其再就业，或参加社会活动的能力，对老年人的社会交往和精神生活产生重要影响。我国老年人文化程度普遍较低，文盲、半文盲比例高。1978 年，我国 65 岁以上老年人中具有小学以上的文化程度的人数占 21.26%，其中具有高中及以上文化程度的老年人仅有 4.12%。此外，老年人的文化程度还具有明显的年龄、性别和地区差异，其中高龄、女性和农村老年人文化程度更低。

（四）经济收入

我国 1987 年的抽样调查表明，老年人的经济收入增长速度低于在职职工工资的增长速度，两者的差异还在扩大。城市老年人的平均收入，低于同期城市职工的平均收入。城市老年人再就业是补助老年人收入不足的重要方式，但目前我国老年人再就业率很低，仅有 15% 左右。农村地区老年人的收入主要来源于自己劳动和子女接济，经济收入低的问题较为突出。经济收入低下严重影响老年人的营养、生活条件、医疗保健等，从而影响其健康状况。

对老年人而言，如果经济环境宽松，有足够的退休金养老，自信心就会十足，自尊心会增强，无用感会较弱。相反，如果经济方面比较拮据，老年人可能会为生计发愁，易产生焦虑不安的情绪。特别是一些百病缠身而又无钱治疗的老年人，时常需要子女或亲友的接济，使老年人无用感、自卑感增强。

（五）社会环境因素

除老年人自身和家庭因素外，社会环境对老年人的健康状态也会产生一定程度的影响。营造一个有利于老年人健康、愉快生活的社会环境，是社会不可推卸的责任，也是衡量该社会文明和发达程度的重要标志。

在我国，13.63% 的老年人在自我照料方面有一定困难，需要得到他人的帮助，95.27% 的老年人在遇到困难时由其子女或配偶照料，2.46% 向亲友求助，很少有人向社会求助。这种现象一方面说明了中国传统的文化风俗对老年人意识的影响，另一方面也反映了我国老年人社会保障体系有待进一步完善。从目前情况看，老年人参加社会活动的比例低，只占老年人总数的 13.38%，这也在很大程度上影响着老年人的生活质量。

五、社区老年人常见的健康问题

（一）跌倒

跌倒（fall）是指无论可否避免，在平地行走或从稍高处摔倒在地并造成伤害。跌倒的发生率随增龄而增加，据调查，65 岁以上的老年人其中有 1/3 每年会跌倒一次。跌倒是老年人最常见的意外事故，既可能引起伤残或严重意外，也可以是某种疾病的表现之一。这不仅是活动障碍和入院治疗的主要因素，而且也是发病率和死亡率增高的一个重要因素，严重影响老年人的身心健康和生活自理能力，给家庭和社会带来巨大的负担。

老年人跌倒多数发生在室内，主要是浴室、卧室和厨房内；少数发生在室外，主要是街沿和台阶处。跌倒后轻者可并发软组织损伤、骨折、关节脱臼等损害，重者可出现肢体瘫痪、意识障碍、甚至生命丧失。

1. 跌倒的危险因素

（1）生理因素：随增龄，老年人的前庭感觉功能、本体觉、深度觉均在减退，中枢神经系统和周围神经系统的控制与协调能力下降，视力下降，反应迟缓，下肢肌力减弱，夜尿（每晚大于2次）等，使跌倒的危险性明显上升。

（2）疾病因素：神经系统、前庭疾患可影响平衡和步态，加重跌倒危险。据统计有15%～20%的社区老年人有平衡和步态的障碍。心脑血管意外、脑萎缩、小脑病变、帕金森病、脑卒中、骨关节疾病、外周神经病、糖尿病等疾病会影响老年人的智力、肌力、肌张力、感觉、反应能力及反应时间、平衡能力等，使跌倒危险性增加。

（3）药物因素：止痛剂，特别是阿片类药物会降低警觉或产生中枢抑制；抗高血压药、抗心律失常药、利尿剂会减少大脑的血供；氨基糖苷类抗生素、大剂量袢利尿剂直接引起前庭中毒；吩噻嗪导致锥体外系反应增多。在所有药物中，以抗抑郁药引起跌倒的危险性最大。此外，饮酒过量也是老年人跌倒的常见诱因。

（4）环境因素：①被约束。②地面因素：过滑、不平、潮湿、过道上有障碍物。③家具及设施因素：床过高或床垫过于松软，座椅过高或过低、缺扶手、椅背过低，厨房吊柜架过高、燃器具过高，坐便器过低、无扶手，台阶间距过高、边界不清晰，楼梯无扶手，室内光线过暗或过明。④居住环境：居住环境的改变，尤其是搬迁使老年人进入陌生环境。

（5）心理社会因素：独居、独处及居住环境的改变等均为跌倒的社会因素。老年人有怕麻烦的心理，自行活动时易发生跌倒，且可反复发生，形成"跌倒—丧失信心—更容易跌倒"的恶性循环。沮丧、焦虑心理可削减老年人对自己、环境和其他人的注意力，从而增加跌倒的机会。

2. 临床表现　老年人跌倒后可并发多种损伤，如软组织损伤、骨折、关节脱位和脏器损伤等。跌倒时的具体情况不同，表现则不同。若跌倒时臀部先着地，易发生髋部股骨颈骨折，表现为局部剧烈疼痛、不能行走或跛行。若跌倒时向前扑倒，易发生股骨干、髌骨及上肢前臂骨折，出现局部肿胀、疼痛、破损和功能障碍。若跌倒时头部先着地，可引起头部外伤、颅内血肿，当即或在数日甚至数月后出现脑出血症状。

3. 跌倒的预防　老年人跌倒常为多因素作用的结果，护理重点在预防跌倒。通过预防可较大程度地减少和防止老年人跌倒的发生。

（1）重视相关疾病的防治：有效控制慢性病的发展，定期到医院做跌倒风险评估，是预防跌倒的重要措施；积极防治可诱发跌倒的疾病，如控制高血压、心律失常和癫痫发作，以减少和防止跌倒的发生。

（2）合理用药：避免给老年人使用易引起跌倒危险的药物。若必须使用，尽量减少用药的种类和剂量，缩短疗程，并在用药前做好宣教，如告诉服用镇静催眠药的老年人未完全清醒时不要下床。

（3）改善环境因素：有研究显示，50%的老年人跌倒与环境有关。因此，对老年人居住的环境应重点评估，如灯光、楼梯、混乱的摆设、电线、浴室、地面、鞋等。改进老年人的居住环境，如卫生间设置靠近卧室，马桶旁和走廊应有扶手，家具摆设适当，床和椅的高度适当，增加照明，穿合适的衣裤和鞋子，以减少跌倒的发生。

（4）增加体力锻炼和保持精神活动：增加体力活动对预防老年人跌倒有重要作用，活动多的老年人因跌倒引起的问题明显低于不活动者。另外，有调查显示，社交活动多的老年人跌倒的发生率明显低于社交活动少的老年人，提示保持旺盛的精神活动可预防跌倒的发生。因此，应动员老年人根据自己的年龄、活动能力和个人兴趣选取合适的运动项目，如散步、慢跑、太极拳、平衡操及运动操等，通过这些活动的刺激，能提高老年人的注意力，有助于预防跌倒。

（5）必要时使用助行器：为预防跌倒的发生，老年人应学会助行器的使用。

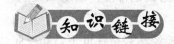

大踏步，防跌倒

"原地踏步"简便易行，不受场地和器材限制，对老年人来说，能起到不错的平衡作用。在完成"大踏步"动作时，身体负重由一侧下肢转移到另一侧肢体，可交替反复进行重心的转移练习，因而对改善平衡能力非常有益。同时，"大踏步"也需要上肢的协调配合，对肢体协调能力的提高有帮助，这也会间接起到提高平衡能力的作用。

4. 跌倒后的护理措施

（1）发现老年人跌倒后，要询问并仔细检查全身情况，确定有无损伤及损伤的严重程度，并提供相应的护理。

（2）观察病情：监测老年人的生命体征，密切注意神志的变化。

（3）针对损伤给予相应的措施：①立即抬送或扶送至病床平卧，安抚患者。②仔细检查全身各处有无损伤，重点排查颅脑及内脏损伤。③测量生命体征，根据病情给氧、建立静脉通道、进行相关监测与检验检查等。④根据医嘱给予伤情处理，如疼痛、骨折和自理缺陷的护理（详见内、外科护理学相关章节）。

（4）心理护理：安慰、疏导老年人，减少老年人对跌倒的恐惧感，鼓励老年人早期活动，防止"卧床休息综合征"的发生。

（二）便秘

便秘（constipation）是指排便困难、排便次数减少（每周少于 3 次）且粪便干硬，便后无舒畅感。随增龄，便秘的发生逐渐增多，尤其在 65 岁以后发病率大幅度增加。便秘是老年人常见的健康问题，对老年人健康的危害是不可忽视的。便秘可导致肠内致癌物质长时间不能排除，而增加患结肠癌的危险，另外，便秘时可增加腹压，屏气使劲排便会诱发心脑血管疾病，如心绞痛、心肌梗死、脑出血甚至猝死等。长期便秘会出现粪便嵌塞，导致肠梗阻、结肠溃疡、大便失禁或矛盾性腹泻等。

1. 危险因素

（1）老化因素：老年人的肠蠕动缓慢，肠道中的水分相对减少，粪便干燥导致大便秘结；随增龄，老年人口渴感觉功能下降，在体内缺水时也不感到口渴，这使得老年人肠道中水分减少，导致大便干燥。

（2）饮食因素：过于精细的饮食，热能摄入过少和饮水量不足，食物残渣相对减少，大便量也减少，不能有效刺激肠蠕动，以致便秘。

（3）忽视排便信号：患者由于治疗或环境因素，当出现便意时有时不能立即排便而进行克制或忍耐，久而久之会使排便反射逐渐消失，出现便秘。加上老年人对一些内脏的感觉有减退的趋势，未能察觉每天结肠发出数次的蠕动信号，错过了排便的时机。

（4）排便动力缺乏：肠道运动功能减弱，肠道平滑肌及其他排便辅助肌如腹肌、膈肌、盆底肌的收缩力均减弱，增加了排便的难度。

（5）缺乏锻炼：久病卧床或活动量过少，使肠壁肌间神经丛兴奋性低下，肠壁张力减弱，肠蠕动减弱，粪便的水分吸收过度。

（6）心理因素：焦虑、紧张等精神抑郁症状可使条件反射障碍或高级中枢对副交感神经抑制加强，使分布在肠壁的交感神经作用加强，抑制排便；个体的排便在需他人协助时，可能会压抑便意，形成便秘。

（7）药物副作用：大多数老年人患有慢性病，需要长期服药治疗。而一些抗高血压药物可引起便秘。另外，一些老年患者由于便秘，经常自服缓泻剂来刺激排便，使便秘越来越重。

（8）疾病因素：精神疾病，如抑郁症、老年痴呆等；结肠、直肠阻塞性疾病，如痔疮、直肠肿瘤、憩室炎、肠缺血等；神经性疾病，如脊髓病变、帕金森病、脑血管意外等；内分泌疾病如甲状腺功能减退，均能导致或加重便秘。

2. 临床表现　大便秘结，排便费力，3～4 天排便 1 次，甚或每周 1 次。主要表现为腹胀、腹痛、食欲减退。左下腹可扪及粪块或痉挛之肠型。

3. 便秘的护理

（1）饮食调整：饮食调整是预防和治疗便秘的基础。适当多吃含纤维素高的蔬菜、水果和食物，纤维素含量每天 >40g，少食刺激性辛辣食物；多饮水，每天清晨坚持饮一杯温开水或空腹饮用蜂蜜水润肠，每天饮水量在 1500～2000ml 为宜。少饮浓茶或含咖啡因的饮料，如可乐。

（2）行为调整：改变静止的生活方式，保持每天有 30～60 分钟的活动和锻炼，坚持收腹、提肛运动。每日定时如厕，建立良好的排便习惯。卧床或坐轮椅的老年人可通过全范围关节运动等主动和其他被动活动进行锻炼。

（3）心理护理：不少老年患者便秘的发生与情绪和精神活动有密切关系，因此要根据患者情况给予解释和指导，以稳定患者情绪，消除其紧张心理。

（4）环境安排：为老年人提供隐蔽的排便环境，便器应清洁而温暖。体质虚弱的老年人可使用便器椅，或在老年人面前放置椅背。提供排便坐姿的依托，减轻排便不适感，保证安全。照顾老年人排泄时，应适当回避，以免老年人紧张而影响排便；留给患者足够的排便时间，不要催促，令老年人精神紧张，不愿麻烦照顾者而憋便，导致便秘或失禁。

（5）腹部按摩：在清晨和晚间排尿后取仰卧屈膝位，用双手食、中、无名指，沿结肠走向，自右下腹向上到右上腹，横行至左上腹，再向下至左下腹，沿耻骨上回到右下腹作腹部按摩，促进肠蠕动。力度以自我感觉舒适为宜，开始每次 10 圈，以后可逐步增加，在按摩同时可做肛门收缩动作。

（6）用药指导：温和的口服泻药多在服后 6 ~ 10 小时后发挥作用，晨起后排便，宜在睡前 1 小时服用。通便药物对人体有一定的副作用，不宜长期服用。在治疗原发病中，因药物的副作用导致便秘时，应及时就诊，请医生调整药物。

（7）其他：以上方法无效时，可进行灌肠。

（三）尿失禁

尿失禁（uroclepsia）是指尿液不受主观控制而自尿道口溢出或流出。尿失禁发病率随增龄而增加，有文献报道，在各种原因引起的卧床不起老年人中，尿失禁者占 87.3%，其中女性发病率是男性的 1.5 倍。这与女性雌激素分泌减少、尿道萎缩等因素有关。尿失禁对大多数老年人的生命无直接影响，但可造成皮肤糜烂、身体异味、反复尿路感染等，是老年人孤僻、抑郁的重要原因之一，因此也是老年护理应高度重视的健康问题。

1. 分类及原因

（1）急迫性尿失禁：即在膀胱充盈量较少的情况下，即出现尿意，且不能很好控制。多见于局部感染、结石、肿瘤等，与逼尿肌收缩未被控制有关。

（2）压力性尿失禁：是指在腹腔内压增加时如咳嗽、喷嚏、大笑、弯腰和提重物时，尿液不自主排出。原因是盆底肌松弛，膀胱及尿道括约肌功能减退所致。压力性尿失禁一般流出尿量较少，多见于中老年女性。

（3）假性尿失禁：又称充溢性尿失禁，即膀胱不能完全排空，存有大量残余尿导致尿液不自主溢出。当膀胱内压力降低时，排尿即行停止，但膀胱仍呈胀满状态而不能排空。见于前列腺增生、粪便嵌顿、尿道狭窄引起的下尿路梗阻和脊髓损伤。

（4）暂时性尿失禁：见于谵妄、服用药物、便秘、萎缩性尿道炎或阴道炎、使用某些药物、行动不便、高血糖导致尿量增多等原因所致。

（5）混合性尿失禁：老年人的尿失禁往往数种类型同时存在，称为混合性尿失禁。

2. 尿失禁的护理

（1）心理支持：老年人多因长期尿失禁而自卑，对治疗信心不足，护理人员应给予充分理解，尊重老年人，注意保护其隐私，同时与家属进行沟通，取得家庭的支持和帮助。

（2）皮肤护理：尿液长期浸湿皮肤可使皮肤角质层变软而失去正常防御功能。尿液中氨对皮肤有刺激，易引起皮疹、皮肤溃烂，故应保持皮肤的清洁干燥，选用尿垫、橡胶单，经常用温水清洗会阴，及时更换衣裤、床单、尿垫、纸尿裤，局部皮肤涂以油膏保护，防止压疮的发生。

（3）外部引流：对部分不能控制的尿失禁患者，可采取外引流法，防止漏尿。男患者可用带胶管的阴茎套接尿；女患者可用吸乳器连接胶管接尿。

（4）失禁护垫：纸尿裤的使用是最普遍安全的方式，能有效地处理失禁问题。在针对某些特定形态的失禁者，可使用纸尿裤及常规如厕时间表，以重建老年人的排尿控制。纸尿裤是针对可以自己排尿，但无法控制的情况下使用，具有良好的预防措施，既不造成尿道及膀胱的损害，也不影响膀胱的正常生理活动。

（5）积极祛除诱发因素：过于肥胖的老年人要通过饮食控制、增加活动等方式减肥。慢性呼吸道感染者，应积极控制感染，按时按量服用抗生素，切勿在尿路感染改善或消失后自行停药。

（6）行为治疗：

①盆底肌训练：

缩肛（提肛）法。屏气时提收会阴（要持续数秒钟），呼气时放松肛门，一收一放为1次，反复做10分钟，每日2遍或3遍，可利用晨练、等车、午休、睡前等时间，持之以恒，坚持锻炼。

下蹲法。每日2次或3次，每次10分钟，下蹲速度、频率以自己能耐受为宜。年龄较大者可手扶椅背、墙壁以助力。

②膀胱重新锻炼治疗：适用于急迫性尿失禁，且认知功能良好的老年人。可根据其排尿记录，如憋尿超过3小时会出现尿失禁，则每2小时排尿1次。期间出现的尿急可通过收缩肛门、两腿交叉的方法来控制，然后逐步延长间隔时间。留置导尿管者，行膀胱再训练前先夹闭导尿管，有尿感时开放导管10～15分钟，以后逐步延长。

③耻骨肌训练：在排尿过程中主动中断排尿后，再继续排尿的重复锻炼，有助于尿道括约肌功能的恢复。

④提示排尿法：认知障碍的老年人，可根据其排尿记录，制定排尿计划，定时提醒，帮助养成规律性的排尿习惯，同时要改善老年人的如厕条件。

⑤间歇性导尿：适用于残余尿量过多或无法自行解出的女患者。

（四）焦虑

焦虑是一种很普遍的现象，几乎人人都有过焦虑的体验；适度的焦虑有益于个体更好地适应变化，有利于个体通过自我调节保持身心平衡。但持久过度的焦虑则会严重影响个体的身心健康。通常老年焦虑患者都有以下三种心理状态：一是担心生命安全；二是担心失去生活和工作能力；三是担心家庭经济及子女。

1. 危险因素

（1）老化因素：体弱多病，行动不便，力不从心。

（2）疑病性神经症。

（3）各种应激事件：离退休、丧偶、丧子、经济窘迫、家庭关系不和、搬迁、社会治安不良以及日常生活常规的打乱等。

（4）某些疾病：如抑郁症、痴呆、甲状腺功能亢进、低血糖、直立性低血压等，以及某些药物副作用，如抗胆碱能药物、咖啡因、β-阻滞剂、皮质类固醇、麻黄素等均可引起焦虑反应。

2. 临床表现

（1）广泛性焦虑：又称慢性焦虑症。主要临床表现为经常或持续的、无明确对象或固定内容的紧张不安，或对现实生活中的某些问题过分担心或烦恼。这种紧张不安、担心或烦恼与现实很不相称，使患者感到难以忍受，但又无法摆脱，常伴有自主神经功能亢进，运动紧张和过分警惕。

（2）惊恐发作：又称急性焦虑症。典型的表现是老年人正在进行日常活动，如看书、进食、散步、开会或操持家务时，突然感到心悸、心跳剧烈、胸闷、胸痛、心前区压迫感；或极度呼吸困难，喉头堵塞，感觉即将窒息；或四肢麻木，甚至不能控制的发抖出汗，可引起脑出血、心肌梗死、青光眼眼压骤升或发生跌伤等意外，因此老年人惊恐万分，有濒死感。

3. 护理措施

（1）帮助老年人降低现存的焦虑水平

①评估焦虑程度：观察记录焦虑的行为与语言表现，全面细致地评估躯体情况及可能引起焦虑的原因。

②认同老年人的感受：协助老年人认识存在的焦虑，让老年人对疾病具有一定的自知力，以便主动采取调整行为。

③减轻紧张情绪：应用各种方法，分散老年人的注意力，减轻其紧张度，如缓慢的深呼吸、气功、音乐、静坐等，必要时护理人员可与老年人一起体验。

④社会支持：帮助老年人尽快适应新生活、新角色，开展心理疏导，协助家属解决具体问题。

（2）提供安全和舒适的环境：创造安静无刺激性的环境，室内光线要柔和，减少噪声。严重焦虑者，应将其安置在舒适的房间，避免干扰，病室及床单位要简单安全，严重惊恐发作时，设专人看护，遵医嘱用药。

（3）药物治疗的护理：抗焦虑药物最大的缺点是易产生耐受性和依赖性，突然停药可产生戒断症状；用药后注意评估药物的效果和观察不良反应；长期服药者，应防止耐药性和药物依赖。

（4）生活护理：部分自理缺陷者，护理人员应为其制定日常生活计划，并督促检查执行情况，必要时协助完成。另外，老年人如有食欲减退、体重下降等情况时，护理人员要鼓励其进食，帮助选择易消化、富于营养和色香味俱佳的食物。

（5）健康指导：老年人应积极治疗原发疾病，定期进行健康检查，做到早发现、早治疗，尽量减轻疾病对身心健康的损害。

（五）老年期抑郁

老年期抑郁（depressive disorder in the elderly）泛指发生于老年期（≥60岁）这一特定人群的抑郁症，狭义是指60岁以后首次发病的原发性抑郁。它以持久的抑郁心境为主要临床特征，其主要表现为情绪低落、焦虑、迟滞和躯体不适等，且不能归于躯体疾病和脑器质性病变。具有缓解后复发的倾向，缓解期间精神活动保持良好，一般不残留人格缺损，也无精神衰退指征，部分病例预后不良，可发展为难治性抑郁症。

1. 发病因素

（1）遗传因素：早年发病的抑郁症患者，具有明显的遗传倾向。但遗传因素在发病中的作用随增龄而减少。

（2）生化代谢异常：增龄引起中枢神经递质改变如5-羟色胺（5-HT）和去甲肾上腺素（NE）功能不足以及单胺氧化酶（MAO）活性升高，影响情绪的调节，可能是一个重要的易感因素。

（3）神经-内分泌功能失调：下丘脑-垂体-肾上腺皮质轴功能失调导致昼夜周期波动规律紊乱。

（4）心理-社会因素：在本病中的致病作用越来越受到重视。社区调查资料显示，在遭受严重负性生活事件后半年内，患抑郁症和自杀的风险为一般人群的6~7倍。

（5）病前人格特征：与正常老年人相比，患本病者具有突出的回避和依赖性人格特征，常常有明显的孤僻、被动、依赖和固执等人格特征。

2. 临床表现　老年抑郁症患者的症状与青壮年患者的基本相似，有三大主要症状，即心境低落、思维迟缓和行为抑制的"三低"症状。但老年人的抑郁发作又与普通抑郁发作有所不同，主要表现为以下几方面。

（1）躯体症状较突出：躯体不适可涉及各个脏器，出现心慌、出汗、恶心、呕吐。

（2）易激惹：激越性抑郁症最常见于老年人，表现为焦虑恐惧，终日担心自己和家庭将遭遇不幸，大祸临头，搓手顿足，坐卧不安，惶惶不可终日，夜晚失眠。

（3）常伴有妄想：患者常常纠缠于某一躯体主诉，渐渐发展为疑病观念，或转为妄想。

（4）自杀危险大：老年抑郁症自杀危险比其他年龄组大得多。自杀行为在老年期抑郁症患者中很常见，而且很坚决，部分患者可以在下定决心自杀之后，表现出镇定自若，不再有痛苦的表情，同时进行各种安排，如会见亲人等，并寻求自杀的方法及时间等等。

（5）行为阻滞：通常以随意运动缺乏和缓慢为特点，肢体活动减少，面部表情减少，思维迟缓、内容贫乏、言语阻滞。

（6）抑郁性"假性痴呆"：患者因思维迟缓、记忆力减退以及精神运动性迟滞，可出现较明显的认知功能损害症状，类似痴呆表现，即抑郁性"假性痴呆"，这种痴呆随抑郁症状的缓解而好转。

3. 护理措施

（1）心理护理：减轻心理压力，正确评估导致老年人抑郁的不良生活事件，帮助其正确认识和对待；阻断负性思考，护理人员应设法改善患者的消极状态，鼓励和支持患者重树生活的信心；建立有效的护患沟通，老年人常有思维迟钝、言语减少或减慢，故在沟通时，要鼓励其抒发内心感受，允许有足够反应和思考的时间，并耐心地倾听，应避免简单、生硬的语言或一副无所谓的表情，避免强化老年人的抑郁情绪，应努力选择一些老年人感兴趣、较为关心的话题，鼓励引导老年人回忆以往愉快的经历和体验。在语言交流的同时，应重视非语言沟通的作用。

（2）日常生活护理

①改善睡眠状态：睡眠障碍是抑郁症的老年人最常见的症状之一，以早醒最多见。护理人员白天应安排或陪伴老年人从事多次短暂的活动，尽量减少白天睡眠时间，睡

前不做剧烈活动，不观看紧张刺激的电视节目和不阅读刺激性的书籍，晚上入睡前给予温热的牛奶、洗温水澡、温水泡脚等，必要时遵医嘱给予安眠药，并创造一个安静、舒适的环境。清晨应加强巡视，对早醒者给予安抚，延长睡眠时间。

②加强营养：抑郁常导致老年人食欲减退，有些因厌食而拒食，加之老年患者体质较差，睡眠不好，容易出现营养缺乏，故应保证营养摄入。

③督促自理：抑郁者常无力料理自己的日常生活，护理人员应督促、协助完成自理，并使之养成良好的卫生习惯。

（3）安全护理：抑郁症的老年人，易出现自杀观念与行为。尤其是病情较重、情绪消极、悲观失望、有厌世观念者，往往会事先计划，行动隐蔽，甚至伪装病情好转来逃避医护人员及家属的注意，并采取各种方法，来达到自杀目的，故护理人员要加强责任心，严防自杀。

（4）用药护理：使用抗抑郁症的药物，要严格掌握其适应证和禁忌证，密切观察药物疗效和可能出现的不良反应。清晨给药可避免因药物兴奋所引起的失眠；用药期间应避免驾驶和具有危险性的运动；由于抗抑郁药可增加酒精的作用，故用药期间应忌酒。另外，由于老年抑郁症容易复发，强调长期服药，对于大多数患者应持续服药2年，而对于数次复发的患者，服药时间应该更长，因此要耐心说服患者严格遵医嘱服药，不可随意增减药物，更不可因药物不良反应而中途停服。

（六）空巢综合征

空巢综合征是指老年人生活在"空巢家庭"中，由于人际疏远而产生被分离、舍弃的感觉，出现孤独、空虚、寂寞、伤感、精神萎靡、情绪低落等一系列心理失调症状。

随着社会文明的进步，我国家庭结构由组合家庭向核心家庭转变，大的组合家庭逐渐解体，出现空巢家庭的现象日益显著。目前，我国至少有2340多万老年人独守"空巢"，在城市老年家庭中，空巢家庭至少超过30%，意味着近1/3的老年人身边无子女照料。目前，空巢老年人的数量和比例正以前所未有的速度增长，空巢不再是一个局部的社会问题，而是一个普遍的社会问题。

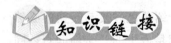

知 识 链 接

空巢家庭

"空巢家庭"是指子女长大成人后从父母家庭中相继分离出去，只剩下老年人独自生活的家庭。特别是老年人单身家庭，西方国家称之为"空巢"。我国老年问题专家将"空巢家庭"解释为：其一指单身家庭中的老年人；其二指老年夫妇二人家庭。这两类家庭的老年人或无子女，或与子女分居

1. 空巢综合征的诱发因素

（1）老年人独居时间增多：由于年轻人外出打工、经商、子女出国等人口流动增

多，子女无法与老年人居住在一起；请人照顾，部分老年人对保姆难以满意；或住房紧张、子女不能与老年人生活在一起；虽然住房不紧张，但年轻人追求自由与自己的生活方式等，造成不能或不愿意与父母住在一起。另外，社会竞争激烈，子女工作繁忙，顾不上照顾老年人，尤其是久病老年人，子女不堪重负等，所有这些因素，均会导致老年人独居时间多，形成"空巢"。

（2）传统观念冲击：部分老年人有"养儿防老"的传统思想，老年人对子女情感依赖性强。老年人生理功能衰退或疾病缠身需要子女照顾时，儿女却不在身边，部分已婚子女家庭观念淡薄，长久不探望老年人，导致老年人的晚年理想落空，常感心情郁闷、沮丧、孤寂、空虚、凄凉等。如体弱多病、行动不便时，上述消极感会加重。

（3）社会化养老设施、保障机制不健全：部分老年人在家庭无法承担其养老义务的情况下仍无法到养老机构安度晚年。

2. 主要表现

（1）情感方面：老年人常感孤独，孤独感里又增添了思念、自怜和无助等复杂的情感体验，多有心情抑郁、空虚、寂寞、伤感、精神萎靡、情绪低落等表现。

（2）认知方面：多数老年人出现自责倾向，认为过去没有尽到父母的责任与义务，对子女的关心、照顾不够等。一部分老年人认为子女成人后对父母的回报、孝敬、关心和照顾不够，只顾追求个人自由的生活方式和享乐，而让老年人独守空巢。

（3）行为方面：老年人行为活动减少，兴趣减退，深居简出，很少与社会交往，表现为闷闷不乐、愁容不展，说话有气无力，时常发出叹息，甚至偷偷哭泣。常伴有食欲减退、睡眠障碍，严重时生活不能自理。

（4）躯体方面：可出现失眠、头痛、乏力、心慌气短、消化不良等症状，重者还可罹患消化道溃疡、高血压、心律失常、冠心病等疾病。

3. 护理措施

（1）理解、尊重老年人：主动关心老年人，热情介绍有关知识，与之建立良好的护患关系，尽可能地陪伴老年人，善于倾听，并诱导老年人表达内心感受，给予充分理解。遇事主动与老年人商量，尊重其成就感和权威感。

（2）帮助老年人转换角色、改变认知：向老年人耐心介绍角色过渡与转换的必然性，指导老年人不要把离退休当成自己人生的终点，要看作是人生的一个新起点；同时指导空巢老年人要学会自立，充分理解儿女，面对离退休、空巢、衰老、疾病、家庭冲突等事件，以平常心态积极对待，保持良好的心境；指导丧偶老年人尽快走出绝望心境和自怜阴影；指导再婚老年人不要拿新老伴与过世的老伴作对比，不要过多的苛求对方。

（3）帮助老年人合理应对：离退休的老年人要重新建立离退休后规律的生活作息制度，科学安排家庭生活，戒烟酒，养成良好的起居、饮食习惯；空巢家庭老年人要正确面对子女成家立业离开家的现实，不过高期望和依赖子女对自身的照顾，善于利用现代通信技术与子女沟通。对于进入中老年的家庭，应及早从纵向的父母与子女的关系转向横向的夫妻关系；老年人应充分理解子女的辛苦处境，调整心态，不将晚年幸福建立在子女照顾的基础上，学会独处，善于克服生活方面的困难，同时注意寻找精神寄托。

第三节 老年人健康状况的评价

一、反映社区老年人群健康水平的指标

反映社区老年人健康水平的指标主要包括社区老年人口比、老年人死亡率（各阶段老年人的死亡率、死因顺位）、预期寿命、患病情况（包括患病率、疾病构成比等）、健康行为、对卫生服务的利用、经济收入、受教育情况、婚姻状况、婚姻关系和生活安排及宗教信仰等。

二、老年人健康状况的评价

（一）健康评价的基本内容

人是复杂的综合性整体，人的健康状况是生理、心理和社会等多方面的综合反映。生理、心理和社会因素相互作用，通过复杂的途径，影响老年人的健康状况。老年人的生理健康、心理健康和社会健康三者密切相关，并共同决定老年人的功能状况。因此，对老年人健康的评价也是多维的，不仅要评价躯体健康和精神健康，也要评价其功能状况、社会性资源及经济状况，其中功能状况是评估老年人健康状况的焦点。

1. 社会性资源及经济状况 社会性资源是一个综合性的概念，指个体人际关系的数量和质量，以及社会参与的程度；需要照顾时有谁能提供照顾；是否参加社会性团体或宗教团体等。老年人的经济状况对其物质生活、精神生活等有着广泛的影响，评价一般通过个人收入能否满足老年人个体需要，是否需要其他支持来衡量。

2. 精神健康 包括认知能力、有无精神症状以及精神健康的主观评价等内容。认知能力是决定一个老年个体能否独立生活的重要因素之一。精神健康的主观评价反映个体在情感层次上对生活幸福的感受，包括生理和心理两方面的健康，以及对过去经历的感受。

3. 躯体健康 一般由自我健康评价、临床症状、慢性病的患病情况、活动受限和卧床休息的情况、医疗服务的利用等评价信息来反映。

4. 功能状况 指老年人处理日常生活活动的能力。日常生活指为了达到独立生活而每天必须重复进行的最基本、最具有共性的活动。老年人日常生活功能反映其独立生活能力的高低，是老年人健康评价的最重要的领域。主要包括健康状况的自评、日常生活活动能力、智能能动性和社会功能。

（二）评价方法

老年人健康状况常通过询问病史、体格检查、实验室检查及功能评估来评价。

1. 病史 老年人的病史采集主要应从老年人的社会史、过去病史和身体各系统状况等方面信息进行收集。社会史的收集对了解老年人的综合情况至关重要，在过去的

医学病史中常常被忽略。老年人的社会性资源如人际关系、社会参与情况及宗教信仰、社会经济状况、居住环境、对社会服务的需要、谁提供照料等资料对护理老年人有十分重要的作用。了解过去的病史，对解释病人目前出现的健康问题和疾病的发展变化很重要。过去病史应主要收集患病史、外科手术史、用药史等，用药史包括药物过敏史、对现用药物的认识、服药依从性、药物疗效及不良反应等。

2. 老年人体格检查　在老年人正常衰老生理变化的基础上，常重叠多种病理学改变，导致体格检查的许多体征复杂化。要解释体检发现的各种体征，社区护士必须正确认识正常衰老和异常衰老的变化。因此，老年体格检查要考虑衰老变化。

3. 实验室检查　由于器官功能的衰退，老年患者的实验室检查结果常出现不正常的改变（与青壮年正常实验室检查结果相比）。因此，应根据老年人的健康状况确定实验室检查项目，防止出现漏诊或误诊等。

4. 功能评估　对老年人来说，功能状态的评估更为重要。评估方式是多维的，常用的评价领域和评价量表简述如下：

（1）对健康状况的自我评估和幸福度测量：健康自评量表很多，其量化方法可用分级法（一般分为五级）或图表法（附表1）。老年人幸福度的测量，多采用纽芬兰大学的老年幸福度量表（附表2）。

（2）日常生活功能评价：日常生活功能包括基本日常生活功能（ADL）和工具性日常生活功能（IADL）。前者包括进食、穿衣、洗澡、上厕所、移动和两便控制等基本生活能力，后者则指一些较为复杂的日常生活功能，如外出、购物、管理钱财、做饭、洗衣等（附表3）。

（3）智能评价：智能是影响老年人生活的重要因素。随增龄，各种脏器都有不同程度的萎缩，造成老年人记忆力下降，甚至出现智能障碍。常用简便智能状态量表进行评价（附表4）。

（4）社会功能评价：主要评价社交能力，如视、听、理解、交谈能力等；社会资源，如亲戚，朋友等；社会支持，指从社会资源中得到支持的可及性和可得性。用于评价的量表较多，日常社交能力丧失程度表是其中之一。

附表1 老年人健康自评量表

评估项目	评估内容
一般评估	身高 cm, 体重 kg
生活自理评估	1. 饮食：早餐 两，中餐 两，晚餐 两。进食：自理 护理
评估	2. 大便：次/日，质：正常、稀、便秘、失禁。大便：自理 护理
	3. 小便：次/日，夜尿 次，小便：自理 护理（失禁、尿潴留、插尿管）
	4. 穿衣：自理 护理
	5. 修饰：自理 护理
	6. 沐浴： 次/周，自理 护理
	7. 褥疮：无 有 个，分度 。自行翻身、护理翻身
活动评估	1. 可以活动 完全不能活动（原因：瘫痪、骨折、恶病质，其他_____）
	2. 活动：①床上活动。②室内活动。③轮椅活动。④院内活动。⑤到处活动
	3. 活动方式：①被动运动。②散步。③跳舞。④太极拳（剑）。⑤健身操。⑥下棋。⑦打球。⑧器械运动。⑨其他运动
	4. 活动时间 分钟/次； 次/周
睡眠评估	睡眠 小时/日，入睡困难，易醒，多梦，失眠，用药物辅助睡眠
健康意识	1. 吸烟：无 有 支/日
	2. 饮酒：无 有 两/日
	3. 看电视健康栏目：经常，偶尔，基本不看
	4. 看健康杂志：经常，偶尔，基本不看
疾病评估	1. 身体 基本健康
	2. 有病（高血压病、糖尿病、其他_____）
家族疾病	无 有（高血压、糖尿病、冠心病、精神病、胃溃疡、肿瘤、其他_____）
心理状态	平和、悲哀、易激动、焦虑、恐惧、孤独、沮丧、欣快、抱怨、痴呆
社交能力	单独居住 多人居住 与同住朋友关系：很好；一般；有点矛盾
营养状况	良好，中等，欠佳，肥胖，消瘦，恶病质
五官功能	正常 视力下降 失明（左、右） 失聪（左、右） 失语
	假牙：无，有 颗义齿，全部义齿
用药	无 有（药名： ）；自己服药；护士喂药

附表 2　纽芬兰纪念大学幸福度量表（MUNSH）

指导语：我们想问一些关于你的日子过得怎么样的问题。在最近几个月里，你是否有下面所描述的感受？如果符合你的情况，答"1 = 是"，如不符答"2 = 否"，如感到不清楚答"3 = 不知道"。请将所选数字写在题号后（）内。

---

1. （ ）你处于巅峰状态吗？

2. （ ）你情绪很好吗？

3. （ ）你对自己的生活特别满意吗？

4. （ ）你感到很走运吗？

5. （ ）你烦恼吗？

6. （ ）你非常孤独或与人疏远吗？

7. （ ）你忧虑或非常不愉快吗？

8. （ ）你会因为不知道将会发生什么事情而担心吗？

9. （ ）你为自己目前的生活状态感到哀怨吗？

10. （ ）总的来说，生活处境变得使你满意吗？

11. （ ）这段时间是你一生中最难受的时期吗？

12. （ ）你像年轻时一样高兴吗？

13. （ ）你所做的大多数事情都单调或令你厌烦吗？

14. （ ）过去你感兴趣做的事情，现在仍然乐在其中吗？

15. （ ）当你回顾一生时，感到相当满意吗？

16. （ ）随着年龄的增加，一切事情更加糟糕吗？

17. （ ）你感到很孤独吗？

18. （ ）今年一些小事使你烦恼吗？

19. （ ）如果你能随便选择自己的住处的话，你愿意选择哪里？

20. （ ）有时你感到活着没意思？

21. （ ）你现在和年轻时一样快乐吗？

22. （ ）大多数时候你感到生活是艰苦的吗？

23. （ ）你对你当前的生活满意吗？

24. （ ）和同龄人相比，你的健康状况与他们差不多，甚至更好些？

附表3 日常生活活动能力状况（ADL）

注意：(1. 自己完全可以做　　2. 有些困难　　3. 需要帮助　　4. 自己完全不能做)

躯体生活自理：

①吃饭	1	2	3	4	（　）
②上厕所	1	2	3	4	（　）
③穿衣	1	2	3	4	（　）
④梳头、刷牙等	1	2	3	4	（　）
⑤行走	1	2	3	4	（　）
⑥洗澡	1	2	3	4	（　）

工具性日常生活能力：

①打电话	1	2	3	4	（　）
②购物	1	2	3	4	（　）
③备餐	1	2	3	4	（　）
④做家务	1	2	3	4	（　）
⑤洗衣	1	2	3	4	（　）
⑥使用交通工具	1	2	3	4	（　）
⑦服药	1	2	3	4	（　）
⑧处理自己的钱物	1	2	3	4	（　）

附表 4　简明精神状况检查量表

定向能力

时间：1. 何年？_____（1）　　　2. 季节？_____（1）　　　　　　3. 何月？_____（1）

4. 几号？_____（1）　　5. 星期几？_____（1）

地点：6. 现在在哪个省？_____（1）　　　　　　7. 住在哪个市？_____（1）

8. 住在什么区？_____（1）　　　　　　9. 住在什么街道？_____（1）

10. 住在哪栋楼、什么门牌号？_____（1）

记忆力

11. 现在我要说三样东西的名称，在我讲完之后，请您重复说一遍。请您记住这三样东西，因为等一下要再问您的："皮球、国旗、树木"（以第一次答案计分）。

皮球（1）　　　国旗（1）　　　树木（1）

注意力与计算能力

12. 现在请您从 100 减去 7，然后从所得的数目再减去 7，如此一直计算下去，把每一个答案都告诉我，直到我说"停"为止（若错了但下一个答案是对的得一分）。

93（1）　　　　86（1）　　　　79（1）　　　　72（1）　　　　65（1）

回忆

13. 现在请您告诉我，刚才我要您记住的三样东西是什么？皮球（1）国旗（1）树木（1）

语言

14. 分别指着手表和铅笔："请问这是什么？"　　　手表（1）　　　　　铅笔（1）

15. 现在我要说一句话，请清楚地重复一遍，这句话是："四十四只石狮子"（只说一遍，只有正确、咬字清楚的才记 1 分）。　　　（1）

16. （评估者把写有"闭上您的眼睛"大字的卡片交给受访者）请照着这张卡片所写的去做（如果他/她闭上眼睛，记 1 分）。_____（1）

17. 评估者说下面一段话，并给他一张白纸，不要重复说明，也不要示范。

用右手拿这张纸（1）　　　再用双手把纸对折（1）　　　将纸放在大腿上（1）

18. 请您说一句完整的、有意义的句子（句子应有主谓语，并有意义）（1）_____

19. 请您按下面图样画图。（1）

第四节 老年人的社区护理

一、健康状况良好老年人的社区护理

对于社区中健康状况良好的老年人，照料护理的目的是强化自我照顾、促进老年人健康、辅助再就业，从而真正提高老年人生活质量，延长健康预期寿命。

(一) 成立老年协会、老年人之家或休闲活动中心

我国社区老年人几乎都有适度的社会性活动，而农村老年人除了与家人朋友有一些非正式的社交活动外，正式的社会性活动较少。设立老年协会或活动中心可为老年人休闲活动提供场所并给老年人交友提供机会。同时，通过与医疗卫生保健单位合作，为老年人提供健康信息、保健咨询以及体检等医疗服务活动。这样既可满足老年人有适当活动的要求，还可达到定期健康保健等目的。

(二) 辅助健康老年人再就业

对于社区老年人来说，社区护理的重点是保持和恢复他们的自理能力，鼓励自立。适当发挥老年人的社会作用，能使老年人较容易地适应"社会无角色"的老年期。提供老年人发挥社会作用的途径主要包括"社会性自立"、老年人间的"互助"、"义务劳动"、"家务事"，以及有一定收入的"有偿性服务"等。健康老年人可再就业，使其退而不休，保持经济上的独立。如何辅助老年人再就业，是当今社会各界应着手解决的问题。

(三) 推广义务工作制度

在美国、日本、泰国等经济发达国家的老年人生活中，义务工作扮演着举足轻重的角色。义务工作可使老年人感到老有所用，满足老年人沟通交往的需要，对提高老年人的生存价值、生活质量，做到真正健康长寿有十分重要的作用。在我国，老年人的义务工作较少，且义务工作能否在没有经济顾虑、健康状况良好的退休老年人群中开展与推广，是一个值得研究的课题。

二、虚弱老年人的社区护理

虚弱老年人是指患有慢性病但并无明显残障的老年人，如患心脏病、慢性肺部疾病、糖尿病、肾脏病的老年人。虚弱老年人的社区护理重点在于增强自我照顾能力，提高健康水平，预防疾病和损伤，减少病伤对老年人健康的伤害。社区护理内容包括提供保健服务、食品卫生与营养指导、交通安全服务、家庭安全服务（报警系统）、社区支持、心理疏导、协助独立生活、提供社区医疗门诊服务及家务服务等。社区护士应对老年人进行日常生活指导及运动锻炼指导，鼓励老年人适当参加老年协会或老年活动中心的活动。另外，家务服务是虚弱老年人的有力支持，可有效减少老年人意外的发生。

三、功能受限老年人的社区护理

老年人功能受限主要由慢性疾病、损伤和衰老改变所致，其功能受限的程度和普

遍性随增龄而增加。功能受限给老年人带来极大的负面影响，表现为生活自理能力降低甚至丧失，给家庭经济和家务带来负担，由此产生无用感或无价值感等心理反应。功能受限的老年人多数生活在家庭，少数生活在社区机构里，其护理方式也多种多样。

（一）家庭访视护理

家庭成员常是功能受限老年人的主要照顾者，但随着家庭结构转变，核心家庭增多，家庭常常出现无人照顾老年人的状况。经济状况较好的家庭将老年人送往医院、疗养院或请专人在家看护；经济状况较差的家庭则把老年人留在家中，使其得不到应有的照顾。美国、日本等国家为解决这些问题，很早就开展了家庭访视护理，现已形成了完善的服务体系。实践证明，家庭访视护理是解决老年人健康问题经济有效的办法，且可以取代一部分住院治疗护理，缩短住院天数。理想的家庭访视护理范围包括：护理服务、康复治疗护理、社会工作、营养咨询、医疗卫生器材租用、搬运病人服务等，因此，良好的家庭访视护理需要多学科的协作配合。

（二）家庭照顾护理

家庭照顾护理有送餐上门、日间或夜间照顾等形式。在国外，由于老年人行动不便又与子女分居，每餐做饭困难，多数老年人吃便餐度日，送餐上门服务应运而生。这种服务大都由志愿服务者协会组织，多为流动性，常得到有关部门的资助，因此每餐售价也很便宜，一般老年人能够承担。

日间或夜间照顾主要是在家人上班或有事外出时，或为了减轻家属的负担，使他们在晚上或节假日能得到很好的休息，由看护人员提供的照顾。他们通常不是护士，而是一般的生活护理员或社会工作者。照看老年人可以是整个白天或晚上，也可以是白天或晚上的部分时间。经费由老年人或家人支付。

（三）老年人护理院或养老机构

在医院资源有限、功能受限老年人不可能长期接受住院照顾的情况下，如患有半身不遂、截肢、神经肌肉疾患、帕金森病等，老年人护理院或养老机构起着重要作用。老年人在护理院里有自己的卧室，护理院的设施应弥补老年人的功能受限，设置休息室、餐厅、文娱室、工艺室和花园。由于老年人的功能受限多由慢性病引起，因此，应每日指导老年人按时服药、调理饮食、定期检查等，另外，应定期安排各种活动，包括老年人的康复训练、健康知识的传播等，并允许家属或志愿者经常探望。

（四）日间老年人护理服务

对于愿意留在家中但又无人照顾的功能受限老年人，可接受日间照顾服务。老年人白天在服务机构得到照顾，晚上由家庭提供照护。服务包括接送老年人服务、餐饮服务、娱乐运动、康复服务、巩固治疗、社会性治疗和医疗护理检查处置服务等。这种形式是由家庭和社会共同负担照顾老年人的责任，它既可使老年人享有住在家中的好处，也能免除因照顾老年人而带来的种种问题。一些国家已有成套的适合老年人日间护理需要的护理服务中心，我国在这方面还需要结合国情，合理借鉴。

四、患病老年人的护理

患病老年人主要指患急性或慢性病急性发作的老年人。护理这类老年人的形式主要有上门服务或施行院前急救护理，适用于因疾病发作而不能活动或行动不便的老年人；社区门诊或医院的治疗护理，适用于需要适当治疗护理的患病老年人；上级大医院护理，包括住院治疗，适用于需专科服务的严重患者。他们常通过社区门诊或医院转诊到大医院接受专科诊治、护理。在疾病稳定、或好转后，再转回社区继续接受治疗护理。

五、临终老年人的照顾

老年人临终时的照顾应包括对临终前老年人和死者亲属的照顾，特别是配偶的照顾。临终关怀实质上是一种立体化、全方位的社会性卫生服务，照顾临终老年人有专门的临终机构，国外有临终关怀医院（hospice）、综合医院的临终关怀病房、家庭临终关怀病床等。社区常以家庭临终关怀病床最为常见，家庭临终关怀主要是为那些希望在家里与家人共度最后时光的老年人提供服务，根据病人情况每日或每周访视 2~3 次，或 24 小时服务、随叫随到，使病人可以与家人在一起，尽量满足临终老年人的需要，减轻其悲痛与孤寂。

社区护理人员的职责是减轻老年人生理上的痛苦，根据老年人出现的症状，及时给予处理；根据老年人的心理变化情况，有针对性地进行精神安慰和心理疏导，帮助老年人正确认识和对待生命及疾病，从对死亡的恐惧与不安中解脱出来，以平静的心情面对即将到来的死亡，较舒适地度过临终过程的各个阶段。

对临终老年人家属在患者临终阶段及死亡后的关怀服务也是临终关怀的重要组成部分。家属对临终者的生活是否舒适、安宁具有重要作用；同时，家属本人在整个临终关怀阶段，尤其是丧亲后，也经历着痛苦的感情折磨，也需要护士的安抚和关怀。因此，对临终者家属给予必要的心理支持，鼓励他们战胜心理危机，促进其心理健康发展，也是社区护士的职责之一。

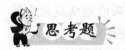 思考题

1. 解释：老化、人口老龄化、健康老年化。
2. 简述老年人的生理、心理及患病特点。
3. 简述功能受限老年人的社区护理。
4. 简述临终老年人的照顾。
5. 案例分析

王红，67 岁，小学文化，退休工人，性格内向，整天闷闷不乐。其夫提供病史：从 2002 年 4 月儿子车祸死亡后，一直闷闷不乐。经常哭泣、吃饭少、难以入睡、不愿说话、不愿活动，有时心烦易怒摔东西，曾上吊自杀 1 次，被及时发现而救活。请问：该老年人主要的护理诊断是什么，并制定护理措施。

（孙水英）

第九章 | 社区康复护理

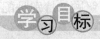

学习目标：

1. 掌握促进维持日常生活功能和社会参与功能的康复护理技术。
2. 熟悉康复护理的任务。
3. 熟悉护理程序在康复护理中的应用。
4. 了解康复医学的基本概念和服务方式。

第一节 康复医学概述

一、基本概念

（一）康复的定义

康复（Rehabilitation）一词最早来源于中世纪的拉丁语。随着社会的发展，康复的内涵不断得到扩展，新的康复定义更侧重在使残疾人能够重返社会。20世纪90年代，WHO给康复下的定义是：康复是综合协调地应用各种措施，最大限度地恢复和发展病、伤、残的身体、心理、职业、娱乐、教育和周围环境相适应的潜能，以减少病、伤、残者身体的、心理的和社会的功能障碍，使其重返社会，以提高生活质量。

（二）康复医学的定义

康复医学是医学的一个重要分支。目前国际上通常所指的康复医学是狭义的概念，即康复医学是以功能为导向，为了达到全面康复的目的，主要运用医学和康复工程的技术，研究有关功能障碍的预防、诊断、评定、治疗和训练等问题的综合性学科。WHO的定义是："康复医学是对身残者和精神障碍者，在生理上、精神上和经济上使其尽快恢复所采取的全部措施。"康复医学的服务对象主要是躯体伤残者以及各种有功能障碍的慢性病患者和老年患者，主要目的是改善其生理和心理的整体功能，在精神上和职业上得到康复，为其重返社会创造条件。

二、开展康复服务的方式

（一）康复服务的领域

1. 医学康复（medical rehabilitation） 利用医疗手段促进康复，包括医学领域内使用的一切治疗方法以及康复医学所特有的各种功能训练。

2. 教育康复（educational rehabilitation）　通过各种教育和培训以促进康复，对能接受普通教育的残疾人创造条件使其进入普通学校接受教育，开设特殊教育学校对不能接受普通教育残疾人进行特殊教育。

3. 职业康复（vocational rehabilitation）　协助残疾人妥善选择能够充分发挥其潜在能力的最适合的职业，并帮助他们切实适应和充分胜任这一工作，取得独立的经济能力并贡献于社会。职业康复包括职业评定、职业训练、选择或介绍职业以及就业后的随访。

4. 社会康复（social rehabilitation）　从社会学的角度推进和保证医学康复、教育康复和职业康复的进行，使其适应家庭、工作环境，充分参与社会生活。一般包括建立无障碍环境、改善经济环境和改善法律环境三个方面。

（二）康复服务的方式

1. 康复医学的服务对象　康复医学的服务对象与人类疾病结构的变化相吻合，从过去的急性感染和急性损伤占优势转变为"慢性化、障碍化、老龄化"，既包括任何原因造成的影响身体任何系统的能力（功能）障碍或能力丧失的疾病。其服务对象相当广泛，其中主要是由于损伤、急（慢）性疾病以及老龄带来的功能障碍、先天发育障碍的残疾者。功能障碍可以是潜在的或现存的、部分的或完全的、可逆的或不可逆的，可以与疾病并存或成为后遗症。

2. 康复治疗团队的构成　康复治疗需要多种专业人员参与，如护士、物理治疗师（physical therapist, PT）、作业治疗师（occupational therapist, OT）、言语矫治师（speech therapist, RT）、心理治疗师、假肢与矫形器师（prosthetist and orthotist, PO）、文体治疗师（recreation therapist, RT）和社会工作者（social worker, SW）等。首先各种专业人员对患者进行检查评定，对患者功能障碍的性质、部位、严重程度、发展趋势、预后、转归，提出各自对策（包括近期、中期、远期），然后由康复医师归纳、总结和制定治疗计划，由各专业分头付诸实施。

3. 康复治疗的流程与配套　康复工作从伤病的早期开始，急性期的康复一般只能1~2周。其后需要经过相对长时间的慢性阶段康复治疗，时间可能为数周至数月，使患者能达到生活、行动自理，进一步可以回归原来家庭或社区，直至恢复工作。在整个康复的流程中，各种机构均应设置良好的康复服务设施，以满足伤病者的需要。从医疗和社会方面，就应该有相应的机构来解决他们的问题。从医疗机构方面讲，需要有急性病医院、慢性病医院、日间医院护理中心、社区医疗站等系列机构，形成对同一个对象的相互联系、层层负责的网络体系。这在有些国家已经建立，伤残人员的康复由此得到保障，对本人、家庭、社会都十分有利。对于需要终生护理的人，社会应建立相应的机构收护。为了伤残人员的再就业，社会也建立相应的教育、培训机构。

4. 康复疗效的评定　康复医学对功能障碍疗效的分级标准为：①无症状，完全独立。②有症状，能完全独立。③部分独立，不需要接触身体的帮助。④部分独立，需要小量接触身体的帮助（自己出力占3/4）。⑤部分依赖，需要中等量帮助（自己出力占 1/2)。⑥大部分依赖，需要大量帮助（自己出力约为 1/4)。⑦完全依赖。

5. 康复的结局与转归 第一类是能独立进入社会，生存良好；第二类是部分需要或依赖社会帮助；第三类是完全需要社会帮助。

三、康复医学的组成部分

（一）康复预防（rehabilitation prevention）

即指对疾病的病因、种类、发生率、地区分布、残疾者年龄、性别和职业等进行调查及统计分析，进而从医疗卫生、安全防护、社会管理和宣传教育等方面提出综合性预防措施。康复预防分以下 3 个层次进行。

1. 一级预防 预防残损的发生，预防能导致残疾的各种损伤、疾病、发育缺陷和精神创伤的发生；避免各类事故、传染病、营养不良；防止不合理婚育，注意围生期保健等。

2. 二级预防 早期发现和治疗已发生的损伤和疾病，防止产生永久性残疾。

3. 三级预防 在轻度的残疾或残损发生后，积极矫治并进行其他康复治疗，避免产生残障。

（二）康复评定（rehabilitation evaluation and assessment）

康复评定是康复治疗的基础，没有评定就无法规划治疗、评价治疗。康复评定是指客观地、准确地评定功能障碍的性质、部位、范围、严重程度、发展趋势、预后和转归，为科学制定康复治疗计划奠定基础。康复评定至少应在疗程的前、中、后各进行一次，根据评定结果，制定、修改治疗计划，最后对康复治疗效果作出客观地评价。可以说康复治疗始于评定、止于评定。常采用的康复功能评定项目如下：

（1）运动功能评定：包括徒手肌力测定、关节活动度测定、步态分析等。

（2）日常生活活动能力评定。

（3）独立功能评定。

（4）电生理学测定：包括强度－时间曲线测定、机电测定、神经传导速度测定、诱发电位等。

（5）心肺功能及体能评定：包括心电图检查、分级运动试验、肺功能测定、代谢及有氧活动能力测定等。

（6）医学心理评定：包括精神状态、心理行为表现、认知和感知测评等。

（7）语言及交流能力评定：即听力、言语能力等评定，如对失语症（aphasia）的检查。

（8）小儿智力发育评定。

（9）职业能力评定：如测定功能减弱着或残疾人的作业水平和适应职业的潜在性。

（10）社会生活能力评定：包括人际交往能力、适应能力、个人社会角色的实现等评定。

（11）失用症、失认症的检查。

（三）康复治疗

1. 物理疗法 包括电、磁、光、声、热、冷和压力等物理因子的治疗方法和运动疗法。

2. 作业疗法 针患者的功能障碍情况选用日常生活活动训练、职业性劳动训练、工艺运动和愿意运动等，作业治疗部门还负责向残疾者提供日常生活活动的简便辅助工具。作业疗法的目的是使患者适应个人生活、家庭生活及社会生活环境。

3. 心理疗法 对心理、精神、情绪和行为有异常的患者进行个别的或集体的心理治疗。常用方法有精神支持疗法、松弛疗法、暗示疗法、行为疗法、催眠疗法、音乐疗法和心理咨询等。

4. 言语矫正 对因听觉障碍造成的言语障碍、构音器官异常、脑外伤或脑血管意外所致的失语症、口吃等，选用发音器官练习、构音结构练习、单音刺激、物品命名练习、读字练习、会话练习和改善发音等方法，恢复患者的语言交流能力。

5. 药物疗法 在康复医疗中，合理实施药物治疗，可有效地减轻患者的痛苦，并改善功能状态。

6. 疗养康复 在疗养地和疗养院利用矿泉、日光、空气、气候、海水、治疗用泥以及景观等自然界的物理、化学因子，促进病、伤、手术后患者、残疾者及老年人集体康复的疗法。

7. 文娱疗法 组织患者参加音乐演奏会、演唱会、文艺晚会；观看电影、戏曲或文艺录像；参加舞蹈、弈棋、书画和垂钓等，以调整患者的身心状态，促进健康。

8. 中国传统康复疗法 祖国医学用于康复的疗法内容极为丰富，如针灸、气功、按摩、各种中式的保健拳术、中药内服或外敷、熏洗、浸泡以及中医食疗等。

9. 康复工程 运用工程系的原理和电子、机械、材料等工艺，为残疾者设计和制造义肢、矫形器、自助具及进行环境改造等，以恢复、代偿或重建患者的功能，提高生活自理、学习及工作能力。

10. 康复护理 除治疗护理手段外，采用与日常生活密切相关的运动治疗、作业治疗、心理支持等，指导并帮助残疾者进行日常生活自理的护理方法。

11. 就业咨询及职前培训 根据患者的专长、能力及身心功能状况，对其就业的潜力和可能性作出分析，对适宜参加的工作提出建议，对需要进行就业适应训练者，进行就业前训练。

（四）临床康复

康复临床学是指根据功能障碍的特点，对各类伤残、病残和疾病的患者进行有针对性的综合康复治疗。随着康复医学的发展，临床康复治疗分为肿瘤康复、老年病康复、儿科康复、神经科康复、心脏病康复、关节或器官置换术后的康复、盲人和聋哑人康复，为研究残疾的原因、发生率、分布和预防等提供了方便。

四、康复护理的任务

（一）评估康复对象的情况

康复护理人员评价患者的残疾状况，包括患者失去的和残存的功能程度、做好康复训练过程中残疾程度的变化和功能恢复情况的记录，以便向康复医生提供临床资料。内容包括康复对象的一般情况、基本生理状态、日常生活活动能力、认知能力、交流能力、精神心理状态、运动功能、感觉功能、排泄功能、吞咽功能、社区家庭环境状况、社会支持状况、康复对象及家属对护理的要求。

（二）预防继发性残疾和并发症

康复对象因机体功能障碍或抵抗力低下，或由于护理不当及康复训练中不慎发生跌倒、坠床等意外，易发生一系列并发症，如长期卧床或瘫痪患者易发生压疮、消化道、呼吸道和泌尿道感染、关节畸形及肌肉萎缩等并发症。所以康复护理人员应采用适当的康复护理技术如体位的适当变化、肢体位置的摆放、体位转移方法、呼吸功能、排泄功能、关节活动能力及肌力训练等，协助和指导他们的康复过程以及日常生活。

（三）功能训练的护理

康复护理人员应掌握康复治疗计划中功能训练的技术与方法，学会评价康复效果，配合康复医师和其他康复技术人员对患者残障功能进行康复评定和残存功能的强化训练，协调康复治疗计划的安排。如物理治疗师在指导护理对象行走训练后，由康复护理人员督导、协助护理对象经常练习；对接受语言治疗的护理对象，护理人员需结合非语言的方式与其沟通。

（四）日常生活活动能力的训练

康复护理人员应指导和训练患者更衣、洗浴、排泄、移动、就餐、洗漱及家庭用具的使用，以提高患者的日常生活自理能力。

（五）心理护理

护士应成为康复教育和心理辅导的实施者，针对残疾者比一般护理对象心理复杂的特点，针对已发生或可能发生的各种心理障碍和异常行为，对患者进行耐心细致的心理护理。沟通时注意观察患者的表情、言语、情绪以及对外界的态度和反应，根据护理对象的特点选择其易于接受的方式进行交谈，并按谈话目的引导话题和抓住主题，不可急于求成，尤其对有语言障碍的患者更要善于理解对方情感表达的内容和方式。了解患者对出院的顾虑和困难，尽可能帮助解决。对心理上否认残疾的患者，要耐心地劝解和疏导患者摆脱非健康心理的影响，鼓励其参加各种治疗和活动，使其情绪得到松弛。对有依赖心理的患者，要耐心地讲明康复训练的重要性，鼓励其积极参加，力争做到生活完全自理或部分自理。

（六）肢具的使用指导及训练

肢具包括假肢、矫形器、自助器、步行器等，康复护士必须熟悉和掌握其性能、使用方法和注意事项，根据不同功能障碍者指导选用合适的肢具，利用肢具指导患者在日常生活中的使用和功能训练。

（七）营养指导

护士根据患者疾病、体质或伤残过程中营养状况的改变，判断造成营养缺乏的不同原因、类型，并结合康复功能训练中的营养需求，制定适宜的营养护理计划。计划应包括有效营养成分的补充、协助患者进食、指导饮食动作、训练进食，配合治疗方案的实施，使康复患者的营养得到保障。

（八）康复知识和技能的培训

康复护理需要康复对象及其家属的了解和掌握相关康复护理知识，以方便其在家庭生活中得到较好的康复效果。因此需要对康复对象及其家属进行相应知识和技能的培训和指导，主要包括压疮的预防、身体移动的方法、肢具和助具的使用方法及自我导尿术等。

（九）与康复小组成员的协调与配合

康复治疗是团队工作，康复护理人员是康复机构、社区及护理对象间的联络员，在整个康复过程中，康复护理人员与康复医师、社会工作者及其他康复团队成员讨论制定并实施康复治疗计划，使整个康复过程连贯和协调。

（十）协助康复对象重返社会和家庭

康复对象在接受康复治疗和训练的过程中，康复护理人员应为患者重返家庭和社会生活做好准备，与社区相关组织取得联系，并提供各种咨询。

第二节 护理程序在康复护理中的应用

康复的最终目的是提高慢性病患者或残疾者的生活质量。要实现康复目标，执行康复护理的护士必须具有相关的专业知识和科学的工作方法，即护理程序。护理程序是将科学解决问题的方法用于护理实践。康复护理程序是个体或群体对存在或潜在的健康问题的反应、诊断和治疗，包括改变功能状况和生活方式。通过确定患者的健康问题，系统地计划和执行护理措施，评估护理干预的效果，达到维持健康、促进功能恢复和提高生活质量的目的。

一、康复护理评估

（一）社区康复护理评估的定义

社区康复护理评估（Community Based Rehabilitation Nursing Assessment）是指收集、量化、分析社区康复护理对象（个人、家庭、社区）的有关资料，并与正常标准进行对照，找出护理问题，为制定社区康复护理计划提供参考依据的过程。评估贯穿于康复护理的始终，包括目标评估、实施过程评估和效果评估3部分内容。评估是社区康复护理的基础，是制定计划的前提，是判断康复护理问题的依据。

（二）社区康复护理评估的目的

（1）明确社区康复护理诊断。

（2）确定受损器官水平。

（3）分析患者障碍程度与正常标准的差别。

（4）为制定社区康复治疗、护理方案提供依据。

（5）使社区康复计划能真正反映社区的需求。

（6）使预防性社区康复护理计划得到验证，检视康复护理系统的结构及护理过程的特质。

（7）为判定社区康复护理效果效果提供客观指标。

（8）为残疾等级的划分提供标准，为制定患者回归社会的目标提供依据。

（9）作为护理研究的参考资料。

（三）社区康复护理评估的内容

1. 社区康复评估

（1）社区的社会环境和地理环境：收集社区残疾者生活的社会、经济和文化状况以及生活居住环境等方面信息。

（2）社区残疾者人口学特征：主要包括人口数量、性别、年龄、教育程度等，人口增长及流动趋势，残疾人的家庭形态，职业状况和婚姻状况等。

（3）社区健康及康复状况：社区死亡情形及趋势、主要疾病类型、卫生服务、康复设施状况及社区支持系统。

（4）社区康复护理的结构与设置：附属于医院的社区护理服务部门，独立的社区护理服务诊所、社区保健护士。

2. 家庭康复评估

（1）家庭结构：家庭内部结构包括角色、价值、沟通和交流、权力；家庭外部结构包括经济来源、宗教团体、教育机构、医疗机构、休闲娱乐场所等。

（2）家庭功能：感情交流、社会化、生育、抚养和赡养、经济、卫生保健等。

（3）家庭环境：住家、近邻、家庭与社区的关系。

（4）家庭资源：家庭内在资源包括经济支持、精神支持、医疗处理、信息教育、家庭结构的支持；家庭外在资源包括社会资源、文化资源、宗教资源、经济资源、教育资源、环境资源、医疗资源。

（5）家庭资料分析：确定家庭需求、功能，确定社区康复护理对象和护理活动，确定护理需求的重点。

3. 康复个体评估

（1）个人病史：包括现病史、既往史、发育史、心理行为史、家庭和社会生活史。重点是功能障碍发生的时间、原因、发展，对日常生活、工作、学习、社会活动的影响以及治疗和适应情况。

（2）体格检查：重点检查与残疾有关的肢体及器官。

（3）康复功能检查：①总体功能评定：结合多项功能表现做出总体评估。②肢体及器官残疾程度评定：通过残疾和疾病为中心的功能评定；日常生活活动能力等专项功能评定；实验室检查、影像检查及相关检查的评定。

（4）书写康复评定报告：根据资料和检查结果，写出评定报告。主要包括：①有无残疾。②残疾原因：如病残、伤残、发育性残疾或先天性残疾等。③残疾部位及数目：如肢体、盲、聋、哑、智力、精神和内脏等。④残疾的程度：如偏瘫分为重度、中度、轻度。⑤残疾分类：残损、残疾、残障。⑥残疾对生活、学习及劳动能力的影响。⑦康复潜力。⑧康复处理意见：包括医疗康复、教育康复、职业康复、社会康复等方面。

4. 社区康复护理效果评估 主要从康复个体、残疾预防、家庭康复效果、教育康复、职业康复、社会康复等几方面进行评估。

（四）社区康复护理评估的常用方法

可通过观察、访谈、社区调查以及既往资料分析、护理体格检查和测验等方法收集资料。

1. 测量评定法 测量评定法是使用皮尺、量角器等简单的工具测量肢体长度和周径，关节活动范围等，并与健侧做比较，以评定肢体残损情况的方法。主要内容有测量肢体长度、肢体周径以及关节活动范围。

2. 肌力评定 肌力评定是判断有无肌力低下以及肌力低下范围和程度，找出导致肌力低下的原因，为制定治疗、训练计划提供依据。主要方法有手法检查和器械检查两种。常用的有徒手肌力检查（manual muscle testing）。

3. 日常生活活动能力评定 日常生活活动是日常生活中完成衣、食、住、行等所需的基本动作以及这些活动连续起来的转移活动，是人在独立生活中反复进行的最必要的基本活动。通过 ADL 能力测定，了解伤残者日常生活活动能力的困难所在，以及造成这些困难的原因。ADL 能力评定是从实用的角度出发，全面了解伤残者在生活和工作方面的活动程度，这些活动是如何进行的，因此能反映患者综合活动能力。常用 Barthel 指数法评价残疾者的日常生活活动功能（表 9-1）。

表 9-1 日常生活活动 ADL 评定（Barthel 指数法）

项目	自理	稍依赖	较大依赖	完全依赖
进食	10	5	0	0
洗澡	5	0	0	0
修饰	5	0	0	0
穿衣	10	5	0	0
大便	10	5	0	0
小便	10	5	0	0
上厕所	10	5	0	0
床椅转移	15	10	5	0
行走	15	10	5	0
上下楼梯	10	5	0	0

注：日常生活活动（activities of daily living，ADL）Barthel 指总分数100 分，ADL 损害严重程度：0~20 分 = 极严重功能缺陷；35~45 分 = 严重功能缺陷；50~70 分 = 轻度功能缺陷；100 分为 ADL 完全自理。

4. 智力状态检查 常见的有简易智力状态检查（MMSE），见表 9-2。

表 9 - 2 简易智力状态检查（MMSE）

内容	得分：错	对
1. 今年的年份	0	1
2. 现在是什么季节	0	1
3. 今天是几号	0	1
4. 今天是星期几	0	1
5. 现在是几月份	0	1
6. 省（市）	0	1
7. 县（区）	0	1
8. 乡、镇（街道）	0	1
9. 现在我们在几楼	0	1
10. 这里是什么地方	0	1
11. 复述（移去物品，问刚才让您看过哪些东西）：皮球	0	1
12. 国旗	0	1
13. 树木	0	1
14. 100 - 7 = （93）	0	1
15. 93 - 7 = （86）	0	1
16. 86 - 7 = （79）	0	1
17. 79 - 7 = （72）	0	1
18. 72 - 7 = （65）	0	1
19. 回忆（请你告诉我刚才要你记住的东西是什么）：皮球	0	1
20. 国旗	0	1
21. 树木	0	1
22. 辨认：收表	0	1
23. 铅笔	0	1
24. 复述：44 只石狮子	0	1
25. 听令动作：闭上眼睛	0	1
26. 右手拿纸	0	1
27. 将纸对折	0	1
28. 放在大腿上	0	1
29. 说一句完整句子（记下所叙述句子全文）	0	1
30. 依下样画图：	0	1

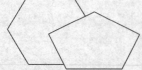

注：MMSE 总分30分，结果分析：国际标准：24 分为分界值，18～24 分为轻度痴呆，16～17 分为中度痴呆，≤15 分为重度痴呆。国内：17 分为分界值，按教育程度分界值：文盲组为17 分，小学组（受教育年限≤6 年）为20 分，中学或以上组（受教育年限>6 年）为24 分。

5. 偏瘫恢复功能评价 常见的有 Brunnstrom 偏瘫功能恢复六阶段的功能评定（表 9-3）。

表 9-3 Brunnstrom 偏瘫功能恢复 6 阶段的功能评定标准

阶段	上肢	手	下肢	功能评定
1	无任何运动	无任何运动	无任何运动	I
2	仅出现协同运动模式	仅有极细微屈伸	仅有极少的随意运动	II
3	可随意发起协同运动	可作钩状抓握，但不能伸指	在坐和站立上，有髋、膝、踝协同性屈曲	III
4	出现脱离协同运动的活动：肩 0° 肘曲 90° 下前臂旋前旋后；肘伸直可屈 90°；手背可触及腰骶部	患侧捏及松开拇指，手指有半随意的小范围伸展活动	坐位屈膝 90° 以上，可使足后滑到椅子下方，在足跟不离地的情况下能使踝背屈	IV
5	出现相对独立的协同运动活动；肘伸直肩外展 90°；肘伸直肩前屈 30°~90° 是前臂旋前和旋后；肘伸直前臂去中间位，上肢举过头	可作球状和圆柱状抓握，手指同时伸展，但不能单独伸展	健腿站，患腿可先屈膝后伸髋，在伸膝下作踝背屈（重心落在健腿上）	V
6	运动协调近于正常，手指指鼻无明显辨距不良，但速度比健侧慢（小于 5 秒）	所有抓握均能完成，但速度和准确性比健侧差	在站立位可使髋外展到超出抬起该侧骨盆所能达到的范围；坐位下伸直膝可内外旋下肢，能完成合并的内外翻	VI

6. 康复职业工作能力评定 康复职业工作能力的评定是指康复对象在重新就业或恢复工作之前，对其所从事的职业工作能力进行检查和评定。职业工作能力评定的主要对象是从事体力劳动或机关工作的残疾者或患者。在职业评定时，应从体力因素、技能因素、智能因素和心理因素四个方面进行，分析职业对于这四个方面因素的要求及程度，检查有无这些方面的缺陷，确定能否适合相应职业工作要求。评定时应考虑他们工作的体力劳动成分，与工作有关的技能、体力、心理以及智能等方面的特殊问题，分析他们所从事职业的性质，应进行哪些方面的训练以及是否重新选择职业等，最后提出就业及工作安排的建议。

二、康复护理诊断

康复护理诊断是关于康复对象个人、家庭或社区现存的或潜在的康复问题以及康复过程问题反应的一种临床判断。康复护理诊断是护士选择康复护理措施的基础，以达到护理职责范围内应达到的预期康复目标。康复护理诊断的特点是以残疾为中心、在明确疾病诊断后，更重视疾病引起的功能丧失，要反映出功能水平、障碍的性质、程度和范围，要对运动、感觉、言语、心理、生活、学习、工作的活动功能作出详细评估，还需要重点了解患者的心理状态、生活方式、职业与社会环境等资料，并进行综合分析和综合评估。

常用的康复护理诊断有自我照顾能力不足、保护能力改变、思维改变、适应能力降低、活动能力障碍、能量供应失调、吞咽障碍、有孤独的危险、沟通障碍、有亲属依恋改变的危险、照顾者角色困难、家庭应对无效等。

三、康复护理计划

康复护理计划以护理诊断为依据，使康复对象尽快地恢复功能、重返社会为目标。制定康复护理计划时应具有个体差异性和动态发展性，首先按照首优、中优、次优的顺序排列康复护理诊断，优先解决危及生命的问题和患者主观上迫切需要解决的问题；其次确定康复目标，包括短期目标和长期目标；然后制定具体的康复护理措施，包括依赖性护理措施和独立性护理措施，应保证切实可行、明确、全面、具体、安全。最终形成书面康复护理计划。

四、康复护理干预

（一）实施的内容

（1）将计划内的护理措施进行分配和实施。

（2）执行医嘱，将医疗和护理有机结合，保持护理与医疗活动协调一致。

（3）解答护理对象及家属的咨询问题，进行健康教育，指导他们共同参与护理计划的实施活动。

（4）及时评估计划实施的质量、效果，观察病情变化，处理突发急症。继续收集患者的资料，及时、准确完成护理记录，不断补充、修正护理计划。

（5）与其他医护人员保持良好、有效的合作关系，尽可能提高护理工作效率。

（二）实施的步骤

1. 准备 进一步审阅计划，分析实施计划所需要的护理知识与技术；预测可能会发生的并发症及如何预防；安排实施计划的人力、物力与时间。

2. 执行 充分发挥患者及家属的积极性；与其他医护人员相互协调配合；熟练运用各项护理操作技术；同时密切观察执行计划后患者的反应，有无新的问题发生；及时收集资料，迅速、正确处理一些新的健康问题与病情变化。

3. 记录 实施各项护理措施后，应准确记录护理效果，包括患者的身心舒适情况，患者及家属的满意度。

五、康复护理评价

（一）定义

康复护理评价是将实施康复护理计划后所得到的患者康复状况的信息与预定的护理目标逐一对照，按评价标准对护士执行护理程序的效果、质量作出评定的过程。康复评价贯穿于患者康复全过程。以世界卫生组织所提出的残损、残疾和残障三个水平的分类来看，康复评价可体现在依赖程度的改变和独立行动的质量。

（二）评价标准

1. 护理程序的评价标准 包括：所收集资料的真实性、准确性、完整性与系统性；护理诊断的准确性、完整性与规范性；护理目标的可行性、可测量性与规范性；护理措施的针对性、全面性、可行性与有效性；护理记录的及时性、准确性与完整性。

2. 护理效果的评价标准 包括：执行医嘱、护嘱是否及时、准确；对病情的观察是否细致、及时，有预见性；对患者心理活动的观察是否及时、准确，对策得当；患者对自身疾病及相关知识的了解程度，对护理活动的参与、合作水平；护理目标是否按计划实现，健康问题是否有效地解决或部分解决；执行各项护理操作是否安全、有效、舒适；患者对护士的工作态度、工作质量是否满意。

（三）评价步骤

主要包括：建立评价标准、收集资料，对照检查，分析、找出目标未实现的原因，重新修订护理计划。

（四）社区康复评价的内容

1. 残疾预防方面 残疾普查的质量；对各类残疾的统计分析，对残疾原因的分析及提出的预防措施，落实预防措施的情况。

2. 家庭康复的效果 家庭康复的普及程度；进行家庭康复的残疾人功能改善的程度。

3. 教育康复 残疾儿童的上学率；社区对学龄残疾儿童提供的机会和服务。

4. 职业康复 成年残疾人的劳动就业率；社区为残疾人就业提供的机会和服务。

5. 社会康复 社区组织残疾人参加社会生活的情况；社区各界人士对残疾和残疾人的态度；残疾人本人及其家属对残疾的态度；社区为方便残疾人重返社会做了哪些工作。

第三节 维持日常生活和社会参与的功能促进

一、日常生活功能的促进

日常生活活动对于每个人都非常重要，对于正常人是极其普通的，但对于病、伤、残者，由于功能障碍，往往部分甚至全部丧失日常活动能力。因此，日常生活活动训练的目的是为了使残疾者在家庭和社会中，尽量不依赖或少依赖他人而完成各项功能活动。

（一）呼吸功能的促进

为保证康复期患者呼吸道通畅、提高呼吸肌功能、促进排痰和痰液引流、改善肺和支气管组织血液代谢、加强气体交换效率，呼吸训练广泛用于各种疾病的早期恢复阶段及呼吸系统疾病如慢性阻塞性肺病、慢性限制性肺疾病、慢性肺实质性疾病、哮喘及其他慢性呼吸系统疾病伴呼吸功能障碍的恢复期。但禁用于临床症状不稳定、感染未控制、呼吸衰竭及训练时可导致病情恶化的其他临床情况。

1. 训练的体位 选择使患者处于舒适、放松的体位，如卧位、半卧位、前倚靠坐位等。通常体弱或病后初愈者可取仰卧或半卧位。支气管哮喘患者可采用向前倚靠坐位，即在桌上放上 2～3 个枕头，头向前靠在枕上，两前臂置在枕下；为发展一侧的胸式呼吸，可采取患侧在上的仰卧位；对体力较好者可采用前倾站位如以臂部靠墙，上体向前倾，或直立前倾等。

2. 训练的方法

（1）腹式呼吸训练：患者取放松卧位或坐位，手在上腹部和胸骨下，呼吸时腹部放松，经鼻缓慢深呼气，用鼻吸气同时放松膈肌，使其向腹部移动，缩唇呼气同时放松腹部肌肉，使膈肌复位。如取卧位，吸气时可用双手置于腹部，随吸气双手随腹部膨隆而向外扩张；呼气时在腹部塌陷同时，双手逐渐向腹部加压。通常呼气与吸气的时间比例大致为 1∶1，强调适当深呼吸，以减慢呼吸频率，提高通气效率。每次练习腹式呼吸次数不宜过多，即 6～8 次/分钟，每日练习 3～4 次，最好能结合有氧运动。

（2）抗阻呼吸训练：是指在呼吸时施加阻力的训练方法，可以采用吹哨样呼气、吹瓶呼吸、吹球囊呼吸和发音呼吸等。吹哨式呼吸是指用鼻吸气口呼气，呼气时口唇缩成吹哨状，使气体缓慢地通过狭窄的口形徐徐呼出，可使支气管内压增高至 490Pa（5cmH$_2$O），防止由于呼气阻力减小使呼吸功能减少。

（3）局部呼吸训练：指在胸部局部加压的呼吸方法。通常采用暗示法，治疗师或患者把手或其他物体如沙袋、布袋放于需加强部位，吸气时对抗，使局部膨胀，呼气时松开。

（4）排痰训练：

①体位引流：定时为患者翻身，针对肺内感染的位置，确定相应的引流姿势，利用重力作用使痰液易于流出。可通过改变床的倾斜度，垫以枕头或木架等完成。分泌物少，每天上、下午各引流一次；分泌物多，每天引流 3～4 次。每次引流一个部位，时间 5～10 分钟。有数个部位，则总时间不超过 30～45 分钟，以免疲劳。

②胸部叩击、震颤：翻身时振动、叩击患者的胸部、背部使肺内分泌物流动、振动，叩击动作要在患者最大限度呼气的时间内连续进行，终止振动叩击动作时要用力压迫。具体方法是：治疗者五指并拢，虚掌（空杯状），运用腕关节摆动轻叩在患者引流部位胸壁 30～45 秒，随后用手按在病变部位，嘱其做深呼吸，在深呼气时做胸壁摩颤振动，连续 3～5 次，如此重复 2～3 次后，再嘱患者咳嗽排痰。

③咳嗽训练：深吸气后短暂屏气，关闭声门，突然打开声门，形成高速气流，促进分泌物移动，随咳嗽排出体外。

（5）呼吸肌训练：

①增强吸气肌练习：使用抗阻呼吸器开始练习 3～5 分钟，一天 3～5 次，以后增加至 20～30 分钟。

②增强腹肌练习：患者取仰卧位，腹部放置沙袋做挺腹练习，开始为 1.5～2.5kg，以后可以逐步增加至 5～10kg，每次 5 分钟。

3. 注意事项

（1）患者训练时应避免情绪紧张，选择放松体位。训练最好在饭前进行。场地宜选择在空气新鲜处。

（2）使用恰当的呼吸节律和呼吸时间。为增加通气量，应放慢节律；为扩展局部的胸廓，呼吸频率不能过慢。

（3）呼吸训练中均应有规律地进行反复训练，直至呼吸恢复自然为止。如每天 6 次，每次做 6 回呼吸训练，以后可逐步增加每次的训练次数。

（4）一般情况下用鼻呼吸，且自然不用力，由浅至深。吸气一般为 1～5 秒，呼气 2～8 秒，在呼气后稍休息 1～3 秒。各种训练每次一般为 5～10 分钟，避免疲劳。

（5）通常要求加强吸气训练，但对肺气肿等患者，则应教会呼气训练方法。与肢体运动配合时，肢体运动宜简单、易操作，避免憋气。

（二）进食吞咽功能的促进

为增强患者的康复信心，保证机体营养摄入，促进机体其他障碍的康复，防止食物呛入呼吸道，减少并发症发生，需要对康复期患者进行间断性摄食训练，以促进其咀嚼吞咽功能的恢复。护士需要根据患者的口腔状态、视力情况、呼吸控制能力、上肢功能、精神状态等选择适当的碗、筷、勺、杯、吸管等进食用具，合理摆放食品位置以利于完成进食、饮水、咀嚼和吞咽功能训练；餐具应固定在餐桌上；在整个训练过程中护理人员或患者亲属不应离开患者。如坐在床上吃饭，可分解为体位变化、抓握餐具、送食物入口、咀嚼和吞咽动作。具体训练方法如下：

1. 进食体位训练　摄食训练过程中进食体位应根据患者的情况采取坐位或坐位进食。最简单动作从仰卧位变为坐位，根据患者残疾程度选择不同的方法，如训练患者应用健侧手和肘部的力量坐起，或由他人帮助和用辅助设备等坐起。维持坐位平衡训练，做到做好、坐稳、依靠背支撑坐稳并使头稍前倾。

2. 抓握餐具训练　开始可抓握木条或橡皮，继之用匙。丧失抓握能力的患者、协调性差或关节活动范围受限的患者常无法使用普通餐具，应将餐具加以改良。如将特制的碗、碟加以固定，特制横把或长把匙、刀、叉等。

3. 口腔、颜面肌、颈部屈肌的肌力强化训练　鼓励患者每日进行鼓腮、舌的运动、颈部活动以及双侧面部按摩，促进主动收缩功能恢复。

4. 吞咽功能训练　正常吞咽过程分为三期：口腔至咽入口处为第一期，是一种随意运动；口咽至食管入口处为第二期，是一种反射运动；食管入口至胃为第三期，是一种蠕动运动。多采用咽部冷刺激、冰块刺激的方法。咽部冷刺激使用棉棒在冰水中浸湿，轻轻地压在软腭弓及咽后壁上，反复多次，能有效强化咽反射。冰块刺激是用小冰块刺激患者舌根、咽部，然后咽下，每日 2～3 次，刺激咽反射产生。患者一旦出现吞咽功能，即可开始进食训练。

5. 咀嚼和进食训练　先训练手部动作和模仿进食，然后再训练进食动作。要考虑食物形态、黏性、流动性、需咀嚼程度、营养成分等。因液状食物易在口腔内移动出现误咽，而固体食物可加重吞咽第一期障碍，所以先选择易在口腔内移动又不出现误咽的、密度均匀的食物，如香蕉、果冻，逐渐过渡到糊状食物、普食。食物每次量在半勺内；将食物送至舌后半部或健侧。吞咽困难者在意识清醒时，肯定无误咽并能顺利喝水时，可试行自己进食。先用糊状食物、稀粥等。逐步从流质到半流质再到普食，从少量饮食过渡到正常饮食。

（三）大、小便控制功能的训练

1. 大便训练　协助患者养成定时排便的良好习惯；每次排便时选择适当体位，最好是坐姿，双脚下有支撑以增加腹内压力；指导患者加强平时的适度运动，多进食膳食纤维含量高的蔬菜和水果；必要时辅助相应的药物。

2. 小便训练　协助患者养成定时排尿的习惯；保证每日有足够的饮水量；协助患者掌握床上便器的使用；指导患者按摩膀胱部位；排尿时选择合适姿势，保证双脚下有支撑以增加腹内压力，以上训练有效可延长排尿间隔。

（四）更衣训练

包括穿脱衣裤、鞋袜、扣纽扣、系鞋带、系围巾等训练。对穿戴假肢的患者注意配合假肢穿戴。大部分患者在日常生活活动中，穿脱衣服可用单手完成。患者在进行更衣训练前应具备有坐位和控制平衡的能力，且健侧具备基本的活动能力，有一定协调性和准确性。

1. 穿脱开襟上衣　穿衣时应用健侧手找到衣领，将衣领朝前平铺在双膝上，将患侧袖子垂直于双腿之间，患手先伸入袖内，将衣领拉到肩上，健手转到身后将另一侧衣袖拉到健侧斜上方，穿入健侧上肢，系好扣子。脱上衣时应将患侧脱至肩以下，拉健侧衣领到肩上，两侧自然下滑甩出健手，再脱患手。见图9－1。

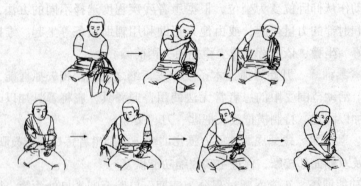

图9－1

2. 穿、脱裤子　穿裤时应将患腿屈膝、屈髋放在健腿上，套上裤腿，拉到膝以上，放下患腿，穿健侧裤腿。脱裤时先脱健侧，再脱患侧，动作与穿裤基本相反。见图9－2。

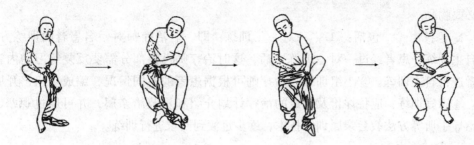

图 9-2

3. 穿脱鞋袜 穿鞋袜时用手将患腿放在健腿上，穿上鞋袜，放下患侧脚，全脚掌撑地，将健侧下肢放在患侧下肢上，穿上健侧鞋袜。脱鞋袜顺序相反。

4. 特殊患者更衣方法 偏瘫患者穿衣时先穿患肢，脱衣时先脱健肢，这样容易完成穿脱衣动作；截瘫患者若平稳坐位时，可自行穿、脱上衣，穿裤子时，可先取坐位，将下肢穿进裤子，再取卧位，抬高臀部，将裤子提上、穿好。如患者活动范围受限，穿脱普通衣服困难，应设计特制衣服，宽大的、前面开合式衣服。如患者手指协调性差，不能系、解衣带或纽扣时，可使用摁扣、拉链、搭扣等，以方便患者使用。对确有困难者教其使用工具更衣，如拉衣钩、纽扣器、穿袜器等的使用。

二、社会参与功能的促进

（一）个人卫生及整洁能力的促进

训练患者保持自我清洁卫生能力，是维持其自尊的最好体现，而护士协助、督促其做好个人卫生，保持良好的个人形象和自信，可很大程度上促进其社会参与功能。个人卫生训练包括洗漱动作，即移动洗漱处、开关水龙头、洗脸、刷牙、化妆、剪指甲等；排便活动，即移至厕所，完成入厕排便活动；入浴活动，即移至浴室、完成入浴的全过程、移出浴室等。根据患者残疾情况，尽量训练其自己洗漱、入厕、洗浴。偏瘫者可训练健手代替患者操作，如用健手洗脸洗手后，可将毛巾绕在自来水龙头上，用健手把毛巾拧干，再擦去脸上、手上的残水；挤牙膏时可借身体将牙膏固定（如用双膝夹住），用健手将牙膏盖旋开，挤出牙膏。继之训练患手和健手一起操作，或只用患手操作。困难较大的患者，可指导借助辅助器具如改良的牙刷和用长柄弯头的海绵帮助清洗背部等。

（二）语言交流能力的促进

正常的语言交流能力是患者回归社会的重要前提，因此，通过各种手段对有言语障碍的患者进行针对性的言语训练可以促进患者的社会参与功能。

1. 训练前准备 尽可能使用安静的环境，避免噪音影响，以免干扰患者的情绪，加重自我紧张；安排舒适稳定的坐椅及高度适当的桌子；室内照明、温度等要适宜，通风良好。训练前准备好包括录音机、录音带、呼吸训练机、镜子、秒表、压舌板或喉镜、单词卡、图卡、短语或短文卡、动作画或情境画卡、各种评估表等。应有充分时间安排训练计划和整理训练用具（如纸、笔、卡片等），应尽量减少患者视野范围的不必要物品。

2. 治疗形式　包括：①"一对一"训练：即一名治疗师对一名患者的训练方式。②自主训练：患者经过一对一训练之后，这时治疗师可将部分需要反复练习的内容让患者进行自主训练。③小组训练：治疗师可根据患者的不同情况，编成小组，开展活动。④家庭训练：应将评价及制定的治疗计划介绍和示范给亲属，并可通过观摩、阅读指导手册等方法教会亲属训练技术，逐步过渡到回家进行训练。

3. 治疗方法

（1）语音训练：①模仿治疗师发音。②照镜子检查自己的空腔动作是否与语言师做的空腔动作一致。③依据言语治疗师画出的口形图掌握舌、唇、齿的位置以及气流的方向、大小。

（2）听理解训练：①单词的认知和辨别每次出示 3 个常用物品图片，说一个物品名称后要求患者指出相应的物品图片。②语句理解：每次出示 3 个常用物品图片说出其中一个物品的功能，让患者听后将其指出。

（3）口语表达训练：①单词练习：从简单的数字、诗词、儿歌或从 1～10 的阿拉伯数字让患者自动地、机械地从嘴里发出，反复训练。可以使用反义词、关联词、惯用语的方法鼓励患者进行口头表达。②复述单词：先进行听觉训练，要求画片先与对应文字卡片相匹配，然后给患者出示一组卡片，并说："我说几遍图中的物品的名称，请一边看图与字一边注意听。"每个反复听 10 次。等患者正确地复述后可变换刺激方法，如用不同速度和强度，每次刺激让其复述 2 次，也可刺激后不马上复述，等数秒后再试着复述。③复述句子、短文：用以上复习练习中所用的单词，同其他语词组合成简单的句子或短文，练习方法同上。4）实用化练习：将练习的单词、句子应用于实际生活，如提问："杯子里装着什么东西？""你渴的时候怎么办？"让其回答。5）自发口语练习：看动作画，让其用口语解释说明。看情景画，鼓励患者自由描述，叙述某日某事或刚刚在身边发生的事等。

（4）阅读理解及朗读训练：①视觉认知：同时摆出数张画片，将相对应文字卡片让患者看过后进词一图匹配练习。渐增卡片的张数。②听觉认知：同时摆出数张单词的文字卡片，患者听治疗师读一个词后指出相应的字卡。渐增卡片数张。③朗读单词：出示单词卡片，反复读给患者听，再要求患者一起朗读，最后自己朗读。④句子、短文的理解：用句子或短文的卡片，让患者指出情景画与相应事物，如"天是蓝的吗？""草是绿的吗？"等，要反复练习。⑤朗读篇章：选择有趣的读物带患者一起同声朗读，开始以接近普通速度进行，数次后鼓励其自己读，反复练习。

（5）书写训练：从词词匹配开始，到看图命名、书写或听写，包括看物品写出单词和听写单词，从简单的短句到复杂的长句、短文；看动作图片，写叙述短句；看情景图片，写叙述文；最后记日记和朋友写信等。

4. 训练注意事项

（1）凡是有言语障碍的患者都可以接受言语治疗，但对伴有严重意识障碍、情感障碍、行为障碍、智力障碍或有精神疾病的患者，以及无训练动机或拒绝接受治疗者，言语训练往往难以进行或难以达到预期的效果。

（2）语言训练开始时间应确定在患者意识清楚、病情稳定、思想能够耐受集中训练30分钟左右的时间。训练时间应限制在30分钟以内。短时间、高频率的训练其效果相对要好。

（3）要密切观察患者的行为举止，一旦发现患者有疲倦迹象应采取调整训练时间、缩短训练时间及更换训练项目的处理。

（4）每次训练开始从患者容易的项目入手，并在每天训练结束前让患者完成若干估计能正确反映的内容，令其获得成功感而激励进一步坚持训练。对一些重症患者应加强对非言语交流方式的利用和训练，如手势语、画图、交流板或交流手册、电脑交流装置等。

（三）活动功能的促进

活动康复训练可以促进肌肉收缩、保持关节的正常活动范围、防止长期卧床的并发症，使患者尽早接受体能训练，保持和最大限度复原活动行走能力，尽量做到生活自理，恢复从事社会活动的能力。

1. 良肢位摆放 体位一般指人的身体位置，临床中通常是指根据治疗、护理需要，采取并能保持的身体姿势和位置。在康复中，体位指防止或对抗痉挛姿势的出现，也叫良肢位。保持正确体位，有助于预防或减轻痉挛的出现或加重，定时变换体位有助于预防并发症。

（1）仰卧位：取仰卧位时，头部垫枕，头偏一侧防止误吸；患臂肩胛下应放一枕头，使肩上抬起前挺；肩关节前伸，肘关节伸直，腕关节背伸，手指伸直展开，可防止上肢痉挛；患侧臀部和大腿下放置支撑枕，避免骨盆后缩髋关节外展外旋，膝关节微屈；足底避免接触任何支撑物，以免足底感受刺激而出现伸肌模式的反射活动。见图9－3。

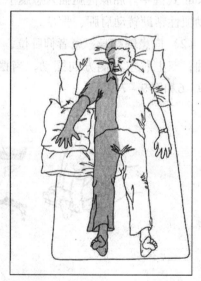

图9－3

（2）患侧卧位：患侧在下，健侧在上，后背用枕头支撑。患侧髋关节略后伸展，膝关节微屈；健腿屈曲小于80°置于体前支撑枕上。健侧上肢放在身体或身后枕头上，避免放在胸前，以防带动整个躯干向前而引起患侧肩胛骨后缩。该体位可以增加患侧感觉输入，牵拉整个患侧肢体，有助于防治痉挛。见图9－4。

（3）健侧卧位：健侧肢体处于下方的卧位，躯体正面与创面保持直角；背部垫枕，保持体位；患侧肩关节屈曲100°，上肢伸直，手指伸展；患侧下肢垫枕，保持屈髋、屈膝位，足蹬枕头上。见图9－5。

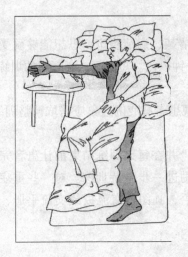

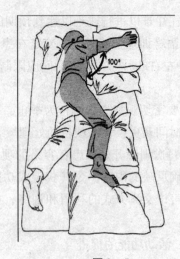

| 图 9－4 | 图 9－5 |

2. 床上锻炼 被动体位变换是指通过外力协助或者直接由外力搬动并利用支撑物保持身体的姿势或位置。通过一定的方式改变身体的姿势或位置，利于促进全身血液循环和增进感觉输入，预防压疮、肺炎、尿路感染、关节变形、肢体挛缩和肌肉萎缩等并发症。

（1）向健侧翻身：患者仰卧位，双手交叉，患侧拇指置于健侧拇指之上，称为 Bobath 式握手。屈膝健腿插入患腿下方，交叉双手伸直举向上方，做左右侧方向摆动，借助惯性帮助转动肩胛、骨盆。

（2）向患侧翻身：患者仰卧位，双手呈 Bobath 式握手，向上伸展上肢，健侧下肢屈曲；双上肢左右侧方向摆动，当摆向患侧时，护士帮助顺势将身体翻向患侧。见图 9－6 和图 9－7。

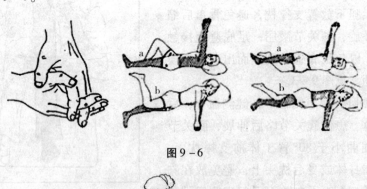

图 9－6

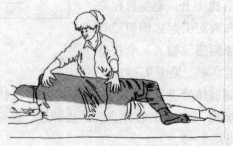

图 9－7

3. 被动运动护理技能 对昏迷或完全偏瘫以及病情较为严重的患者，一般在偏瘫发生的早期就应作患肢及健侧关节的被动运动。常用关节被动训练技能有：

（1）肩被动屈伸训练：患者取仰卧位，操作者一手固定其肘部，另一手握其腕部，使其举手向上过头，肘要伸直，然后还原。

（2）前臂被动旋前旋后训练：患者取仰卧位，操作者一手固定其肘上部，另一手持其腕，使患掌心对着自己的脸（旋后），然后转动手，使手背向着脸（旋前）。

（3）髋被动外展内收训练：患者取仰卧位，膝伸直，操作者一手托其踝，另一手持其腘窝处，使其下肢外展（注意：勿使此侧下肢抬起或转动）。如此时另一下肢跟着移动，改为一手托腘窝做外展，用另一只手压住另一下肢，再将腿内收。

（4）膝被动屈伸训练：患者取俯卧位，操作者一手托其腘窝处，另一手持踝，做屈髋屈膝动作，此时如另一下肢抬起或移动，改为一手放于腘窝处使其做屈髋屈膝，另一手压住另一侧膝关节，然后还原。

4. 移动训练 残疾者因某种功能障碍，不能很好完成移动动作，需借助手杖、轮椅等完成，严重者需靠他人帮助。移动动作训练是帮助患者学会移动时所做的各种动作，独立完成日常生活活动。

（1）立位移动训练：当患者能平稳站立时，应进行行走训练。走立动作与行走动作几乎同时开始。

（2）扶持行走训练：患者需要扶持时，扶持者应在患侧扶持，也可在患者腰间系带子，便于扶持，同时以免限制患者双腿活动。

（3）独立行走训练：先将两腿保持立位平衡状态。行走时，一脚迈出，身体倾斜，重心转移至对侧下肢，两脚交替迈出，整个身体前进。训练时，可利用平衡杆，这是患者练习站立和行走的主要工具。患者可以练习健肢与患肢交换支持体重，矫正步态，改善行走姿态。

（4）拐杖行走训练：拐杖训练是用于使用假肢或瘫痪患者恢复行走能力的重要锻炼。拐杖长度应按患者的身高及上肢长度而定。双拐行走训练步骤为：①首先在卧位锻炼两上臂肌力、肩部肌力，锻炼腰背部和腹部肌力，然后练习起坐和坐位平衡，完成后可以训练架拐站立。②将两拐杖置于足趾前外 15~20cm，屈肘 20°~30°，双肩下沉，将上肢的肌力落在拐杖的横把上。背靠墙站立，将重心移至一侧拐杖或墙壁，提起另一侧拐杖，再提起双侧拐杖。③双拐杖置于两腿前方，向前行走时，提起双拐置于更前方，将自体重心置于双拐上，用腰部力量摆动向前。

（5）上下楼梯训练：能够熟练在平地上行走后，可试着在坡道上行走。①扶栏上下楼梯行走训练：上楼时，偏瘫患者健手扶栏，先将患肢伸向前方，用健足踏上一级，然后将患肢踏上与健肢并行。下楼时，患者健手扶栏，患足先下一级，然后健足再下与患足并行。见图9-8，拐杖上下楼梯训练。上楼时，先将手杖立在上一级台阶上，健肢蹬上，然后患肢跟上与健肢并行。下楼时，手将手杖立在下一级台阶上，健肢先下，然后患肢。

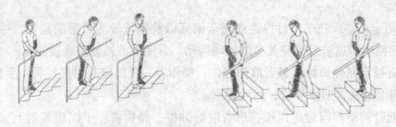

图 9 - 8

5. 轮椅训练 轮椅为残疾者使用最广泛的辅助性支具，轮椅的使用应视患者的具体情况而定，患者应按处方要求配置和使用轮椅，轮椅应具有坚固、轻便耐用、容易收藏和搬动、便于操纵和控制的优点。使用方法应由患者自己选定，尽量发挥患者的功能；反复练习，循序渐进，多练习肢体的柔韧性和力量；注意保护，以防意外。

（1）轮椅处方：①座位宽度：轮椅宽度是两臂或两侧股骨大转子之间的最大距离加上 5cm。②座位深度：座位深度是后臀部至小腿腓肠肌后缘之间的水平距离减去 5 ~ 7cm。座位太深，会压迫腘窝部，影响血液循环；座位太浅，身体重心太集中，局部受压太重，中心太靠前，轮椅平衡难以掌握。3）座位高度：座位高度为足跟至腘窝的距离加上 5cm。放置脚踏板距地面至少 5cm，坐垫应选择透气好的材料。④靠背高度：现代轮椅的背高要求尽可能低，为坐面至腋窝的距离减去 10cm，但颈椎高位损伤者，应选用高靠背，距离为坐面至肩部的距离。

（2）从床移至轮椅：将轮椅置于患者的健侧，与床呈 30° ~ 45°，轮椅面向床尾，关好轮椅闸。患者坐稳后以健手抓住床档并支撑身体，将身体大部分重量放在健腿上，健手放在轮椅远侧扶手上，以健腿为轴心旋转身体坐在轮椅上。调整位置，用健侧足抬起患侧足，用健手将患腿放在脚踏板上，松开轮椅扎，轮椅后退离床。见图 9-9。

（3）从轮椅移至床上：轮椅朝向床头，患者的健侧靠近床边，关好轮椅闸，患者用健手提起患足，将脚踏板移向一边，躯干向前倾斜并向下撑而移至轮椅前缘，双足下垂，使健侧足略后于患足。健手抓住床扶手，身体前移，用健侧上、下肢支持体重而站立，转身做到床边，推开轮椅，将双足收回床上。见图 9-10。

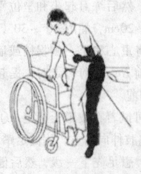

图 9-9

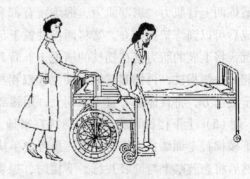

图 9-10

（4）轮椅与厕所便器间的转移：便器一般高于地面 50cm。坐便器的两侧必须安装扶手。先将轮椅靠近厕座，关好轮椅闸，足离开足踏板旋开，解开裤子，用健手扶轮椅扶手站起，然后握住墙壁上的扶手，转身坐在便器上。

（四）环境的改善

康复期患者所居住的环境对其社会参与功能的促进有重要影响。护士应指导家属创造一个简洁、宽敞的家庭环境，所选用的家具设计适合患者本人使用，并注意地面防滑；患者所居住的社区应配备完善的残疾人设施，包括坡道、扶手、休息椅等。

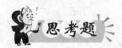
思考题

1. 什么是康复？开展康复服务的领域和方式有哪些？
2. 康复护理的任务有哪些？
3. 简述社区康复护理评估的内容。
4. 简述促进患者日常生活活动功能恢复的康复护理技术。

（高婧）

第十章 | 慢性病患者的居家护理

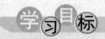

1. 掌握慢性病的概念及危险因素；慢性病患者居家护理程序。
2. 熟悉慢性病的特点及对个人、家庭和社会的影响；社区护士在慢性病护理中的角色和作用；慢性病患者居家护理的目的。
3. 了解慢性病的分类；慢性病患者社区护理网络的建立；慢性病患者居家护理的形式及居家护理中心的基本要求。

随着经济的发展和人民生活水平的提高，以及生活方式的改变，心脑血管疾病、糖尿病、恶性肿瘤等慢性病已经成为我国社区居民的主要健康问题。慢性病是目前世界上首要的死亡原因，由慢性病造成的死亡约占所有死亡的 60%。慢性病病程长、并发症多、致残率高，给身心健康带来危害的同时，还消耗了大量有限的社会资源，给社会带来巨大的经济负担。慢性病患者需要长期的医疗照护和康复训练，其更多时间是在家庭、社区中度过，传统的以医院防治为主的观念已不能适应和满足慢性病患者的需求。因此，对慢性病患者实施居家护理，提供护理、康复和健康教育等连续性专业服务，对于提高社区慢性病患者的自我护理能力，延缓疾病发展，促进康复，提高患者的生活质量有着极其重要的作用。

第一节 慢性病概述

一、慢性病的概念及特点

（一）概念

慢性病又称慢性非传染性疾病，美国慢性病委员会 1956 年将慢性病定义为：应具有以下一个或多个特征，其中包括患病时间是长期的，会成为残疾，起因于不可恢复的病理状态，根据病情需要进行不同的康复训练，需要长期的医疗指导。慢性病不是一种单一的疾病，是一组疾病的综合名称。常见的慢性病有高血压、糖尿病、心脏病、脑卒中、恶性肿瘤和慢性阻塞性肺部疾病。

（二）特点

1. 没有明确病因，病因复杂 慢性病的发病原因复杂，往往是由许多复杂的因素长期交互影响所致。

2. **起病缓慢隐匿，潜伏期长**　慢性病发病多是在不知不觉中发生的，发病初期症状和体征不明显。因此，疾病早期不易被发现，常在体检或感冒等就诊时发现，或是在某些症状反复出现并逐渐加重，患者不能忍受或必须就医时才得以确诊。

3. **病程长，耗费医疗费用大**　患者一旦被确诊为慢性病，病情将逐渐发展，伴随一生。尽管目前国际上对慢性病的治疗有多种方法，但所有的临床治疗仅仅是控制疾病发展或缓解症状，因此慢性病又被称为终身性疾病。由于疾病本身或长期卧床的影响，慢性病患者日常生活能力降低，甚至生活不能自理，需要长期的治疗和护理，各种费用给个人、家庭及社会带来了沉重的负担。

4. **不易治愈，容易出现并发症**　慢性病通常有不可逆的病理改变，不易被根治，目前临床上尚缺乏有效的治疗手段，而且容易发生并发症，逐渐导致患者功能残疾。

5. **一些相关危险因素可以消除**　研究发现，慢性病的危险因素中，遗传因素只占15%，生活方式占60%，其他环境等因素占25%，而环境和生活方式多可进行干预，是可以改变的因素。因此通过良好的护理及慢性病患者自我健康管理，可以预防疾病，控制疾病发展，缓解症状，降低残疾的发病率和死亡率。

二、慢性病的分类

慢性病的分类方法很多，这里简单介绍两种常用的分类方法。

（一）根据国际疾病系统分类方法（ICD-10）标准分类

1. **精神和行为障碍**　老年性痴呆、精神分裂症、神经衰弱、神经症（焦虑、强迫、抑郁等）等。

2. **呼吸系统**　慢性支气管炎、肺气肿、慢性阻塞性肺部疾病等。

3. **循环系统**　高血压、冠心病、心律失常、肺心病、脑血管病等。

4. **消化系统**　慢性胃炎、出血性胃炎、消化性溃疡、胆石症、酒精性肝硬化、脂肪肝等。

5. **内分泌、营养代谢疾病**　血脂紊乱、糖尿病、痛风、维生素缺乏等。

6. **肌肉骨骼系统和结缔组织疾病**　骨关节病、骨质疏松症、类风湿性关节炎、系统性红斑狼疮等。

7. **恶性肿瘤**　肺癌、肝癌、胃癌、食管癌、结肠癌、乳腺癌、胰腺癌、前列腺癌、白血病等。

（二）根据致命程度分类

1. **致命性慢性病**　恶性肿瘤、艾滋病、后天免疫不全综合征、骨髓衰竭、肌萎缩性侧索硬化等。

2. **可威胁生命的慢性病**　慢性阻塞性肺部疾病、高血压、糖尿病、脑卒中、老年性痴呆、慢性肾功能衰竭、再生障碍性贫血等。

3. **非致命性慢性病**　痛风、类风湿性关节炎、骨关节炎、骨质疏松症、慢性支气管炎、支气管哮喘、消化性溃疡、青光眼等。

三、慢性病的危险因素

慢性病的种类很多，发生的原因也相当复杂。研究显示，慢性病的发生与饮食、运动、环境、情绪、年龄等密切相关，而不合理膳食、缺乏运动等不良生活方式是慢性病发生的最重要的危险因素。慢性病的主要危险因素可分为不良生活方式、精神心理因素、环境因素和不可改变因素四大类。

（一）不良生活方式

1. 不合理膳食　均衡饮食是机体健康的保证，不合理膳食则是导致慢性病的主要原因之一。常见的不合理膳食包括高盐、高脂肪、高胆固醇、低膳食纤维、刺激性饮食等。

（1）高盐饮食：钠盐摄入过多会造成水钠潴留，还能促进血管收缩，可引发高血压。

（2）高胆固醇、高动物脂肪饮食：高胆固醇、高动物脂肪饮食引起血清总胆固醇升高，与动脉硬化有着密切的关系。喜食动物内脏、肉类、甜食和饮酒过量的人，体内的胆固醇和脂肪会升高，从而增加冠心病和缺血性脑卒中的患病危险。

（3）不良饮食习惯：蔬菜、水果、粗粮摄入过少，食物过于精细，易引起肠道疾病如痔疮、肠癌等。吸烟、酗酒与肺癌、慢性支气管炎、冠心病、肝硬化等多种慢性病有关。长期食用烟熏和腌制的鱼肉、咸菜，与胃癌的发病密切相关。每日进食时间不规律、暴饮暴食等，易导致胃炎、胃溃疡的发生。

2. 缺乏运动　运动可以增加肺活量，促进新陈代谢；改善血糖控制，帮助保持体重和减少心血管疾病的危险；增强心肌收缩力，维持各器官的健康。现代社会中，尤其是居住在城市的人，由于生活节奏加快和交通工具便利，常常以车代步，活动范围小，运动量严重不足，容易出现肥胖且会导致体内胆固醇和中性脂肪的增加，易出现高血脂、高血压、冠心病、糖尿病等。

（二）精神心理因素

现代社会的生活和工作节奏加快，竞争激烈，人际关系复杂，来自各方面的刺激越来越多。长期处于精神压力下，可使血压升高、心率加快、血中胆固醇增加，还会使机体的免疫功能降低。长期消极情绪会引发抑郁症，也是癌症、心血管疾病发病的重要心理因素。急性情绪变化与生活事件是急性心肌梗死、脑出血发作的重要诱发因素。个体的性格特征也与慢性病发病有一定的关联，如 A 型性格者冠心病发病率、复发率与死亡率均较高；C 型性格与恶性肿瘤明显相关。

（三）环境因素

1. 自然环境　环境污染破坏了生态平衡和人们正常的生活条件，对人体健康产生直接、间接或潜在的有害影响。如汽车尾气、工业废气、废水、室内装修等对环境的污染，都与肺癌、白血病等恶性肿瘤的发生密切相关。

2. 社会环境　社会环境中社会组织是否健全、社会教育普及程度、医疗保健服务体系等都会影响人们的健康。

(四) 不可改变因素

包括年龄、性别及遗传因素。根据调查，年龄是慢性病的主要危险因素，即年龄越大患病危险越大。许多慢性病如高血压、糖尿病、乳腺癌、消化性溃疡、精神分裂症、动脉硬化性心脏病等都有家族遗传倾向，可能与遗传因素或家庭共同的生活方式有关。

四、慢性病对患者、家庭和社会的影响

(一) 慢性病对患者的影响

慢性病对患者的影响涉及到生理、心理还有社会层面，其影响程度会受到发病时间、疾病性质、患者年龄、个性、是否有残障、残障的程度、残障是否可见、病程、预后、症状及所需的治疗等因素的制约。有些慢性病会使患者的生活、工作、家庭都受到很大的影响；而有些慢性病只影响到患者生活的某个方面，患者仍能从事主要的活动；有些患者基本上需要完全依赖别人。

1. 生理功能及自理能力的影响　主要表现为生理功能和自理能力的降低。慢性病患者由于长期患病，身体抵抗力低下、食欲减退、排泄功能改变、长期缺乏运动锻炼等，使患者容易发生感染、营养不良、压疮、关节挛缩、骨质疏松、肌肉废用性萎缩等生理功能障碍，从而需要他人的帮助和照顾。如脑卒中患者出现偏瘫、失语等运动、语言功能障碍，必然会影响其自理能力。

2. 心理方面的影响　慢性病不仅给患者带来身体上的改变和不适，更带来心理上的冲击，几乎所有的慢性病都会给患者的心理造成不同程度的影响。由于疾病的影响，尤其是当疾病造成运动、语言等功能障碍时，患者可出现忧郁感和无力感。还有其他一些常见的心理及行为反应：失落感及失控感、隔离感、依赖性增加及情绪不稳定等。有些患者看到自己给家庭带来影响时，又会产生罪恶感，感觉自己是家庭的累赘而出现自杀念头。

3. 工作职业的影响　慢性病对患者造成的身心伤害必将对其工作性质、工作时间、工作职责等方面产生一系列影响。如果患者身体上和心理上适应良好则可以继续工作，否则需要调换工作，甚至不能继续工作而提前退休，影响其职业发展。

4. 社交活动的影响　慢性病患者身体衰弱，易出现慢性病容或病态，特别是身体有可见的残障时就会阻碍患者参加社会活动，拒绝或避免与他人交往，疏远朋友、同事，与社会隔离，导致社交障碍。

(二) 慢性病对患者家庭的影响

当某一家庭成员生病时，整个家庭必须全力应对疾病所造成的角色改变、精神心理压力、经济压力等一系列问题，每一位家庭成员以及家庭功能等都会受到不同程度的影响。

1. 增加家庭成员的心理压力　通常家庭成员会经历一个哀伤的过程，有时还伴随罪恶感或对患者的歉疚感，也可能会出现焦虑不安、否认、退缩、愤怒、厌烦等心理反应。

2. 影响家庭角色、家庭功能和家庭关系　日常生活中，每个人在家庭中都承担着一定的角色，疾病必然影响到患者的家庭角色。慢性病急性发作时要求患者家属在极短的时间内适应疾病所带来的角色变化，因此，家庭成员可能会出现角色冲突等问题。在疾病进行期，患者的病情不断发生变化，需要家庭成员角色的不断调整及适应，以承担患者的照顾及代替患者日常的家庭生活角色，这种角色的变化或调整可能会改变家庭原有平静、和谐的氛围，产生家庭适应困难的问题。

3. 加重家庭的经济负担　慢性病对患者工作的影响使收入减少，同时家庭成员可能由于照顾患者也会影响收入，加上患者的营养需要、各种医疗费用等使家庭开支增大；同时慢性病患者需要长期的治疗和护理，医疗护理费用的支付具有长期性。这些必然会给家庭带来沉重的经济负担，甚至使患者的家庭陷入贫困。

（三）慢性病对社会的影响

1. 社会负担加重　慢性病患者生活自理能力的下降和工作能力的衰退，从整体上降低了社会工作效率；随着家庭结构的变化，传统大家庭逐渐被核心家庭所代替，患者照顾更多地依赖社会，均加重了社会负担。

2. 需要完善医疗保险制度和福利保障体系　由于慢性病患者需要终身性的治疗，目前的医疗费用又不断上涨，使得慢性病患者对社会医疗保健制度的完善和社会互助措施等福利保障体系的需求更加迫切。

第三节　慢性病患者的社区护理

一、慢性病患者社区护理网络的建立

慢性病患者在社区或家庭接受相应治疗和护理是一个长期的过程，为保证护理服务的长期性和有效性，建立健全慢性病患者社区护理网络及相应管理体制是十分必要的。

（一）社区慢性病管理网络的建立

建立健全社区慢性病管理网络，需要全社会的参与，包括卫生部门、政府部门等。

1. 成立社区慢性病管理组织　该组织应由社区各部门的领导组成，负责社区慢性病疾病管理、规划、评价等工作。

2. 理顺合作关系　理顺社区、疾病预防与控制中心和二、三级医院的合作关系，建立三者之间的合作管理平台，明确社区慢性病管理网络成员的职责、分工。社区卫生服务机构是社区慢性病防治的重要平台，注重高血压、糖尿病等慢性病的随访监测、健康教育；疾病预防与控制中心负责制定辖区慢性病的防治规划、慢性病管理技术指导；二、三级医院作为社区慢性病突发急症的治疗机构，承担慢性病的疑难杂症处理以及社区慢性病管理人员的培训。

3. 形成慢性病社区干预团队　该团队应包括全科医生、社区护士、公共卫生人员、心理咨询师、营养师、康复治疗师等专业人员，共同实施社区慢性病防治和健康促进工作。

目前，我国部分地区的社区卫生服务机构已将慢性病的疾病管理纳入了工作范围之中，其中，高血压、糖尿病、脑卒中的疾病管理开展得最早、最好。北京市某区社区卫生服务机构的慢性病管理以高血压、糖尿病为重点，采取分级管理，将人群分为一般人群、高危人群和患病人群，患病人群又分为一、二、三级或低危、中危、高危患病，对不同级别患者采取不同频率的随访，级别越高，随访越频繁。然而，社区卫生服务机构的发展时间较短，慢性病管理的各项技术和规范尚不成熟，社区慢性病管理的成效尚未完全显现出来；由于社区卫生服务机构工作人员与服务对象的沟通不够以及管理人员管理上的欠缺等多方面原因，导致患者流失，预期的效果很难达到，社区慢性病管理的可持续性仍需进一步加强。

（二）慢性病患者社区护理网络的建立

慢性病患者社区护理网络的建立同样需要社会各方面的合作与支持，政府及有关部门有必要为社区护理提供相关的政策和资金支持，成立慢性病患者社区护理管理组织、明确社区护士及其他专业人员的关系和职责，并在实践中不断总结经验，建立和健全慢性病患者社区护理网络，以保证慢性病患者社区护理的顺利实施。

二、社区护士在慢性病护理中的角色和作用

社区护士是在一个相对宽松的工作环境之中进行服务、管理工作，其工作对象、范畴、性质、责任要远大于或远高于传统意义上的医院护士。社区护士必须对慢性病患者的生理、心理、社会和家庭环境进行评估，找出患者及其家庭存在的健康问题，帮助寻找资源，并给予患者持续性照顾。社区护士在慢性病护理工作中扮演着非常重要的角色和作用。

（一）社区护士在慢性病护理中的角色

1. 照顾者 作为照顾者，社区护士为生活在社区的慢性病患者提供直接照护，如对偏瘫患者实施功能训练等。在此过程中，社区护士为患者提供全面的护理服务，以满足其生理、心理需求，从而维持病情稳定，促进健康。

2. 健康教育者和咨询者 健康教育是社区护士的一项重要工作，是唤醒民众健康意识的主要途径。因此，社区护士作为健康教育者，应根据社区需求，充分利用社区资源，开展多种形式的健康教育和咨询服务，提高慢性病患者及社区人群的健康意识、知识及保健技能。

3. 协调者和合作者 社区护理工作的顺利进行需要多部门共同合作，社区护士在慢性病护理中承担着协调者和合作者的角色。比如，协调与相关人员之间的关系，与社区卫生保健机构和有关组织协调合作，共同做好社区慢性病管理工作。

4. 组织者和管理者 作为慢性病护理中的组织者和管理者，社区护士负责建立和管理本社区慢性病患者的健康档案，同时组织各种健康活动，为慢性病患者提供一个交流的平台，满足其身心需求。

5. 研究者 社区护士应主持或参与慢性病相关研究工作，以发现问题、分析原因、

探索解决问题的措施和方法。如调查社区糖尿病患者体育锻炼现状及其影响因素，从而进一步进行护理干预及效果评价等。

（二）社区护士在慢性病护理中的作用

1. 提供直接护理　主要是技术性的护理服务，如对高血压患者进行血压监测，糖尿病患者的足部伤口进行消毒及敷料更换。这些都需要有特定的专业素质，掌握社区常见疾病的表现、治疗及护理等知识。

2. 提供健康教育服务和慢性病防治咨询服务　通过健康教育，使社区居民认识到慢性病的危险因素，从而采取相应的健康行为，预防疾病的发生；也可使慢性病患者及其家属了解疾病相关知识，掌握疾病的一般护理方法，延缓恶化。社区护士要熟悉各种社区资源，为居民提供咨询服务。

3. 提供与相关人员及机构之间的协调服务　在给慢性病患者提供护理服务的过程中，社区护士必须在团队合作中协调与相关人员之间的关系，如社区护士与全科医生之间的关系、全科医生与慢性病患者的关系等。此外，社区护士还要与其他社区组织机构合作，如街道办事处、老年协会等。充分利用社区资源，保证护理对象获得最适宜的整体性医护照顾，使护理工作保持一致性和连续性。

4. 组织各种维护和促进慢性病患者健康的活动　根据社区慢性病患病情况、慢性病患者及其家庭的需求，设计、组织各种维护和促进社区居民及慢性病患者健康的活动，组织成立社区慢性病病友团，如糖尿病联谊会、癌症协会等，以促进各项防治工作的实施，也为患者提供相互交流的机会。

5. 建立和管理健康档案　社区护士需要对社区慢性病患者进行登记存档，承担这些档案的建立和管理工作。尽可能实施计算机动态管理健康档案，避免出现死档等现象，并定期进行健康资料分析，及时发现健康问题，调整或完善防治方案。

6. 研究与慢性病护理相关的问题　社区护士在提供各种护理服务的同时，应注意观察、探讨、研究与慢性病护理相关的问题，通过研究形成能真正指导护理实践的、有中国特色社区慢性病护理理论，为社区护理的不断完善贡献力量。

第三节　慢性病患者的居家护理

居家护理是由社区护士直接到患者家中，应用护理程序，向有后续照护需求的个人及其家庭即出院后的患者或长期家庭疗养的慢性病患者、残疾人、精神障碍者，提供连续的、系统的基本医疗、护理服务，并达到健康促进、健康维护与疾病预防的目标。慢性病病程长，医院主要提供急性期的医疗护理服务，不能满足慢性病患者长期的医疗护理和康复照护的需要，而居家护理弥补了医院护理的不足，而且还有效地促进了医疗资源的合理使用，受到慢性病患者、家庭及社会的广泛认可。

一、慢性病患者居家护理的目的和形式

（一）慢性病患者居家护理的目的

（1）慢性病患者可得到连续性的治疗和护理，使患者在出院后仍能获得完整的照顾，增进患者及家属的安全感，防止并发症的出现，延缓疾病的恶化，降低复发率及再住院率。

（2）慢性病患者在熟悉的环境中，生活更为方便，可增强其自我照顾的意识和能力，维护尊严，提高生活质量。

（3）增强家属照顾慢性病患者的意识，使他们学会相关的护理知识与技能，并维持家庭的完整性。

（4）缩短慢性病患者住院日数，增加病床的利用率，降低患者的医疗费用，减轻家庭的经济负担。

（5）扩展护理专业的工作领域，促进护理专业的发展。通过以护理为主导的工作方式，体现护理工作的独立性和自主性，可提高护理人员的成就感、价值感，肯定护理人员的专业形象。

（二）慢性病患者居家护理的形式

居家护理在不同的国家有不同的组织形式，有附属于医院的居家护理机构，也有独立的居家护理机构，如加拿大和美国的访视护理机构。我国大陆的居家护理目前也有两种组织形式。

1. 医院附设的居家护理　这是我国最早实施居家护理的形式，又称家庭病床。它是医院机构中的一个部门，其患者诊疗费可由基本医疗保险承担，但经营费用一般纳入医院的整体规划。家庭病床的工作人员不固定，由医院派遣病房或门诊的医生和护士到服务对象的家中进行诊疗和护理。接受居家护理的慢性病患者由医院临床科室转介，或由本人申请，医生评估后达到标准，就可以建立家庭病床。一般每周进行居家护理2次，3个月为1个疗程。

2. 社区卫生服务机构的居家护理　随着我国社区卫生服务事业的发展，居家护理成为社区护理的重要内容之一，这可能也将成为今后慢性病患者居家护理的主要形式之一。慢性病患者一般为生活在本社区的居民，可由上级医院转介或社区卫生服务机构根据病情推荐，或由患者及其家庭自己要求。目前，我国部分地区的社区卫生服务机构也有以家庭病床的形式提供居家护理服务。比如，武汉市某区社区卫生服务中心建立家庭病床的对象一般是行动不便且病情严重的慢性病患者，当患者有任何不适，便可随时拨打家庭医生的电话，即使患者及家属没打电话，家庭医生和社区护士也会每周定期上门出诊2次以保证患者的健康，每次上门收取出诊费6元。

二、居家护理中心的基本要求

国外慢性病居家护理始于20世纪70年代，早期主要以降低危险因素为目标的社区干预。国内慢性病居家护理始于20世纪80年代中后期，发展较缓慢。在美国、日本等

发达国家已有居家护理中心，美国称之为家庭服务中心，日本把它称为访问护理中心，目前正积极推广和利用这种方式。

1. 居家护理中心的机构设置　由社会财团、医院或民间组织等设置。其经费独立核算，经费来源主要是护理保险机构，少部分由服务对象承担。

2. 居家护理中心的工作人员　其工作人员固定，由主任 1 名，副主任 1 名，医师 1 ~ 2 名，社区护士数十名，护理员和家政服务员数十名，康复医师数名，心理咨询师 1 名，营养师 1 名组成。中心的主任和副主任多数是由社区护士担任，也有地方是由医师担任。

3. 居家护理中心的服务范围和方式　一般服务区域的距离以 1 个小时车程可抵达，否则可能会增加费用。社区居民若想利用该机构的服务，首先到护理中心申请，护理中心接到申请后，由社区护士到申请者家中访视，进行评估。评估内容包括需要进行哪些护理，是否需要医师的诊查，家庭环境如何等。

三、居家护理程序

慢性病患者的居家护理程序与整体护理程序是一致的，包括护理评估、护理诊断、护理计划、实施和护理评价。

（一）护理评估

对于接受居家护理的慢性病患者，社区护士只有全面了解患者的情况后，才能有效地为患者提供护理。慢性病患者的病情不是一成不变的，因此，护理评估一般从提出居家护理需求开始，并在实施护理的过程中不断完善，以便依据患者的病情变化，修改护理计划，并指导患者自护和家庭的照护。

1. 评估方法　包括交谈（与患者、家属、亲友、照顾者、邻居、其他医务人员交谈）、查阅患者的医疗护理记录、体格检查及辅助检查等。

2. 评估内容

（1）患病情况：①疾病史：现病史、既往史、用药情况等。②目前主要临床症状、体征以及治疗情况。③有无并发症及处理情况。

（2）日常生活情况和心理社会状况：①生活史、生活习惯，如生活经历、饮食、睡眠、运动、日常生活安排等。②日常生活自理能力，包括穿衣、进食、排泄、活动、各种用具的使用能力，如做饭、洗衣等。③性格、兴趣及爱好。④个人精神面貌、信仰。⑤认知、判断、理解、记忆能力等。⑥工作性质及内容，疾病对工作是否有影响等。

（3）家庭环境：①家庭成员的数量、年龄、性别、健康状况、家庭成员之间的关系等。②家庭成员的护理能力，承担患者护理的主要家庭成员的意愿、理解力、判断力、实际护理知识及护理能力等。③患者的居住条件及居住环境，有无存放医疗护理设备的空间，有无洗手间及浴室情况，家庭环境中有无进一步危害患者身心健康的因素等。④家庭是否有经济上的困难，能否持续接受居家护理服务等。

（4）社会支持：①所在社区的医疗卫生组织现状，慢性病的医疗护理服务完善情况。②社会福利资源的组织形式、服务内容和方式以及可利用的情况。③与邻居的关系，邻居可提供的帮助等。④家族的支持，包括最可能提供帮助的亲戚、提供帮助的类型等。⑤其他社会支持，包括朋友、单位、社会组织、宗教团体等。

（5）对疾病及居家护理的认识：①慢性病患者及家属如何认识和看待患者的患病情况。②慢性病患者及家属对居家护理的要求及看法。③慢性病患者及家属对医护人员的要求及看法等。

（6）体格检查及辅助检查结果：如生命体征、心肺功能及血常规、血液生化、肝肾功能等各种实验室检查结果。

3. 慢性病患者居家护理需要评价　由于常用的医疗诊断不能完全反映慢性病患者的身体功能、社会心理及日常生活能力等方面的问题。因此，可以采用以下方法评价慢性病患者是否需要居家护理，以便提供相应的医疗护理服务。

（1）将慢性病患者的身心状况分为以下几个方面：①主要的身体器官功能状态：如心血管系统、呼吸系统、消化系统、内分泌系统、神经系统等功能状态。②胸部及上肢功能状态：包括肩胛、颈椎、胸椎及上肢。③骨盆及下肢的功能状态：如骨盆、腰椎、骶椎及下肢的功能状态。④认知功能状态：如语言表达、理解、记忆能力等。⑤心理与情绪状态：如心理稳定程度、对疾病的反应、各种情绪状态等。

（2）对每一个方面按照Ⅰ～Ⅳ级评价

Ⅰ　功能正常；

Ⅱ　有轻度的功能异常，但不影响日常生活，偶尔需要医疗护理；

Ⅲ　有功能异常，需要医疗及护理，但在一定范围内有一定的功能；

Ⅳ　有严重的功能障碍，需要全面的医疗护理照顾。

除了以上方法，也可使用相关量表来评估慢性病患者是否需要居家护理以及具体的居家护理服务项目等。有学者研制了"成年慢性病患者家庭护理服务评估表"，由健康功能评估、家庭护理服务项目评估、家庭护理服务等级评估三部分构成，使用人员为社区护士，该表能帮助社区护士评估成年慢性病患者的健康状况，依据健康状况评估其所需的家庭护理服务项目，最后根据所需服务项目鉴别其家庭护理服务等级，从而有助于社区卫生资源的合理配置和家庭护理的出、入案管理。同时该表覆盖的家庭护理信息较全面，能减少信息遗漏和护士多次上门评估，有利于节省护理人力资源。不管采用何种方法评价慢性病患者居家护理需要，都应在患者及其家属愿意配合的情况下进行。

（二）护理诊断

护理诊断是社区护士全面收集了慢性病患者的有关资料，经过整理分析后，确定患者及其家庭现存或潜在的健康问题。护理诊断的陈述方法包括三个部分：健康问题、病因、症状体征。健康问题有可能是现存的，也可能是潜在的，这些健康问题必须是能依靠护理手段解决的问题；病因是引起问题、促成或诱发问题发生的因素，包括病理生理方面、行为方面、年龄方面或社会文化方面的原因等；症状体征是患者健康问题的具体表现。

社区慢性病患者护理诊断的内容很广泛，除了考虑个人情况外，还要考虑家庭及所在社区的资源。因此，有些护理专家建议，对社区慢性病患者的护理诊断除了应用常规的护理诊断名词外，还可根据患者的需要或患者的问题来陈述护理诊断。对于护理诊断的优先顺序可以从以下几个方面考虑。

（1）慢性病患者感到最困难、最需要援助的问题。

（2）家庭中感到最困难的问题。

（3）慢性病患者和家属观点有差异的问题。

（4）从护理专业角度考虑到的问题。

（5）护士提供的护理与家属和本人需要相一致的问题。

（三）护理计划

护理计划是根据慢性病患者的健康问题，拟定护理目标及护理措施的过程。通过护理计划，可以使护理活动有组织、有计划地满足慢性病患者及其家庭的健康需求。同时，护理计划也是评价护理效果的依据。因此，护理计划必须建立在充分的评估和正确的护理诊断的基础上，并考虑慢性病患者及其家属的意愿、习惯等，以保证他们主动参与护理活动。护理计划包括决定居家护理活动的先后顺序、确定护理目标、选择护理措施。

1. 决定居家护理活动的先后顺序 护士收集到慢性病患者的资料后，经过归纳、整理及分析，就会发现患者有许多护理问题，但在实施具体护理时往往不能在同一时间内解决患者的全部问题。因此，护士应根据慢性病患者健康问题的缓急情况，首先解决最急、最重要的问题。安排护理活动先后顺序可以根据人类基本需要层次以及患者需要安排。

2. 确定护理目标 护理目标是对希望达到的护理效果的具体描述。目标的设立必须与慢性病患者及其家庭的实际情况相适应，以患者的功能、行为的改变、知识的增加、情感的稳定为中心，同时必须是可测量的。

慢性病患者由于其疾病迁延的特点，居家护理目标常分为长期目标和短期目标。长期目标是对某一护理诊断患者所能达到的最佳护理效果的描述，是一系列短期目标的最终结果。短期目标则是针对某一护理诊断，患者分阶段所能达到的目标，是一系列具体护理活动引起的患者行为的具体改变。对于居家护理的慢性病患者，在设立护理目标时一定要注重长期目标与短期目标的结合，这样护理目标既明确，又增加了患者达到目标的信心，有利于患者的康复。

3. 选择护理措施 护理措施是护士针对慢性病患者的护理诊断具体要实施的护理活动。护士在选择护理措施时需要注意，必须从科学的角度出发，以科学原理为依据，可以是三级预防保健活动中的任何一项。护理措施要具体、有指导性，要考虑到慢性病患者及其家庭的生活习惯，这样才能保证护理干预的可操作性和持续性。

（四）护理计划的实施

慢性病不易治愈，然而大部分慢性病如果在发病初期能给予适当积极的治疗、护理及康复训练，可以预防残疾或功能障碍的进一步发生。慢性病患者居家护理的重点是预防和减少身体残疾的发生，维护机体或器官的功能，促使患者保持正常生活及社会功能。在实施护理计划的过程中，社区护士不仅要具备丰富的专业知识，还要有熟练的操作技能和良好的人际沟通能力，必须重视充分调动患者及其家属的积极性，让患者充分参与护理过程。慢性病患者居家护理的具体内容包括：

1. 增进患者的心理健康　慢性病病程长，可能会使患者产生复杂的心理反应，甚至出现心理问题，如抑郁、焦虑等。社区护士应以热情周到的服务，培养患者的生活兴趣，尽可能保持患者与外界联系，增加患者对未来生活的信心；引导患者采取积极的生活态度，努力适应病情带来的变化，适当参加社交活动；向患者介绍减轻心理压力的具体措施和方法，如放松训练，应用适当的沟通交流技巧，让患者发泄及倾吐自己患病后的生活感受，以达到心理健康；加强家庭与社会的支持，给予慢性病患者更多的理解和关怀。

2. 指导合理膳食　食物烹调时，应注意患者的病情、口味、习惯等，在保证营养的基础上使食物的色、香、味俱全，安排恰当的进食时间及环境，最好在患者心情平静时，让患者自行进食。针对不同的慢性病，膳食要求有所不同。对于过度肥胖的患者，应为其制定饮食、活动计划，限制高脂饮食，以控制体重；糖尿病患者应严格控制每日热量摄入，限制高糖饮食，合理选择食物种类，并需要计算每日食物摄入量；痛风患者应控制含嘌呤较高的食物；长期卧床的患者易发生骨质疏松，应在饮食中注意钙的摄入。

3. 日常生活训练　对于活动受限、生活自理有障碍的患者，保持良好体位、定时翻身、拍背、进行肢体的被动和主动运动等预防并发症发生的措施是护理的重要内容。随着病情的稳定和好转，应鼓励他们从最简单的日常生活做起，如穿衣、洗脸等，着力于对患者的功能训练，尽可能地让患者保持自己的家庭、工作及社会角色，使患者感受到自己的能力并体验到生活的意义及乐趣。

4. 康复训练　对发生畸形或残障的慢性病患者，应实施功能康复训练，并尽可能恢复患者的各项功能，防止畸形或残障的进一步加重，预防并发症的发生。对长时间缺乏锻炼的患者，应指导患者从最细小的锻炼开始，采取各种被动及主动的运动方式，保持活动状态。康复也包括身体各主要系统及器官的功能康复，如尿失禁患者排尿功能的康复训练等。对其他的身体缺陷或功能障碍者，应请相关专家如理疗师、心理治疗师等协助患者进行康复训练，以促进患者的康复。

5. 健康教育　健康教育是实施慢性病患者居家护理的重要内容。健康教育的目的是引导和促使居家患者建立自我保健意识，掌握基本的保健知识和技能，养成有利于健康的行为和生活方式，对居家患者的康复具有重要意义。

6. 家庭环境适应性改变指导　指导慢性病患者及其家属根据患者的病情及家庭居住现状，改变家庭的居住环境，如卧室、卫生间、厨房等以符合患者的需要。如患者需借助轮椅活动，门应该加宽并去除门槛以保证患者在室内有足够的活动空间，厨房设施可能也需要调整高度，以便患者使用和自我照顾。此外，家庭气氛、角色和活动等也要进行相应调整，以维持、促进家庭健康。

7. 医疗护理器械的使用指导 根据慢性病患者的病情及家庭经济能力，向患者介绍急需的居家医疗护理器械。在患者购置器械后，向患者及其家属说明器械的使用方法，详细介绍应用过程中的观察要点，发生紧急情况时的应急措施，器械的消毒及预防感染的方法，定期检查及常见故障的排除方法等。比如，指导哮喘患者正确使用定量气雾剂；指导慢性阻塞性肺部疾病患者配备和使用家庭氧疗装置；指导糖尿病患者正确使用血糖仪等。

8. 应对紧急情况的教育指导 向慢性病患者及其家属介绍居家护理的局限性，让患者及家属了解患者可能会发生的紧急情况，学会识别各种紧急情况并掌握简单的救护方法，同时当患者的病情突然发生变化时，知道应与谁联系，如何联系等。

9. 建立完善的居家护理记录和档案 一般护理记录一式三份，社区卫生服务机构存一份，患者保留一份，主要的病案负责人保留一份。

（五）护理评价

1. 随时评价 随时评价是每次进行居家护理时的评价，强调及时收集和分析资料，可随时发现问题，及时修改护理计划，不断完善护理活动。

2. 定期随访性评价 实施居家护理过程中除了进行随时评价，还需每隔 1～2 个月对接受居家护理的慢性病患者进行一次全面的评价，以了解其接受居家护理后各方面情况有无改善。评价内容包括：

（1）主观资料：患者的主诉、自理能力及日常生活状况的改善情况等。

（2）客观资料：患者的一般情况、生命体征、体重、其他体征、机体的功能状态、患者的行为、康复治疗的进展情况、实验室检查结果、其他人员的汇报资料等。

根据所收集的资料重新评估慢性病患者的情况，包括之前的护理措施是否有效、病情是否稳定、对治疗的反应情况、药物治疗的效果、是否出现新问题等，根据评价的结果修订护理计划。

3. 年度总结性评价 长期接受居家护理的慢性病患者，每年至少要进行一次回顾总结性评价，评价的内容包括：

（1）病情的总结性评价：包括对一年内患者病程的描述、各种症状及体征的评价、各种化验结果的分析、各种治疗护理措施及其效果总结、药物治疗效果及其副作用总结、健康教育效果的评价、仍然存在的健康问题的分析总结等。

（2）身心状态的全面回顾与总结：包括患者各种功能、生活能力、饮食及营养、自护能力、康复能力、社交情况、家庭情况、家庭支持等方面的总结及评价。

（3）其他情况的总结评价：包括评价患者是否需要持续性的居家护理，是否需要转诊服务，是否需要经济援助等。

目前国内也有学者制定了一套常见老年慢性病患者居家护理方案，包括一份具体、清晰的居家护理实施流程图和一份常见老年慢性病患者居家护理实施方案表。该方案的应用结果显示此方案的实施可促进 2 型糖尿病、原发性高血压患者疾病的控制、心理健康并提高其生活质量。

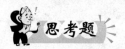

思考题

1. 名词解释：慢性病。
2. 简述慢性病的主要危险因素。
3. 案例分析

　　刘某，男，50岁，因近1个月来明显多饮、多尿伴体重下降就诊。身高172cm，体重52kg，尿糖（＋＋＋～＋＋＋＋），空腹血糖12.1mmol/L，经过1个月规范饮食控制后，复查空腹血糖为10.5mmol/L，经主管医师诊断为2型糖尿病，治疗方案为饮食控制加磺脲类降糖药，收入居家护理中心。刘先生无糖尿病家族史，在机关部门工作，平日喜欢甜食、动物性脂肪多的饮食，近日睡眠不规律、烦躁易怒，不爱运动，无烟酒嗜好，家庭关系融洽，经济状况和家庭支持系统良好。

　　根据的刘某身体情况，请为他制定一个适宜的居家护理计划。

（陈烨）

第十一章 | 家庭健康护理

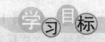

1. 掌握家庭、家庭生活周期、家庭发展任务、家庭健康、家庭健康护理、家庭访视的定义；家庭访视的内容、过程及注意事项；家庭健康护理程序。

2. 熟悉家庭生活周期及家庭发展任务；家庭资源；家庭健康特点及功能；家庭健康护理实践范围及基本观点。

3. 了解家庭的结构及功能；家庭护理模式。

家庭是社会最基本的构成单位，是人类生活最基本、最重要的场所，也是社区护理的基本单位。家庭与个体的健康密切相关，健康能促进家庭发展，和谐的家庭环境则有利于成员维持身心健康，而且疾病的预防、治疗、护理和康复都需要患者、家庭成员和医护之间的密切合作。因此，社区护士必须理解家庭的发展阶段、结构及功能特点等，才能合理利用社区资源，正确、有效地实施家庭健康护理。

第一节 家庭概述

一、家庭的定义

随着社会的发展，家庭的概念及结构发生了很大的变化。传统意义上的家庭是指具有婚姻、血缘或收养关系的人们组成的共同生活群体。现代广义上的家庭是指一种重要的关系，由一个或多个有密切血缘、婚姻、收养或朋友关系的个体组成的团体，是社会团体中最小的基本单位，也是家庭成员共同生活、彼此依赖的处所，如继父母家庭、同居家庭、单亲家庭以及典型的核心家庭等。总之，家庭是由两个或多个人组成的，家庭成员共同生活和彼此依赖的处所。在我国，多数的家庭是以婚姻为基础，以法律为保障，传统观念较强，家庭关系比较稳定。

二、家庭结构

家庭结构是指家庭成员的构成状况及各成员之间的相互关系，分为家庭外部结构和家庭内部结构。家庭结构影响着家庭功能、家庭健康以及家庭成员的生活和工作等。

(一)家庭外部结构

家庭外部结构主要指家庭人口结构，即家庭的类型，主要包括：核心家庭、主干家庭、联合家庭、其他家庭。

1. 核心家庭 又称小家庭，是由一对夫妇及其未婚子女组成的家庭。核心家庭具有规模小、结构简单、关系单纯的特点，逐渐成为现代社会的主要家庭类型。目前我国约2/3左右的家庭属于核心家庭。

2. 主干家庭 又称直系家庭，是由一对夫妇及其父母、未婚子女或未婚兄弟姐妹构成的家庭。这种类型家庭规模相对较大，在我国占家庭总数的第二位。

3. 联合家庭 又称大家庭，是指由父母和两对或两对以上已婚子女及孙子女所组成的家庭。这种类型家庭规模大、结构复杂、矛盾多，目前已逐渐减少。

4. 其他家庭 包括单亲家庭、单身家庭、同居家庭、重组家庭及断代家庭等。单亲家庭即夫妻双方有一方因离婚、丧偶而同未婚子女生活在一起的家庭；单身家庭即那些终身不娶或不嫁而独自生活的男性或女性；同居家庭即指男女双方未经法定的结婚程序而长期居住在一起组成的家庭；重组家庭即一方离婚后与一个或两个来自另一方前次婚姻的子女组成的家庭；断代家庭即只有一代未婚青少年与祖父母（或外祖父母）组成的家庭。这些家庭稳定性差、家庭关系不完整，与此相关的社会心理问题较多，都会影响到家庭健康，应予以更大关注。

随着改革开放和人们观念的转变，我国家庭发展趋向于小规模和多样化，以核心家庭为主，老年夫妇单独生活的家庭增多。与此同时，大城市中同居家庭、单身家庭有逐渐增加的趋势。近年来，老年夫妇一方丧偶和子女一同生活的家庭增多，另外，子女婚后建立的核心家庭与父母家庭距离较近，两个家庭之间保持相当密切的关系，在精神、生活、经济负担、健康照顾等方面家庭之间承担着相互帮助的责任，可以在一定程度上完成对老人的赡养、对隔代的抚育等，有利于家庭健康的发展。

（二）家庭内部结构

家庭内部结构指家庭成员间的相互作用和相互关系，即家庭角色、家庭权力、沟通方式和价值系统等。

1. 家庭角色 指家庭成员在家庭中的特定身份，代表着家庭成员在家庭中应执行的职能，反映家庭成员在家庭中的相对位置和与其他家庭成员之间的相互关系。如传统观念中，女性在家庭中的主要角色是操持家务、照料和教育孩子，男性则是承担挣钱养家、负责做出重要决定等。家庭成员在家中通常同时扮演多重角色，如既是父亲，又是丈夫，也可能是儿子等。家庭成员的角色在其社会化发展过程中不断变化。一个健康的家庭，其家庭成员均愿意扮演自己的角色，角色行为符合社会规范，角色功能既能满足自我的心理需要也能达到家庭对角色的期望，同时能在不同的家庭发展阶段完成角色转换。

2. 家庭权力 是指一个家庭成员影响其他成员的能力，分为传统权威型、情况权威型和分享权威型三种类型。家庭权力结构影响家庭的各项决策，如健康决策，是社区护士进行家庭健康护理的重要资料之一。

（1）传统权威型：是由家庭所在的社会文化传统规定而来的权威，如男性主导社会，父亲是一家之主，家庭成员都认可他的权威，而不考虑他的社会地位和职业等。

（2）情况权威型：负责供养家庭，主宰家庭经济大权的人是家庭的权威人物，可以是丈夫，也可以是妻子或子女。

（3）分享权威型：是指家庭成员分担权力，共同协商做出决定，由家庭成员的能力和兴趣决定所承担的责任。

3. 沟通方式 家庭沟通是家庭成员之间信息、感情交流和行为调节控制的有效手段，是维持家庭稳定的重要途径。家庭关系的好坏取决于家庭的沟通，开放、诚实的沟通方式可以减少误解，也是解决冲突的重要工具，从而增强家庭的向心力和凝聚力。

4. 价值系统 指家庭成员在共同的文化背景下一起形成的意识或潜意识的思想、态度和信念，是家庭判断是非的标准。家庭对健康的态度和信念直接影响家庭成员对疾病的认识、就医行为和健康促进行为等。

三、家庭的功能

家庭功能是指家庭本身所固有的性能和功用，是在人们生活和社会发展方面所起的作用。家庭具有多方面的功能，在社会发展的不同阶段不尽相同，但无论如何改变，家庭作为个体和社会的桥梁，必须满足家庭成员的需要，并维持社会的期望。家庭具有以下五种功能：

1. 情感功能 家是爱与温暖的港湾，家庭成员之间积极交流、互相欣赏、共享时光。情感功能是形成和维持家庭的重要基础，可以使家庭成员获得归属感和安全感。

2. 生殖功能 生养子女，培养下一代是家庭特有的功能，以维持社会的生存和发展，体现了人类作为生物世代延续种群的本能与需要。但并不是所有家庭都有生育子女的功能，例如同性恋家庭不具备生育子女的能力。

3. 社会化功能 家庭作为未成年子女长期生活的场所，不仅积淀了深刻的生活态度、价值观念，而且会形成牢固的行为方式、生活习惯，对子女的性格和品德的形成起着重要教育作用，帮助子女完成社会化过程，并依据法规和民族习俗，约束家庭成员的行为，给予家庭成员文化素质教育，使其具有正确的人生观、价值观和信念。

4. 经济功能 家庭是社会的基本经济收支单位，家庭通过家庭成员的劳动获取收入，并为家庭成员的生活进行支出，满足家庭成员日常生活、医疗保健等需要。

5. 健康照顾功能 包括抚养子女、赡养老人、家庭成员生病时提供各种照顾和支持，维护家庭成员的健康。

四、家庭生活周期及家庭面临的发展任务

家庭由诞生到成熟乃至最终衰老死亡和新的家庭诞生的周期循环，称之为家庭生活周期。一般来说，家庭生活周期从夫妻组成家庭开始，到孩子出生、成长、工作、结婚、独立组成家庭，最后夫妻相继去世。

家庭发展任务是指家庭在各发展阶段所面临的、普遍出现的、正常变化所致的与家庭健康有关的课题。如新婚阶段家庭主要发展任务是双方适应、生活方式和性生活协调、计划生育、处理好新的亲戚关系。家庭的每个发展阶段，家庭成员都有其特定

的角色和责任，有些能适应自己的角色并承担相应的责任，使家庭健康发展，而有些则相反，使家庭产生相应的健康问题。社区护士就是要帮助家庭完成各阶段的发展任务，引导家庭向健康成熟的方向发展。

关于家庭生活周期的学说有多种，角度各有差异，其中杜瓦（Duvall，1977）的家庭生活周期是我国目前常用的学说，以核心家庭为主将家庭发展过程分为 8 个阶段，每个阶段都有不同的发展任务（表 11 - 1）。该学说为研究家庭发展过程提供了一个周密、逻辑的方法，然而这个理论倾向于把所有的家庭都看成核心家庭，发展阶段是在假设每个家庭都从小孩出生到自立的基础上划分的，因而不完全代表现代的所有家庭。而且，并非每个家庭都要经历八个阶段，家庭变故、离婚再婚、独生子女家庭等都会使家庭生活的阶段发生变异。

表 11 - 1　家庭生活周期及主要发展任务

家庭发展阶段	定　义	主要发展任务
新婚	结婚到第一个孩子出生	①建立家庭，双方适应及感情沟通
		②生活方式和性生活协调
		③制定家庭计划，包括计划生育
		④建立和处理好新的亲戚关系
第一个孩子出生	第一个孩子 0 - 30 个月	①适应父母的角色，稳定婚姻关系
		②母亲产后的恢复
		③承担增大的经济开支
		④养育和照顾婴幼儿
有学龄前儿童	第一个孩子 30 个月至 6 岁	①抚育孩子
		②注意孩子的身心发育及安全防护
		③孩子上幼儿园
有学龄儿童	第一个孩子 6 - 13 岁	①促使孩子身心发展及社会化
		②孩子上学问题
		③青春期卫生问题
有青少年	第一个孩子 13 - 20 岁	①青少年的教育与沟通
		②青少年的性教育及与异性交往、恋爱
		③青少年的社会化问题
孩子离家创业（分支家庭）	最大到最小的孩子离家	①父母与子女之间转为成人间的关系
		②父母逐渐感到孤独
		③孩子开始自立，家庭继续提供支持
空巢期（中年家庭）	孩子离家到父母退休	①恢复夫妻两人的生活，适应与新家庭成员的关系
		②计划退休后的生活，适应与新家庭成员的关系
		③与孩子的沟通及给予各方面的支持
退休（老年家庭）	退休到死亡	①适应正在衰退的体力
		②适应经济收入的减少及生活依赖性的增加
		③建立舒适的生活节奏
		④适应丧偶的压力

五、家庭资源

（一）定义

家庭资源是指维持家庭基本结构和功能，应付紧张事件和危急状态所需要的物质和精神上的支持。家庭资源影响着家庭成员及其家庭应对压力和危机的能力，直接关系到家庭的健康和发展。

（二）分类

家庭资源可分为家庭内部资源和家庭外部资源。

1. 家庭内部资源　经济支持、精神支持、医疗照护和保健、信息与教育、生活环境等。

2. 家庭外部资源

（1）社会资源：来自亲朋好友及社会团体提供的物质上帮助与精神上的关心和支持。

（2）文化资源：文化教育、文化传统及文化背景对家庭的支持。

（3）宗教资源：宗教信仰、道德、宗教团体的支持。

（4）经济资源：职业收入、保险支持及社会赞助等。

（5）教育资源：社会教育制度、教育水平、教育方式及接受教育的程度。

（6）环境资源：邻里关系、社区设施、公共设施、居所环境、环境控制。

（7）医疗资源：卫生保健政策、制度及服务水平等。

第二节　家庭健康

家庭是个人生活最重要的场所，现代家庭面临许多新的挑战，比如家庭结构趋于简单、家庭内部资源缺乏、家庭关系不稳定等，都会影响家庭成员的身心健康。实践证明，一个健康状况较差的人长期生活在一个健康的家庭里，其健康状况可逐步改善。相反，一个健康者长期生活在不健康的家庭里，其健康状况可能每况愈下，甚至患上多种疾病。因此，家庭健康是维持和促进个人健康不可缺少的内容。

一、家庭健康的概念和特点

（一）家庭健康的概念

与家庭的定义一样，不同的学科或者学者对家庭健康的定义不尽相同。社会学家指出，家庭健康是充满活力的家庭。家庭护理学家 Friedman 提出家庭健康是指家庭运作有效，是家庭存在、变化、团结和个性化的动态平衡。Neumann 认为家庭健康是指家庭系统在生理、心理、社会文化、发展及精神方面的一种完好的、动态变化的稳定状态。总之，家庭健康不等于家庭成员没有疾病，而是一种复杂的各方面健全的动态平衡状态。评估家庭健康时，不仅包括每个家庭成员的健康水平和疾病状况，还包括家庭结构、家庭成员的相互关系、家庭卫生状况、锻炼情况以及家庭的医药卫生知识和文化知识等总体水平。

（二）家庭健康的特点

1. 有良好的交流氛围　家庭成员间能彼此分享感觉、理想，能使用语言和非语言交流方式促进相互间的了解，并能化解冲突。

2. 能促进家庭成员的发展　家庭各成员有足够的自由空间和情感支持，使成员有成长机会，并能随家庭的改变而调整角色。

3. 能积极应对压力及解决问题　遇到问题能积极面对，必要时会寻求帮助，有效利用各种资源，积极解决问题，保持家庭结构和功能的稳定。

4. 有健康的居住环境和生活方式　能认识到家庭内的安全、舒适，个人的营养、睡眠、运动等对每个成员的健康都十分重要，从而自觉采取健康的生活方式。

5. 与社会联系密切　健康家庭能有规律地参加各种活动，能充分利用社会网络和社区资源满足家庭成员的需要。

二、家庭的健康功能

家庭承担着保护和促进家庭成员健康的责任，在家庭成员生病期间，应给予经济、物质的支持及身心照顾。促进家庭的健康功能，即提高家庭的健康责任和健康实践能力是家庭健康护理的根本目的。家庭的健康功能主要通过以下几个方面体现。

1. 提供有利于身心健康的居住环境　居家环境要宽敞、舒适、光线充足、温湿度适宜，各成员有自己的私人空间以保护个人隐私，形成良好的家庭氛围和较强的家庭凝聚力等，促进家庭成员的健康成长。

2. 提供最基本的物质资源　家庭应有一定的物质基础，如住所、足够的食物、衣物等，以满足家庭成员的基本生活需要。

3. 提供条件以满足家庭成员的精神需要　为家庭成员提供书籍、报纸、期刊、杂志、网络、学习用具、音像设备以及参加学习和聚会的机会等，并在此过程中给予支持，以满足家庭成员的精神需要。

4. 进行健康教育　通过健康教育传播健康保健知识，引导家庭成员形成健康的生活方式，提高健康水平，预防疾病的发生。

5. 做出健康与疾病的决策　确认家庭存在的健康问题，能及时发现并做出决定采取相应措施，解决各种健康问题。

6. 寻求健康保健和疾病护理　有需要时寻求医疗卫生服务机构或医护人员的帮助和支持。

7. 进行家庭急救和用药监督　在家庭发生意外事故或疾病突发时，如老年人跌倒、脑血管意外等应给予及时、正确的处理，为进一步医治创造条件。家庭应督促家庭成员有规律地用药，并注意观察药物的不良反应。

8. 康复照顾　家庭对慢性病患者或某些功能减退的家庭成员提供康复照顾，实施适当的康复技术和护理措施，防止其功能进一步减退，并促进功能恢复。

第三节　家庭健康护理实践

家庭健康护理是指为了促进家庭及其成员达到最高水平的健康，以家庭为单位，以家庭理论为指导思想，以护理程序为工作方法，护士与家庭共同参与的护理实践活动。家庭健康护理注重的是家庭整体的健康，其目的是维持和提高家庭的健康水平及自我保健功能。

一、家庭健康护理实践的范围

1. 家庭各成员的健康　包括个人的健康观念，家庭成员的健康状况，对疾病的理解和认识程度，与健康有关的生活方式，疾病带来的心理变化等。

2. 家庭成员的相互作用关系　包括家庭成员间的相互理解、交流、支持，家庭成员间的角色调整等。

3. 家庭整体的健康与社会之间的关系　即家庭与社会的沟通，家庭利用社会资源和社会援助系统的情况等。

二、家庭健康护理的基本观点

1. 每一个家庭及其成员具有其独特性　不同的家庭具有不同的文化、价值观和对健康的信念和态度，所具有的健康问题也不同。因此，对不同的家庭采用不同的护理措施和方法。比如针对社区精神分裂症患者的家庭访视发现，有一些患者和家属认为出院后就不用服药了，此时社区护士就要通过对患者及其家庭成员的教育和监督，逐步提高患者的遵医行为；还有些家属对患者有放弃的想法，就要通过对家属的教育和支持来确保患者能获得良好的家庭康复环境。

2. 家庭所做健康决定受到许多因素的影响　包括认知、文化、价值观、经济、家庭结构等。因此，家庭护理干预应采取综合措施，帮助家庭做出正确的家庭健康决定。

3. 调动家庭的主动参与程度　家庭健康护理的主角是家庭，社区护士应调动家庭的主观能动性，充分发挥家庭的潜在能力。家庭能自己做出健康决定，有能力在有利和不利的情况下进行改变，以应付家庭出现的各种问题。

4. 社区护士在家庭健康护理中的角色是协助者、咨询者　社区护士主要是提供相关健康信息、资源，与家庭成员协同合作，保持和促进家庭健康，帮助家庭及时解决问题。

三、家庭访视

（一）家庭访视的概念

家庭访视是指在服务对象家庭里，为了维持和促进个人、家庭和社区的健康而对访视对象及其家庭成员所提供的护理服务活动。家庭访视是家庭护理的重要方法，也是社区护理的重要工作方法。

社区护士通过访视管辖地区的家庭，可了解家庭环境、家庭结构、家庭功能及家庭成员的健康状况等，从而发现家庭的健康问题，指导家庭护理计划的制定，实施护理活动，维持和促进家庭健康，提高家庭成员的生活质量。

（二）家庭访视对象和类型

社区护士管辖的人口和家庭较多，而家庭访视所需时间较长，所以很难对所有家庭进行访视。因此，社区护士要合理安排，首选对最需要援助的家庭进行访视。家庭访视的对象一般是存在健康问题或潜在健康问题个人及其家庭成员，比如有慢性病患者的家庭、新生儿家庭、独居老人家庭等。家庭访视根据其目的不同，可分为以下 4 种类型：

1. 评估性家庭访视　评估服务对象及其家庭，了解需求和状况，为制定护理计划提供依据。常用于有健康问题的家庭。

2. 预防、保健性家庭访视　目的是预防疾病、促进健康，如产后新生儿家庭访视。

3. 连续照顾性家庭访视　目的是为患者提供连续性的照顾，常定期进行。主要用于慢性病患者、需要康复护理的患者、临终患者及其家属。

4. 急诊性家庭访视　解决临时、紧急情况或问题，如外伤、家庭暴力等。

（三）家庭访视内容

1. 评估服务对象及其家庭　判断家庭存在的健康问题。

2. 实施护理操作　为居家患者的伤口更换敷料，为家庭卧床患者进行皮肤护理。

3. 健康教育　实施健康教育是社区护士的重要职责，不仅为家庭提供健康信息，同时还要帮助家庭成员有效地应用保健知识，能够进行自我健康管理。健康教育内容包括：家庭生活周期相关知识、健康行为教育、适应父母角色的技巧、如何营造安全、卫生的家庭环境、慢性病疾病知识等。

4. 实验指导　指导利用各种社会健康福利资源。

5. 进行协调、合作服务　家庭访视护士应具备与相关人员（如营养师、理疗师、心血管专家等）、相关部门（如医疗保险机构、街道办事处、医疗机关、福利部门等）进行协调和联络的能力。

（四）家庭访视的过程

1. 访视前准备　访视前的准备工作主要包括：选择访视对象、确定访视的目的和目标、联络被访家庭、准备访视用品、安排访视路线。

（1）选择访视对象：根据社区卫生服务机构人力、物力及社区服务对象的具体情况，有计划、有重点的选择访视对象，并合理安排家庭访视的优先顺序。确定优先顺序时应以群体为先，个体为后；以传染性疾病为先，非传染性疾病为后；以急性病为先，慢性病为后；致死率、致残率高者为先；生活贫困、教育程度低者为先。上述顺序也可根据不同情况做出具体调整，如同一天可先访视新生儿家庭，最后访视有传染性疾病患者的家庭。

（2）确定访视的目的和目标：通过健康档案记录资料、家庭成员到社区卫生服务中心就诊时提出的问题和困难等途径，社区护士在家庭访视前要对所访视家庭有一定的了解，明确访视目的，制定初步的访视计划，包括明确具体的访视目标。如新生儿家庭访视的目的有监测新生儿生长发育、指导新生儿护理和产妇产褥期保健等。

（3）联络被访家庭：联络方式根据访视目的、范围不同而有所区别。若访视目的一样、访视对象涉及到社区大部分或全体居民，可以通过书面、广播、电视或网络通知的形式通知访视对象，使社区居民能事先了解访视的目的与具体时间，以便更好地配合，如用于社区居民个人、家庭健康档案的建立。若访视对象为个体，则可以通过电话预约，如用于慢性病患者的居家护理。

（4）准备访视用品：社区护士在进行家庭访视时需携带访视包，包内的物品应根据访视目的和家庭的具体情况进行准备。访视物品分两类：访视前应准备的基本物品和根据访视目的增加的物品。

①基本物品：常用体检工具（体温计、听诊器、血压计、手电筒、压舌板、量尺）、常用消毒物品和外科器械（酒精、棉球、纱布、剪刀、止血钳）、隔离用物（橡胶手套、口罩）、注射器、记录单、家庭护理手册、地图、电话本等。

②增加物品：新生儿家庭访视时社区护士要准备新生儿访视包，除体温计、听诊器、腕表、皮尺、手电筒、消毒压舌板、75%乙醇、消毒棉签外，还应备有体重秤、新生儿访视卡、笔、有关母乳喂养和预防接种的材料等；老年糖尿病患者家庭访视时要准备血糖仪、老年人健康评估表、慢性病随访流程表等。

此外，还可灵活使用访视对象家中的物品，如量体温可使用家里的体温计，做婴儿的行为神经测定时可用家中的玩具等。

（5）安排访视路线：为节省交通时间，访视路线可由远而近，或由近而远。将问题较严重、易受感染者或有时间性的访视对象尽量安排在先，传染病访视对象最好排在最后；同时要估计全程访视需要的时间，并且为预防访视未遇，须多安排几家，以免徒劳往返，浪费人力与时间。此外，出发前交代去向，在工作单位留下访视目的、出发时间及预计返回的时间、被访家庭的地址、路线及联络方式，以备紧急联络之需。

2. 访视中的工作

（1）确定关系：初次访视时，社区护士要向访视对象介绍所属单位的名称、本人的姓名及来访目的，向访视对象确认住址和姓名。通过简短的社交过程使访视对象放松，在访视对象愿意接受的情况下提供服务和收集资料。

（2）评估、计划和实施：根据访视目的进行评估、计划或实施工作。评估包括个人评估、家庭评估等，从而掌握现存或潜在的健康问题。根据评估结果与护理对象共同制订或调整护理计划。实施护理干预，进行护理操作或健康教育，如伤口换药过程中，严格执行无菌技术操作原则，操作后妥当处理污染物，避免污染。

（3）简要记录访视情况：访视时要对收集到的资料、健康指导等内容进行简要记录。

（4）结束访视：访视结束后，社区护士可将工作单位的地址、电话号码和自己的姓名留给访视对象，以便社区居民主动与社区护士联系咨询。同时根据访视对象健康问题的具体情况，预约下次访视时间。

3. 访视后的工作

（1）消毒及物品的补充：访视回来后把所使用的物品进行相应的处理，并整理和补充访视包内的物品。

（2）记录和总结：整理和补充家访记录，包括护理对象的反应、检查结果、现存的健康问题、协商内容和注意事项等。记录应正确、简洁，应于访视回来后立即书写，并使用统一、规范的表格，建立个人、家庭健康档案。

（3）修改护理计划：根据收集的资料，修改并完善护理计划。如果访视对象的健康问题已解决，即可停止访视。

（4）协调合作：与其他相关社区工作人员交流服务对象的情况，商讨解决办法，如个案讨论、汇报等。

（五）家庭访视的注意事项

1. 着装　穿着符合社区护士身份的职业服装，要求大方、整洁、便于工作。

2. 态度　合乎礼节、大方稳重，能表示出对访视家庭的关心和尊重。

3. 掌握技巧　熟练掌握人际沟通技巧，跟访视家庭建立友好信任关系，从而更好地收集资料并进行健康指导。

4. 灵活机动　家庭访视过程中会面临各种复杂的情况，应根据当场收集的资料，灵活做出判断，适当修改计划。

5. 尊重　尊重访视家庭的文化背景、生活习惯、交流方式等，与访视对象及其家庭共同制定计划、实施和评价，要保守被访家庭的秘密。

6. 保持一定界线　社区护士要与访视对象保持一定距离，明确与访视对象是职业关系，注意不要让自己的态度、价值观、信仰等影响访视对象做决策。访视护士不应接受礼金、礼物等。

7. 访视时间　一般在1小时以内，应避开家庭的吃饭时间和会客时间，最好在家庭成员都在的时候进行家访。

8. 服务项目与收费　访视过程中要明确收费项目和免费项目，一般家访人员不直接参与收费。

9. 签订家庭访视协议　家庭访视的协议是以护理对象具有自理能力为前提，通过护士和护理对象之间的充分协商而签订的。签订家庭访视协议的目的是为了达到健康目标，达到护理对象与护理人员预定的具体目标，是支持和强化护理对象参与健康管理的一种手段。它与法定文件不同，可以随时协商修改。

10. 安全问题及对策

（1）家访前要在工作单位留下行程计划，包括家访的时间和走访家庭的姓名、地址、电话及交通工具等，以备紧急联络之需。

（2）偏僻的地方、访视家庭是单独的异性时，需要一个陪同者同行。

（3）访视前尽可能用电话与家庭取得联系，询问好地址、确认家庭所在位置及行走路线。

（4）注意路途安全，社区人员在家访时应严格遵守交通规则，认真做好自我防护措施。

（5）穿着合适、得体或按单位规定穿制服、舒适的便于行走的鞋子。随身携带身份证、工作证及零钱，不要佩戴贵重的首饰。

（6）如果在家访时遇到有情绪异常的服务对象，而且对周围的陌生环境不能控制时，社区护士提供急需的护理后可立刻离开现场。在服务对象的家中看到一些不安全因素，如打架、酗酒、有武器、吸毒等，可立即离开。

（7）保护家庭成员的安全。如果护士认为访视的家庭中有人可能有大的危险或已经受伤，必须立即报警，同时立即通知急救中心。访视包应放在护士的视野内，不用时把它盖上，以免小孩或宠物好奇玩弄。

（8）家访尽可能要求护理对象的家属在场。

（9）只在计划好的工作时间内进行访视，如有例外，应得到所在社区卫生服务机构的同意。

第四节　家庭健康护理程序

家庭健康护理程序是运用护理程序对出现健康问题的家庭进行护理的一种方法。当家庭健康出现问题时，社区护士可通过家庭评估判断现存的或潜在的健康问题，提出家庭护理诊断，制定相应的家庭护理援助计划，进行干预和评价，通过评价修改计划或终止计划，最终维护和促进家庭健康。

一、家庭评估

家庭评估是社区护士与家庭成员共同收集家庭的有关资料，确认家庭存在的健康问题和健康需要。家庭评估是一个持续、反复进行的过程，其目的是了解家庭结构、功能、发展阶段、家庭成员互动情况、家庭健康问题解决情况等家庭健康相关资料，为进行有针对性援助提供可靠依据。

（一）家庭护理模式

家庭评估须遵循一定的家庭护理模式，在相应的家庭护理评估工具的指导下，有序地收集家庭资料。目前应用较多的家庭护理模式有：根据 Betty Neumann 健康系统模式发展的"家庭评估干预模式"，"Friedman 家庭评估模式"。国内有学者基于无缝隙服务管理理念，以系统论和奥瑞姆自护理论为指导，自主研制了一套适用于专业医护人员使用的社区家庭护理服务评估工具，解析出家庭护理服务内容和家庭护理服务患者分类干预系统，构建了社区家庭护理服务流程及服务模式，为社区开展家庭护理服务提供了理论依据，也为政府社区卫生服务政策的制定提供了参考。各模式都对家庭评估的内容有明确的阐述，下面详细介绍家庭评估干预模式。

1. 基本概念　家庭评估干预模式包括家庭基本结构、弹性防御线、正常防御线、抵抗线和刺激源五个基本概念。

（1）家庭基本结构：指家庭系统共同的特征、功能、能源和相互作用的方式，它们受到家庭成员的基本特征——生理、心理、社会文化、发展和精神影响。

（2）弹性防御线：指家庭健康的动态水平，为正常防御线提供了一个保护垫。家庭健康的动态水平是家庭对其发展过程中所存在的问题、困难、危机等的暂时反应后取得的。

（3）正常防御线：指家庭的健康状态和家庭成员对问题、困难等的正常适应过程。

（4）抵抗线：指家庭系统用以保护其稳定性的内在力量或要素，如家庭适应压力的能力，家庭成员的心理素质等。

（5）刺激源：指破坏家庭各层防御线，导致家庭系统不稳定的所有因素。这些影响因素可以来自家庭内、家庭间和家庭外，如住房拥挤、失业等。

2. 主要观点　尽管作为一个系统的每个家庭具有独特性，但每个家庭系统又是具有固有共同特征的复合体。环境中存在着许多已知的、未知的和普遍的刺激源，每一种刺激源对家庭的稳定性或正常防御线的破坏能力不同。

当家庭遇到来自家庭内外各种刺激源，如死亡、离婚，家庭就会对压力产生反应，反应的强弱受压力侵害家庭的程度及家庭的生理、心理、社会文化、发展和精神等因素的影响。当弹性防御线的缓冲作用不能有效地抵御环境刺激时，家庭就失去了保护，正常防御线就遭到压力的破坏，正常防御线不能有效抵御时，家庭的健康就会受影响。家庭的抵抗线保护家庭基本结构，一旦家庭健康系统被穿透，家庭就要从事一些活动进行家庭重建。当家庭不能阻止刺激源的穿透或不能重建时，护理干预就需要了。

（二）家庭评估内容

家庭评估的目的是收集与健康相关的资料如家庭基本资料、家庭成员患病情况、家庭生活周期、家庭结构、家庭功能等，同时明确健康问题给家庭带来的影响和家庭自身应对问题的能力以及家庭应对问题采取的方式和方法。

以下介绍以 Friedman 家庭评估模式为基础制定的评估项目（表 11 - 2）。

表 11 - 2　家庭健康护理评估的内容

评估项目	评估具体内容
家庭一般资料	①家庭结构和家庭地址
	②家庭成员职业
	③家庭成员健康状况
	④家庭健康管理状况
	⑤家庭成员生活习惯（饮食、睡眠、家务、育婴、休假）
	⑥家庭经济（主要的收入来源、医疗保险等）
	⑦住宅环境（住房面积、交通便利程度等）
	⑧社区环境（与邻居和友人的交往、社会保健设施有无）
	⑨家庭文化背景、宗教信仰、社会阶层

评估项目	评估具体内容
家庭中患病成员的状况	①疾病的种类和日常生活受影响的程度
	②愈后状况的推测
	③日常生活能力
	④家庭角色履行情况
	⑤疾病带来的经济负担
家庭发展阶段 家庭发展任务 家庭结构	家庭目前的发展阶段、目前的发展任务以及家庭履行发展任务的情况 ①家庭成员间的关系（患者与家庭成员间、家庭成员间） ②沟通与交流（思想交流、情感交流、语言交流） ③原有角色和变化后角色（家庭主要角色、次要角色、起决定作用者、有无代替者） ④家庭权力分配（传统权威型、情况权威型、分享权威型） ⑤家庭与社会的交流（收集和利用社会资源的能力） ⑥价值观与信仰
家庭功能	①家庭成员间的情感 ②培养子女社会化的情况 ③家庭的自我保健行动
家庭与社会的关系家庭应对和处理问题及危机的能力与方法；家庭的适应能力和解决问题的能力	家庭与亲属、社区和社会的关系，家庭利用社会资源的能力 ①家庭成员对健康问题的认识（疾病的理解和认识等） ②家庭成员情绪上的变化（不安、动摇、压力反应） ③家庭战胜疾病的决心（家庭成员参与护理等情况） ④应对健康问题的方式（接受、回避、逃避、交换意见与达成共识、角色转变与调整、收集资料、有效利用社会资源） ⑤生活调整（饮食、睡眠、作息时间） ⑥对家庭成员健康状况的影响（疲劳、失眠、精神压力性疾病） ⑦经济影响

（三）社会关系标志与家庭结构图

在家庭评估中，家庭结构一般用社会关系标志和家庭结构图表示。

1. 家庭社会关系标志　表示家庭成员、各成员间的关系和关系程度、健康状况、社会问题的标志。见图 11-1。

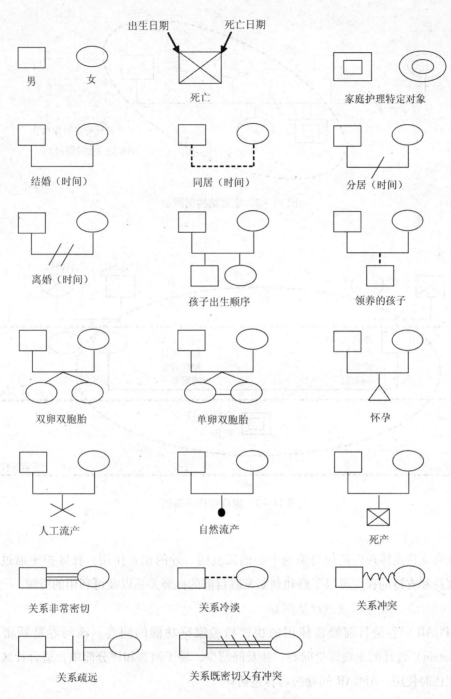

图 11 - 1 家庭社会关系标志

2. 家庭结构图 是指提供整个家庭的结构、健康问题、家庭人口学信息、家庭生活事件、社会问题和信息的图示。家庭结构图直观、综合、简单地展示家庭结构、家庭成员健康状况、家族史等信息，能让社区护士迅速了解家庭状况，识别及判断家庭中的危险因素和高危人群，对患者进行管理，指导其生活方式的改变。见图 11 - 2 和图 11 - 3。

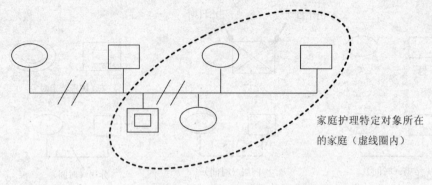

家庭护理特定对象所在
的家庭（虚线圈内）

图 11-2　家庭结构图图示

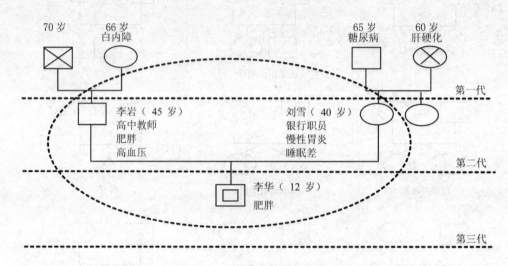

图 11-3　家庭结构图举例

（四）社会支持度

社会支持度体现以护理对象为中心的家庭内、外的相互作用。社区护士通过有无社会支持和支持的程度可以了解和判断家庭目前的社会关系以及可利用的资源。

（五）APGAR 家庭功能评估问卷

APGAR 问卷是目前经常使用的快速检验家庭功能的问卷。该问卷是斯密克汀（Smilkstein）设计的主观评价问卷，涉及问题少、易于回答和评分简单，适合社区护士初次家访时使用。APGAR 问卷的内容包括：

A：适应（adaptation）表示家庭面临危机或压力时，家庭成员对于内在与外在资源的使用情况，以及使用后解决问题的力度。

P：合作（partnership）表示家庭成员对问题的决定权和共同做出决定的程度。

G：成长（growing）表示家庭成员间通过相互支持而达到生理、心理和社会适应方面的成熟与自我实现的程度。

A：情感（affection）表示家庭成员间相互关爱的情况和程度。

R：解决（resolve）表示家庭成员彼此间享受共同的时间、空间和经济资源的承诺。

APGAR 问卷共分两部分，第一部分测量个人对家庭功能整体的满意度，共测量五个方面，有三个备选答案，分别赋予 2、1、0 分。计算总分时，将五个问题答案的分数相加，7~10 分表示家庭功能良好，4~6 分表示家庭功能中度障碍，0~3 分表示家庭功能严重障碍。第二部分用于了解个人和家庭其他成员间的关系，分为关系良好、一般和不好（表11-3、表11-4）。

表11-3　家庭 APGAR 问卷（第一部分）

填写下列问题，您就能对您的家庭有更好的了解。如果您对您的家庭或本项目有其他补充，请在补充说明处说明。"家庭"是由平常与您住在一起的成员组成。如果您是一个人居住，请将目前与您最亲密的人当作您的家人。

维　度	问　题	经常	有时	几乎很少
适应	1. 当我遭受困难时，可以从家人处得到我较满意的帮助 补充说明 _____	□	□	□
合作	2. 与家人讨论问题时，以分担问题的方式，我较满意 补充说明 _____	□	□	□
成长	3. 当我希望从事新的活动或发展时，家人都能接受且给予支持，我较满意 补充说明 _____	□	□	□
情感	4. 我满意家人对我表达感情的方式以及对我情绪的反应（如愤怒、悲伤、爱） 补充说明 _____	□	□	□
解决	5. 我很满意家人与我共度时光的方式 补充说明 _____ 6. 开放性问题 _____	□	□	□

问卷的分数：
家庭功能评价：

表11-4　家庭 APGAR 问卷（第二部分）

按亲密程度将与您住在一起的人 （配偶、子女、重要的人、朋友）排序			跟这些人相处的关系 （配偶、子女、重要的人、朋友）		
关系	年龄	性别	好	一般	不好

续表

如果您和家人不住在一起，您经常求助的人 （家庭成员、朋友、同事、邻居）			跟这些人相处的关系 （家庭成员、朋友、同事、邻居）		
关系	年龄	性别	好	一般	不好

（六）家庭评估的注意事项

1. 从家庭成员中获得有价值的资料　一般社区护士只注重收集家庭中患病成员的资料，而忽视收集其他家庭成员的资料，家属也很少向护士倾诉他们的烦恼，使得一些有价值的资料、反映家庭深层存在的健康问题易被忽视。

2. 正确分析资料和做出判断　家庭健康护理比医院患者护理复杂，所以正确分析资料和判断问题显得十分重要。护士在收集资料时要注意：

（1）认识家庭的多样性：不同的家庭有其各自的特点，引起相同健康问题的原因可能会有差异，因此很难对所有的家庭用同一标准要求和护理，只要护理方法能使家庭维持正常健康的功能，其方法就是合适的。

（2）避免主观判断：由于家庭的多样性，护士主观的判断往往易导致错误的结果。社区护士需要应用专业知识，站在对方的立场明确家庭存在的健康问题。

（3）随时收集资料和修改计划：家庭成员的状况会不断发生变化，这就要求访视护士注意不断收集新资料，及时修改计划。

（4）充分利用其他医务工作者收集的资料：如医院的病历记录或社区居民的健康档案等。

二、家庭护理诊断

家庭护理诊断是整理、分析收集的资料，对家庭存在的健康问题进行判断，确定需要援助项目的过程。

1. 确定家庭健康问题　从患病的家庭成员给家庭带来的变化或家庭在发展阶段未完成发展任务的情况来判断家庭存在的健康问题。

2. 判断需要护理及援助的项目　社区护士从家庭应对和处理健康问题的角度来判断所需援助的程度，确定是需要社区护士提供紧急援助，还是维持现状、继续观察，等待家庭自行解决健康问题。

3. 分析健康问题之间的关系　家庭健康问题并不是孤立出现的，要注意从家庭整体上分析各种健康问题之间存在的联系和相互影响，在此基础上掌握家庭整体的护理要求，进行家庭整体护理援助。在分析和提出护理诊断过程中，应注意以下几点：

（1）护理诊断由护士和家庭成员共同协商，一致认可。

（2）护理诊断必须列出相关原因。

（3）根据问题的严重程度，按由重到轻、由急到缓的原则将护理诊断排序。把对家庭威胁最大、后果严重、家庭亟待解决的健康问题排在第一位。

三、家庭护理计划

家庭护理计划是以家庭护理诊断为依据，针对家庭健康问题制订详细的援助计划，是家庭护理干预的指南。其主要工作内容有：确定护理目标和制定具体计划。

（一）确定护理目标

护理目标可分为长期目标和短期目标。长期目标是指护士和家庭希望达到的最终目标。短期目标是指为实现长期目标在几天、几周或几个月内达到的许多分目标。制定护理目标时应注意以下几点：

1. 按急缓和难易程度排序　护士应把紧急的、易于解决的问题放在首位。

2. 选择具有可行性的符合该家庭情况的目标　目标的陈述简单明了、切实可行，家庭成员乐意接受，并可被观察和测量，以增强家庭的信心。

3. 家庭成员的意愿优先　鼓励家庭成员共同参与目标的制定，尊重家庭成员的意见，调动其促进、维护、恢复健康的积极性。但是，当家庭成员思绪混乱，不清楚自己应该做什么的时候，社区护士应帮助家庭成员把他们的想法和愿望说出来，并在制定短期目标时考虑到这些。

（二）制定具体计划

具体计划的内容包括：何时、对谁、做什么、如何做。制订家庭护理计划遵循的原则主要有：

1. 互动性　即家庭的参与。

2. 特殊性　即对有相同健康问题的家庭实施的护理援助方法不尽相同。

3. 实际性　要考虑时间、家庭资源以及家庭结构等。

4. 意愿性　即考虑家庭成员的想法、价值观念和健康观念。

5. 合作性　即与其他医务人员合作和充分有效地利用社区资源。

四、家庭护理干预

家庭护理干预是将计划中具体措施付诸行动的过程。社区护士在此扮演着多种角色，如决策者、实施者、教育者、组织者等，但是需要注意的是应以家庭为主，充分调动家庭成员参与的积极性。家庭护理措施的实施主要包括以下几个方面：

（1）介绍和强化有效的家庭交流方式、应对技巧和行为。

（2）指导家庭营造一个安全的具有教育性质的交流环境和场所。

（3）指导各家庭成员的行为与计划的目标、需求和活动相一致。

（4）为家庭成员提供感情支持，分担忧愁，给予安慰和鼓励。

（5）为缺乏自我护理能力的家庭提供直接的照顾和护理。

（6）对家庭进行健康教育，并与家人进行信息交流。

（7）排除家庭护理计划落实的障碍，促进家庭功能完善。

（8）帮助家庭对其生活重新安排，从而使其有时间从事健康活动等。

（9）与家庭建立长期的合作关系，并在家庭需要时提供可靠的援助，促进其有效利用资源。

五、家庭护理评价

家庭护理评价贯穿于家庭护理过程的始终，包括过程评价和结果评价。

（一）过程评价

过程评价是对家庭健康护理的评估、护理诊断、计划、干预各阶段进行的评价。主要评价收集的资料是否完整全面，是否有利于确定家庭主要的健康问题；护理诊断是否围绕家庭健康的主要问题提出；家庭护理计划是否充分考虑到家庭的资源优势来制定，家庭成员是否都赞成制定的护理计划；实施过程中，评价家庭护理计划执行是否顺利，有无阻碍家庭护理计划执行的因素等。根据过程评价的结果，随时修改和补充各阶段的内容，以此达到高质量家庭健康护理，促使家庭发挥正常的健康功能。

（二）结果评价

结果评价是评价家庭在接受家庭护理干预后是否达到了预期的效果，以此决定是终止家庭援助，还是修改计划或补充计划给予继续援助。

（三）影响评价的因素

1. 资料的可靠性　客观、真实、可靠、完整的资料，有利于评价。

2. 可利用的资源　在资源丰富的社区，多数家庭的健康需求能得到满足。

3. 家庭期望值的高低　如果家庭能够对预期达到的目标、对预期结果有正确的认识，则该家庭对护士援助的最终结果可能会感到满意，否则相反。

4. 与家庭成员的信赖关系　在良好信赖关系的基础上，社区护士才能收集到真实可靠的资料，家庭成员才能相信护理效果。

（四）评价结果

1. 修改计划　当新问题出现或实施方法不符合实际情况时，社区护士应与家庭成员一起修改计划，并付诸实施。

2. 继续执行计划　目标定的过高或实施时间定的太短，到了设定的时间还有尚未实施的措施或未达到的目标时，可以将计划继续执行一段时间。

3. 终止计划　问题得到解决并达到预期目标时，护士可终止对该家庭的援助。

思考题

1. 名词解释：家庭、家庭生活周期、家庭发展任务、家庭健康、家庭健康护理、家庭访视。

2. 试述家庭生活周期的常规变化和发展任务。

3. 简述家庭访视的主要内容。

4. 简述家庭访视的过程。

5. 试述社区护士在家庭访视时应注意的问题。

6. 简述家庭评估的主要内容。

7. 家庭评估的注意事项有哪些?

8. 简述制定家庭护理计划应遵循的原则。

9. 案例分析

案例一:

(1) 寻找援助对象的经过:在儿童健康检查时,小李家 5 个月的儿子对声音反应迟钝,在医院做了进一步的检查,目前正在等待检查结果。小李抱着孩子来到社区卫生服务站,向护士咨询孩子耳朵会不会聋,护士看到她除担心外,还很忧愁,于是决定进行家访。在家庭访视时,了解到在儿子出生不久,小李就随丈夫调转工作来到现在的社区。小李的丈夫是计算机软件公司的职员,小李所在社区缺乏有婴幼儿的家庭,由于新搬到此地,邻居不熟,也没有朋友,她打算在孩子 1 周岁后再上班。目前在家里照顾儿子,社区护士看到小李不和孩子说话,也不抱孩子,只是自己呆呆地坐在那里,好像很疲劳。

(2) 事情的经过:孩子的检查结果"正常"。医生指示"请尽量增加和孩子接触的机会",但小李不知道该如何做。目前丈夫正为公司开发一个软件,每天加班到很晚回家。在家时,也只是休息,看电视,对孩子的照顾较少。

(3) 家庭生活史:小李姐妹两人,她是妹妹。小李大学毕业后在银行工作,经朋友介绍和丈夫相识、结婚。小李性格内向,不善于和人交往,自己的父母在外地。丈夫是兄弟 3 人中最小的,大学毕业后,在当地一家计算机公司就职,最近因公司调转工作,从 A 市调到 B 市。他工作认真,热情,受到领导的重视和好评。

根据以上案例,分析在家庭发展阶段存在的主要问题是什么?

案例二:

王先生,男,52 岁,来到社区卫生服务中心,希望社区护士给予弟弟帮助。王先生主诉的情况是:弟弟王冰,男,50 岁,2 年前医院确诊为重症肌无力(MG),每周一次由妻子陪同去医院就诊。需要完全由他人照顾和护理的弟弟最近夜间痰量增多,出现咳痰困难,弟媳由护理带来的疲劳加重。王先生担心这样继续下去会拖垮弟弟的家庭,来社区卫生服务中心请求社区护士的援助。

(1) 根据以上资料,请说出社区护士进行家庭访视前最应当做的事情是什么?

(2) 第一次访视最需要收集的资料是什么?

(3) 当家庭访视进行 2 个月时,主治医师说:"由于病情逐渐加重,考虑今后病情会有突然恶化的可能,以及妻子护理负担过重,希望住院治疗。"此时社区护士最优先应做什么事情?

(陈 烨)

附录：实验

实验一　健康行为和知识评估问卷设计

【实验目的】

1. 学生在熟悉社区健康行为及知识的基础上进行问卷设计，能促进相关知识的掌握和应用。

2. 通过健康行为和知识评估问卷的设计，使学生了解问卷设计的基本步骤及方法，能初步设计出完整的健康行为和知识评估问卷。

3. 在问卷的设计的过程中，使学生掌握查询资料及收集信息的基本技能，以及在访谈过程中提高交流与表达能力。

【试验时数】

4 学时。

【试验材料】社区，社区居民，问卷设计相关的参考书籍，访谈记录本或录音笔，笔，计算机及网络。

【试验步骤】

1. 实验准备

（1）学生复习社区健康行为及知识并达到熟悉水平，为设计问卷打下基础。

（2）学生明确设计健康行为和知识评估问卷的目的，根据问卷目的在老师指导下列出初步的半结构式访谈提纲，以便收集资料编制问卷。

（3）老师讲解访谈与交流的基本技巧与注意事项，以及资料收集与处理的基本方法。

2. 实验过程

（1）学生在老师带领下到社区进行调研，根据半结构式访谈提纲访谈社区居民，了解并如实记录社区居民健康行为及健康知识状况。

（2）学生在老师指导下在图书馆利用相关书籍及网络资源获取问卷设计的基本方法与相关资料。

（3）学生结合社区居民健康行为和知识状况及问卷设计方法建立问卷条目库，在带教老师指导下筛选条目，初步完成健康行为和知识评估问卷。

（4）学生用问卷初稿在社区进行预调查，根据调查中发现的问题进行相应修改，进一步完善问卷。

实验二   社区健康问题调查

【实验目的】

1. 通过社区健康问题调查使学生熟悉问卷调查与一对一访谈的基本方法与技能。

2. 学生在调查过程中，促进交流技巧的提高及团队合作精神的培养。

3. 通过社区健康问题调查，使学生了解社区居民主要健康问题及健康状况。

4. 学生根据社区居民存在的健康问题进行分析，探讨相应的解决方法，提高发现与解决问题的能力。

【试验时数】

2 学时。

【试验材料】

社区，社区居民，调查问卷，访谈提纲，笔。

【试验步骤】

1. 实验准备

（1）老师强调社区健康问题调查的目的，并指导学生根据调查目的选用合适的调查量表及建立相应的访谈提纲。

（2）老师讲解问卷调查的基本方法与注意事项，强调应使用统一的引导语言，不能诱导调查对象填写问卷，发现漏项要及时提醒调查对象填补。

（3）老师讲解访谈的基本技巧与注意事项，强调访谈环境应注意保持安静，应尊重访谈对象并注意保护其隐私，以及教导一些基本的访谈技巧。

2. 实验过程

（1）学生进入社区，根据调查目的与社区居民进行沟通，选择合适的调查对象。

（2）以问卷调查结全一对一访谈的方式对调查对象进行调查。

（3）调查问卷当场回收，并检查完成情况，确保每份问卷有效；访谈应如实记录，有疑问当场核实。

（4）调查结束后，在老师指导下进行资料整理与分析，了解社区居民主要的健康问题。

（5）小组讨论，根据社区居民的健康问题，初步探讨解决方法。

（6）撰写实验报告。

实验三   儿童体格发育评估

【试验目的】

1. 通过儿童体格发育评估，学生熟悉儿童体格发育评估的内容及测量的基本方法，能在老师指导下完成系统的体格发育检查。

2. 学生能应用儿童体格发育的标准合理地评价儿童的发育状况。

3. 在儿童体格发育评估过程中，培养学生的观察能力及儿童交流的能力。

【试验时数】

2 学时。

【试验材料】

社区服务中心（站），社区儿童，体重称、皮尺、卡尺、心理测试量表等体格检查工具。

【试验步骤】

1. 实验准备

（1）学生明确儿童体格发育评估的目的，熟悉儿童体格发育评估的内容及测量的基本方法与评价方法。

（2）老师讲解儿童体格发育评估的注意事项及与儿童交流的基本技巧。

2. 实验过程

（1）学生来到社区服务中心的儿童保健部门，由老师示范儿童体格发育评估的操作，并在示教过程中讲解儿童体格发育评估的基本方法及评价标准。

（2）学生在老师指导下，使用正确的方法对儿童进行体重、身高、头围、腹围、皮下脂肪厚度、心理测评等全面的儿童体格发育检查。

（3）检查过程中，注意与儿童的语言及非语言交流，加强对儿童身心发展状况的观察。

（4）检查完成后，依据儿童体格发育标准对儿童的体格发育情况做出综合评价。

（5）小组讨论儿童体格发育评估的实践体会，撰写实验报告。

实验四　社区儿童预防接种

【试验目的】

1. 通过社区儿童预防接种，使学生了解各类疫苗的接种时间与接种禁忌证。

2. 通过社区儿童预防接种，使学生掌握儿童预防接种的基本步骤与操作方法。

3. 学生熟悉儿童预防接种常见的不良反应及处理措施。

【试验时数】

2 学时。

【试验材料】

社区服务中心（站），儿童，疫苗，酒精、无菌注射器、棉签、接种登记本等接种用物。

【试验步骤】

1. 实验准备

（1）老师介绍社区儿童预防接种的学习目的，强调学生备好工作服、修剪指甲，做好接种者的准备。

（2）讲述五种计划免疫疫苗的实施程序，以现场进行预防接种的步骤。

2. 实验过程

（1）学生来到社区服务中心的预防接种部门，由老师介绍预防接种室的工作制度、各类疫苗的保存、接种时间与接种禁忌证。

（2）由带教老师示范儿童的预防接种方法，并讲解预防接种的操作步骤与注意事项，以及常见的不良反应及处理方法。

（3）学生衣帽整洁，洗手，戴口罩，严格三查七对，在老师指导下，用规范的操作程序对一位儿童进行预防接种操作。

（4）接种后，整理疫苗与用物，做好记录，并注意观察接种后的不良反应。

（5）实施健康教育，告知家属儿童接种后的注意事项。

实验五　妇女健康检查

【试验目的】

1. 通过妇女健康检查，使学生了解妇女健康促进的工作内容。

2. 通过妇女健康检查，使学生熟悉及各年龄阶段妇女的身心变化、健康检查内容及健康保健的需求。

3. 学生熟悉各年龄阶段妇女常见的健康问题，并探讨解决方法，提高学生发现问题与解决问题的能力。

【试验时数】

2 学时。

【试验材料】

社区服务中心（站），青春期妇女，妊娠与产后妇女，围绝经期妇女，体重称、皮尺、血压计、听诊器、心理状况调查问卷等健康检查工具。

【试验步骤】

1. 实验准备

（1）老师介绍妇女健康检查的学习目的，提醒学生备好工作服、修剪指甲，做好健康检查的准备。

（2）讲解各年龄阶段妇女身心变化的特点及健康保健需求。

（3）强调健康检查中的注意事项，如尊重与保护检查对象的隐私，注意交流技巧，操作安全、规范。

2. 实验过程

（1）学生来到社区服务中心的妇女保健部门，由老师介绍妇女健康促进的工作内容与相关工作制度。

（2）老师介绍各年龄阶段妇女的健康检查内容，并示教青春期、妊娠及产后、围绝经期及妇女常见的健康检查。

（3）学生选择某一年龄阶段的妇女在老师的指导下进行全面的身心健康检查，并对其进行相应的健康保健教育。

（4）检查完成后，小组讨论各年龄阶段妇女常见的健康问题，探讨相应的处理措施。

（5）小结，撰写实验报告。

实验六　社区老年人的家庭护理

【试验目的】

1. 通过老年人的家庭护理，掌握与老年人沟通的技巧。

2. 通过老年人的家庭护理，掌握家庭护理的内容。

3. 理解以护理程序为基础，将家庭护理应用于实践中。

4. 了解社区老年人家庭护理的预防保健问题；进行以病人为主的家庭健康教育、家庭病床医疗、护理指导的方法等。

【试验时数】

2 学时。

【试验材料】

社区卫生服务中心（站）

物品包括体温计、血压计、听诊器、手电筒、量尺、地图、家庭护理手册。

【试验步骤】

1. 系统回顾

（1）强调社区老年人家庭护理的目的和意义。

（2）强调社区老年人家庭护理的注意事项。

①访视前的准备：按照家庭健康评估的内容制定访谈计划。（穿着得体、应介绍自己）

②注意访谈技巧的运用：与家庭成员建立良好的关系，制造轻松的访谈氛围，按照访谈计划与家庭老年人进行交流（倾听尊重他人）

③当老年人出现特殊状况时，如发怒、哭泣等，注意应对措施。（沉默、触摸）

④访谈过程中注意纪律，按顺序提问，不得喧哗。

⑤最后应道别。

（3）老师强调社区老年人家庭护理的内容及要求

①要求：采用"看、问、听、查、指导"等方法对老年人的生理、心理、生活环境给予指导。

②内容：

了解其一般状况（精神、睡眠、饮食、大小便等）。

测血压、体温。

针对性地健康教育：积极预防痴呆发生、帮助料理病人的日常生活、加强病人的功能训练，训练痴呆老人的生活自理能力、注意安全护理、改善家庭环境、预防肺部感染、预防泌尿系感染、预防便秘、供给适当营养。

2. 学生进入家庭对老年人进行护理。

3. 实习指导老师对学生在访视过程中出现的问题进行补充说明，并介绍访视技巧。

4. 总结和讨论，书写实验报告。

实验七　社区慢性病患者居家护理参观

【实验目的】

通过对慢性病患者居家护理参观，使学生初步认识慢性病患者居家护理的过程，了解医院患者护理与居家患者护理的差别，熟悉居家护理程序。

【实验时数】

4 学时。

【实验材料】

社区卫生服务中心（站）。

【实验步骤】

1. 在带教教师的指导下，到社区卫生服务中心（站）参观。

2. 参观过程中，由带教教师介绍慢性病患者居家护理的过程及注意事项。

3. 学生在带教教师的带领下对某一慢性病患者进行居家护理服务活动，通过观察熟悉慢性病患者的居家护理程序。

实验八　家庭健康档案的建立

【实验目的】

通过家庭健康档案的建立，使学生掌握家庭评估的方法和内容，熟悉家庭护理诊断的提出和家庭护理计划的制定。

【实验时数】

2 学时。

【实验材料】

各种家庭健康档案表格和相关实例。

【实验步骤】

1. 由教师准备各种家庭健康档案表格和相关实例，学生在学校模拟建档。

2. 有条件的学校，学生在带教教师的带领下对管辖片区某一家庭进行家庭评估（内容包括家庭一般资料、家庭中患病成员状况、家庭发展阶段、家庭结构、家庭功能等），提出家庭护理诊断，制定家庭护理计划，建立家庭健康档案。

参考文献

1. 赵秋利. 社区护理学,第二版. 北京:人民卫生出版社,2010 年.
2. 晏志勇. 社区护理学. 南昌:江西科学技术出版社,2007 年.
3. 刘建芬. 社区护理学. 北京:中国协和医科大学出版社,2010 年.
4. 易巍陆,宾映初主编. 社区护理. 北京:科学出版社,2011.
5. 刘素珍,社区护理. 北京:人民卫生出版社,2006.
6. 王军. 新时期中国卫生事业发展与管理探索实践(上卷). 北京:人民日报出版社,2005.
7. 李和森. 中国农村医疗保障制度研究. 北京:经济科学出版社,2005.
8. 中国社会科学院人口研究中心. 中国人口年鉴2011. 北京:中国社会科学出版社,2011.
9. 王晓明,沈文娟. 社区卫生与保健. 上海:复旦大学出版社,2011.
10. 何国平. 社区护理学. 长沙:湖南科学技术出版社,2003.
11. 何路明,张爱红. 社区护理. 上海:同济大学出版社,2007.
12. 医学教育网
13. 李继坪. 社区护理. 北京:人民卫生出版社,2000.
14. 刘叶荣,刘旭琴. 社区护理学. 兰州:甘肃文化出版社,2010.
15. 郑修霞,妇产科护理学,北京:人民卫生出版社,2011 年.
16. 李希科,黄学英. 老年护理学. 西安:第四军医大学出版社,2011.
17. 化前珍. 老年护理学. 北京:人民卫生出版社,2006.
18. 赵秋利. 社区护理学. 第一版. 北京:人民卫生出版社,2006.
19. 何坪. 社区护理. 北京:高等教育出版社,2005.
20. 冯正仪. 社区护理. 上海:复旦大学出版社,2003.
21. 何国平. 社区护理技能学. 湖南:中南大学出版社,2010.
22. 徐燕,虏焱. 康复护理高级教程. 上海:第二军医大出版社,2006.
23. 夏晓萍. 社区护理. 南京:东南大学出版社,2006.
24. 沈健. 社区护理. 郑州:郑州大学出版社,2008.
25. 黄惟清. 社区护理学. 北京:人民卫生出版社,2004.
26. 李春玉. 社区护理实践指南. 北京:中国协和医科大学出版社,2004.
27. 刘云娥. 成年慢性病患者家庭护理服务评估表的研制. 第二军医大学出版社,2009.
28. 陶丽丽,陈开红,韩晓燕. 北京市某区社区卫生服务站慢性病管理现状及对策分析. 中国全科医学. 2011,14(34):3959 - 3961.

29. 曾丽华. 常见老年慢性病居家护理方案的制定及应用研究. 福建医科大学, 2009.

30. 李遵清, 仇春革, 仇爱玫, 等. 家庭访视对社区精神分裂症患者家庭环境和生活质量影响的研究. 中华护理杂志, 2010, 45 (9): 816-818.

31. 施萍. 全科医生如何进行儿童健康维护 (六) ——新生儿家庭访视 (1). 中国实用乡村医生杂志, 2011, 18 (11): 20-22.

32. 曾友燕, 王志红, 季晓鹏. 基于无缝隙服务理念的城市家庭护理模式的研究. 护理研究, 2009, 23 (6): 1493-1495.